Univ.-Prof. DDr. Johannes Huber
Dr. med. Christian Gruber
Univ.-Prof. Dr. med. Doris Gruber

„Länger leben mit den Weisheiten der Klöster"

Univ.-Prof. DDr. Johannes Huber
Dr. med. Christian Gruber
Univ.-Prof. Dr. med. Doris Gruber

„Länger leben mit den Weisheiten der Klöster"

Uraltes Wissen, nach den neuesten Gesichtspunkten überprüft

axel jentzsch

Bibliografische Information Der Deutschen Bibliothek

Die Deutsche Bibliothek verzeichnet diese Publikation in der Deutschen Nationalbibliografie; detaillierte bibliografische Daten sind im Internet über http://dnb.ddb.de abrufbar.

ISBN 3-7142-0002-9

Umschlag: Rubik Creative Supervision
Coverfoto: Mauritius
Satz: Hannes Strobl, Satz·Grafik·Design, 2620 Neunkirchen

1210 Wien, Scheydgasse 24, Tel. 01/24630
www.lindeverlag.at

Druck: Druckerei Theiss GmbH, 9431 St. Stefan

Inhalt

„Dieses Buch ist der Tradierung des christlichen Gedankengutes gewidmet."

Die Autoren möchten an dieser Stelle Frau Mag. Dr. Isabel Marieluise Gruber, Medizinerin und Molekularbiologin, und Frau Mag. Stefanie Tiefenböck, Molekularbiologin, für ihre wertvollen Beiträge zu diesem Buch danken, insbesondere in Bezug auf die Kapitel „Die Rezepte der Klostermedizin" und „Praktische Anwendung der Kloster- und Kneipp'schen Medizin". Weiterer Dank gebührt Frau Dr. Maria Seifert für ihre kompetente Beratung und Unterstützung in der Entstehung des vorliegenden Buches sowie Frau Dr. Elke Vujica für die gewissenhafte Lektoratstätigkeit. Herr Dr. Oskar Mennel wiederum hat durch seine positive Einstellung dem vorliegenden Thema gegenüber als maßgeblicher Vetreter des Axel Jentzsch Verlages das Entstehen dieses Buches erst möglich gemacht.

Einleitung

Eigentlich ist dieses Buch eine Schrift über die Ethik des Lebens, allerdings nicht im Sinne der Moral, sondern im Sinne des großen Denkers Aristoteles. Für ihn bedeutete Ethik *„Die Weisheit, das Leben gut zu führen“* – im weitesten Sinn des Wortes: gesellschaftlich, politisch, ökonomisch und natürlich auch gesundheitlich. Lebensführung ist für Aristoteles Ethik, und die Lebensführung in den christlichen Klöstern zeigt nicht nur eine Geistesbewegung, die auch in unserer Gegenwart ihre Gültigkeit bewahrt, sondern birgt so manche Weisheiten in sich. Diese Weisheiten verbessern das geistige und körperliche Leben ganz im Sinne der aristotelischen Ethik. In den letzten Jahren beginnen Worte wie „Anti-Aging“ zu boomen, in Wirklichkeit wurde diese Lebenshaltung seit Jahrhunderten in den Klöstern des Abendlandes praktiziert.

In der Tat ist „Anti-Aging“ in den letzten Jahren zu einem viel gebrauchten Schlagwort geworden. Mit diesem, aus dem angelsächsischen Sprachraum stammenden Trendausdruck wird eine neue Disziplin der modernen Medizin umschrieben, die zu Deutsch wohl Alterungsprävention heißen müsste. Im Gegensatz zur Geriatrie, die sich mit dem Entstehen, der Heilung oder Linderung von Alterserkrankungen beschäftigt, steht bei der Alterungsprävention das Verlangsamen und Hinausschieben des Alterungsprozesses im Vordergrund. Damit verbunden ist auch die entsprechende Aufklärung, wie das Risiko, bestimmte Erkrankungen zu erleiden, vermindert werden kann. Bevor man sich jedoch für eine solche Medizin – möglicherweise noch emotionsreich – stark macht, ist eine genauere Begriffsklärung vonnöten, denn Anti-Aging-Strategien werden von vielen Seiten feilgeboten. Aber nicht alle dieser Angebote sind seriös – in ihrer Methodik oder in ihren Zielen. Oft kosten sie nur Geld, bringen aber in der Praxis nichts, weil ihre Interventionen nicht in ein Gesamtkonzept der Lebensführung eingegliedert sind.

Der biomedizinische Fortschritt darf nämlich keineswegs dazu führen, das Leben mit Gewalt und Mühe um einige Monate oder Jahre zu prolongieren – ohne Rücksicht auf die verbleibende Lebensqualität – und so soll er auch nicht verstanden werden. Die wertorientierte Medizin, auch die Alterungsprävention, soll vielmehr die Qualität der zweiten Lebenshälfte so optimieren, dass man ohne Bypass-Operation, ohne

Osteoporose und Schenkelhalsbruch und auch ohne geistigen Verfall im Alter gut leben kann. Und wenn dabei auch eine Verlängerung der Lebenszeit bei entsprechender Gesundheit und Lebensqualität erreicht wird, im Übrigen seit jeher ein Ziel der Menschheit, sollte eine solche Medizin einen hohen Stellenwert haben.
Damit wird die Alterungsprävention zu einer Vorsorgemedizin und ist auch in ökonomischer Hinsicht interessant, denn Alterserkrankungen, vor allem jene, die zivilisatorischen Ursprungs sind, belasten die Gesundheitshaushalte der westlichen Industrienationen extrem und stellen deren Finanzierbarkeit zunehmend in Frage.
Im Mittelpunkt muss aber weiter der einzelne Mensch stehen, und so wird in Zukunft jede medizinische Disziplin die Verpflichtung haben, mehr für die Prävention altersspezifischer Erkrankungen zu tun und so den individuellen Leistungsumfang des alternden Menschen zu erhalten. Verbunden damit ist auch eine Aufwertung des Arztes, der dann zum echten Lebensbegleiter seines Klienten wird. Letztendlich wird durch eine erfolgreiche Alterungsprävention auch die Stellung des alten Menschen in der Gesellschaft verbessert werden, denn nur bei erhaltener Leistungsfähigkeit kann dieser eine seiner Lebenserfahrung angemessene Position einnehmen.
Aus unserer Sicht jedoch sollte die wahre Heilkunde keinesfalls nur als bloße Einnahme von Pillen und Tränkchen verstanden werden; Alterungsprävention muss vielmehr als Lebensphilosophie in die Herzen der Menschen eingehen. Denn wir müssen gleich zu Beginn festhalten, dass die meisten Krankheiten und Todesursachen, die die Lebensdauer des Einzelnen begrenzen, in unseren Breiten nicht durch Mangel, sondern durch Übermaß entstehen. Diesen Hauptfaktor können wir nur durch Modifikation unseres Lebensstils ausschalten. Dies ist auch der Grund, der uns veranlasst hat, auf der Suche nach einer optimalen Anti-Aging-Strategie in den alten Weisheiten der Klöster zu forschen.
Und damit schließt sich auch der Kreis der aristotelischen Ethik wieder, die Gesundheit in der Gestaltung der Lebensführung eingebettet sieht. Lebensführung muss sich aber an Werten orientieren. Hierfür stellen wir die Lebensrhythmen des Abendlandes zur Diskussion; sie sind die Quelle, von der wir leben. Gerade in einer Zeit, in der den Wertegefügen des alten Kontinents nur Spott und Hohn zuteil wird, soll all jenen, die entwurzelt sind, ohne es zu wissen, ein tragfähiges Fundament angeboten werden.
Die Klöster des Abendlandes blicken in der Tat auf eine große Tradition in Lebensweisheit und Heilkunde zurück. Zum einen ist dies durch

die reichhaltigen Erfahrungen auf dem Gebiet der Natur- und Kräuterheilkunde bedingt, die die Mönche im Laufe der Jahrhunderte sammelten. Die heilige Hildegard von Bingen sei an dieser Stelle stellvertretend genannt; ihre Kompendien zum Thema Heilkräuter und Ernährung haben schon vor rund zwanzig Jahren wieder ihren Weg in die Buchhandlungen gefunden. Zum anderen vermittelt das Christentum in verschiedenen Quelldokumenten, wie der Bibel oder den Regeln der Mönchsorden, Lebensweisen oder Lebensstile, wie wir heute sagen würden. Lifestyle ist schließlich jener Faktor, der ursächlich über Krankheit und Gesundheit und somit über ein kurzes oder langes Leben entscheidet.

Gerade in unserer heutigen Welt, zu deren Idealen Geschwindigkeit und überbetonter Individualismus zählen, steigt das Bedürfnis nach natürlichen und ganzheitlichen Lebensweisen. Es war also angebracht, jene Verhaltensweisen, auf die die klösterlichen Wissensbestände drängen, hinsichtlich ihrer modernen medizinischen Bedeutung zu analysieren und jene Methoden hervorzuheben, die der Lebensverlängerung dienen können.

Dieses Buch ist ein naturwissenschaftlich fundierter Ratgeber. Es ist kein religiöses Werk im engeren Sinn und verfolgt auch keine missionarischen Absichten, denn es soll auch dem Andersgläubigen oder Religionsskeptiker vor Augen führen, welche Lebensweisen für sein Leben und seine Gesundheit sinnvoll sind. Derjenige aber, dessen Leben bereits an gewissen christlichen Werten orientiert ist, wird in diesem Buch eine Reihe von Bestätigungen und Erklärungen finden. Denn, in der Tat, vieles, was heute von Ärzten, Ernährungswissenschaftern und Therapeuten empfohlen wird, ist in den Klöstern schon vor Jahrhunderten gelebt worden. In diesem Sinne ist der Psalm 92, 13 des Alten Testaments zu zitieren: *„Der Gerechte gedeiht wie die Palme, er wächst wie die Zedern des Libanon; ... Sie tragen Frucht noch im Alter und bleiben voll Saft und Frische.“*

Aus der intellektuellen Verschmelzung von modernem Wissen und jahrhundertealtem Erfahrungsgut, „den Weisheiten der Klöster“, resultiert eine Reihe von interessanten Erkenntnissen. Diese zusammen mit jener christlichen Lebensart zu vermitteln, welche über Jahrhunderte in den Klöstern des Abendlandes Tag für Tag praktiziert wurde, ist Aufgabe dieses Buches. Auch die Christen sollen ihre Weltanschauung auf der Börse der Ideologien unseres Planeten zur Diskussion stellen, um die Frage beantworten zu können, welchen menschlichen Herzen die hohe Verantwortung, die auch die biomedizinische Forschung mit sich bringt, anvertraut werden soll. Die christliche Lebensführung und das christliche Gedankengut braucht sich in diesem Zusammenhang nicht zu verstecken. Dieses Buch ist vor allem dem wohltuenden christlichen Alltag gewidmet.

Die Autoren

Johannes C. Huber
Christian J. Gruber
Doris M. Gruber

Wien und Zürich, im Winter 2003/2004

Leben und Altern – wissenschaftliche Hintergründe

„Als Moses im Land der Moabiter ankam, starb er im Alter von 120 Jahren. Sein Auge war noch nicht getrübt, seine Frische war noch nicht geschwunden“ (Dtn. 34,7).

Selbst wenn das Alte Testament kein historisches Geschichtsbuch ist, muss den Hagiographen doch bekannt gewesen sein, dass eine Lebenszeit von 120 Jahren für den Menschen erreichbar ist. Tatsächlich sind die ältesten Erdenbewohner, deren Geburtsdatum verlässlich erfasst worden ist, ebenfalls 120 Jahre alt. Bemerkenswert bei der Beschreibung des Moses ist der Hinweis, dass sein Auge und sein Körper frisch geblieben sind. Die Lebensqualität des Alters scheint bei ihm demnach hoch gewesen zu sein.

Wie hat Moses dies gemacht?

Der Bericht von Moses findet sich im Pentateuch, dem ersten Teil des Alten Testaments. So genau man die fünf Bücher Mose auch studiert, findet man leider keinen konkreten Hinweis auf den Jungbrunnen, dem Moses die frischen 120 Jahre verdankte.
Die Geheime Offenbarung oder Apokalypse des Johannes hingegen ist das letzte Buch des Neuen Testamentes. In ihr findet sich eine prophetische Perspektive: Johannes berichtet von Reiterscharen, die verderbnisbringend durch den Äther rasen, und von Feuerbränden, die vom Himmel auf die von Lastern zersetzten Städte fallen und sie zerstören. Und schließlich spricht er auch von einem Geschlecht, welches beginnt, den Tod abzuschaffen: Sie haben keinen Toten mehr – man spürt förmlich die Erregung des Sehers. Ist dies eine Vorwegnahme des medizinischen Fortschritts, der in unserer Zeit Realität zu werden scheint?

Von den drei großen Sehnsüchten der Menschheit sind zwei bereits in Erfüllung gegangen: die Umwandlung der Metalle und die Überwindung der Schwerkraft. Die Erfüllung des dritten Wunsches hat sich die Menschheit bis jetzt noch vorbehalten, nämlich den endgültigen Sieg im Kampf gegen das Altern.

Was ist nun das Alter? Manchmal nennt man es den Herbst des Lebens – wie das schon der antike Redner Cicero getan hat – und bildet damit eine Analogie, die auf der Folge der Jahreszeiten in der Natur gründet. Und es besteht tatsächlich eine große Ähnlichkeit zwischen dem Biorhythmus des Menschen und den Kreisläufen der Natur, in die er eng eingebunden ist. Gesund zu leben heißt, den Alterungsprozess zu verlangsamen. Deswegen ist zunächst eine wissenschaftlich fundierte Definition dessen, was man verhindern oder aufhalten möchte, notwendig.
„Unwiederbringlich entflieht die Zeit“, urteilte der lateinische Dichter Vergil *(„Fugit irreparabile tempus“*, Georgica, III, 284). In der Tat ist der menschliche Organismus zeitlebens einem dynamischen Veränderungsprozess unterworfen. Während in der Kindheit, der Adoleszenz und dem frühen Erwachsenenalter anabole, d. h. aufbauende Stoffwechselvorgänge überwiegen, ändert sich dieses Bild ungefähr mit dem 30. Lebensjahr. Ab diesem Zeitpunkt nehmen katabole Prozesse zu, die zur Abnahme von Substanz führen. Der jugendliche Lebensabschnitt nimmt daher angesichts der heutigen Lebenserwartung nur noch etwas mehr als ein Drittel des gesamten Lebens ein. Auf diese Tatsache weist freilich schon die Bibel in einer Botschaft des Kohelet (Koh. 11,10) mit unverblümtem Realismus hin: *„Halte Deinen Sinn von Ärger frei und schütze Deinen Leib vor Krankheit; denn die Jugend und das dunkle Haar sind Windhauch.“*
Zur faszinierendsten Disziplin der Wissenschaft gehört jene, die versucht, den Alterungsprozess zu verlangsamen. Die Stammzellenbiologie scheint dabei einen großen Durchbruch zu bieten. Organe können auch im späteren Alter noch regeneriert und zum Nachwachsen gebracht werden. Die Schwangerschaft dient dabei als Modell. Aber auch Genveränderungen, die mit einem verstärkten und beschleunigten Alterungsprozess einhergehen, können frühzeitig erkannt und durch präventive Maßnahmen neutralisiert werden. Die Veränderung und Reduktion der unterschiedlichen Stoffwechselwege ist ein weiterer Weg, den Alterungsprozess zu reduzieren. Diese Erkenntnis hat bereits mit der Weisheit der Klöster etwas gemeinsam: Energie muss eingespart werden, um den Alterungsprozess zu verlangsamen. Dies entspricht völlig der klösterli-

chen Tradition: Alles im Leben hat seine „Zeit“. Es gibt Zeit zum Arbeiten, zum Beten, zum Fasten, zum Schweigen – es gibt also Perioden, in denen wir unseren Körper auf Hochtouren laufen lassen, und Perioden, und diese sind von besonderer Bedeutung, in denen er durch Fasten und Schweigen zur Ruhe kommt. Die Dialektik zwischen Aktivität und Kontemplation, zwischen biochemischer Leistung und zellulärer Energieeinsparung, trägt das Geheimnis für ein langes Leben in sich.
Der Alterungsprozess zeigt sich kontinuierlich. Wenn man den Eindruck gewinnt, gewisse Alterungserscheinungen würden schlagartig auftreten, von einem Tag auf den nächsten, so ist dieser Eindruck meist falsch. Das Problem ist allerdings, dass viele dieser Erscheinungen in ihren Anfangsstadien gar nicht wahrgenommen werden können oder so diskret sind, dass sie eher verdrängt als akzeptiert werden. Dazu kommt noch der jahrelange, oft langsame Verlauf von Degenerationserscheinungen.
Ein wichtiger Punkt der Alterungsprävention muss also der seit der Antike bekannte Grundsatz *„principiis obstare“* – „wehre den Anfängen“ – sein. Nur durch einen nachhaltig vernünftigen Lebensrhythmus, und den können uns die Weisheiten der Klöster vermitteln, gelingt es, in Gesundheit ein hohes Lebensalter zu erreichen. Wer jedoch glaubt, die Nebenwirkungen eines ausschweifenden Lebens mit ein paar Pillen ausgleichen zu können, wird Schiffbruch erleiden. Jeder muss letztendlich für sich selbst entscheiden, was er von seinem Leben erwartet und anstrebt. Allerdings ist uns bis jetzt nur äußerst selten jemand begegnet, der gerne vorzeitig vor seinen Schöpfer tritt.
An dieser Stelle müssen auch einige kritikwürdige Verhaltensweisen in der Bevölkerung aufgegriffen werden. Vorsorgeuntersuchungen werden zeitlebens nur wenig in Anspruch genommen. Um das Pensionsantrittsalter erreicht die Bereitschaft, sich einer solchen Untersuchung zu stellen, mit rund 20 % ihren Höhepunkt. Leider setzen rund ein Drittel aller Menschen keinerlei gezielte Aktivitäten für die Erhaltung ihrer Gesundheit. Nach Untersuchungen der Statistik Austria sind vor allem Menschen mit niedriger Bildung in dieser Hinsicht vergleichsweise nachlässig. Höher Gebildete, Angestellte und Beamte sowie Frauen sind eher bestrebt, gesundheitsfördernde Maßnahmen zu ergreifen. Insgesamt hat sich das Gesundheitsbewusstsein in der Bevölkerung über die vergangenen zehn Jahre um rund 5 % leicht verbessert; dies ist die gute Nachricht.
„Unser Leben währt siebzig Jahre, und wenn es hoch kommt, sind es achtzig. Das Beste daran sind nur Mühsal und Beschwer, rasch geht es vorbei, wir fliegen dahin“, steht in einem Psalm des Alten Testaments

geschrieben (Ps. 90,10). Wie lange Menschen, die heute geboren werden, durchschnittlich leben werden, wird seit langem von den nationalen Ämtern für Statistik erhoben. Im Jahr 2000 betrug die Lebenserwartung in der Bundesrepublik Deutschland bei Geburt 74,78 Jahre für Männer und 80,82 Jahre für Frauen. In Österreich galten 75,91 Jahre für Männer und 81,68 Jahre für Frauen; in der Schweiz 76,9 Jahre und 82,6 Jahre respektive. Die durchschnittliche Lebenserwartung hat sich somit im deutschsprachigen Raum seit Ende des 19. Jahrhunderts fast verdoppelt. Nach Angaben der Weltgesundheitsorganisation WHO wird außerdem der Anteil hochbetagter Menschen in der Altersklasse über 85 Lebensjahren in den nächsten zwei Jahrzehnten sprunghaft ansteigen. Obwohl beide Geschlechter dem Alterungsprozess in gleicher Weise ausgesetzt sind, gibt es aufgrund unterschiedlicher Hormonsituation und konstitutioneller Veranlagung für das Auftreten des einen oder anderen Problems zeitliche Unterschiede. Letztendlich resultieren diese Unterschiede auch in der unterschiedlichen Lebenserwartung der beiden Geschlechter. Frauen hören mehr auf ihren Körper und umsorgen ihn mehr. Wahrscheinlich hat dies auch mit der spezifisch weiblichen Rolle in der Fortpflanzung zu tun. Frauen haben innerhalb der Spezies Mensch die wichtige Rolle zur Erhaltung der Art inne. Das wird ihnen monatlich im Rahmen des Menstruationszyklus vergegenwärtigt; eine engere Beziehung zum eigenen Körper ist die Folge. Frauen gehen auch öfters zum Arzt als Männer und nehmen dabei zeitlebens mehr – verordnete und nicht verordnete – Medikamente ein. Generell ist das Gesundheitsbewusstsein bei Frauen stärker ausgeprägt als bei Männern, die in dieser Hinsicht lieber den Kopf in den Sand stecken als präventiv tätig zu werden.

Die Lebenserwartung der Bevölkerung reflektiert jedoch immer eine Reihe von Faktoren wie Ernährungsgewohnheiten, Genussmittelkonsum, Gesundheitsverhalten, Gesundheitsvorsorge, aber auch das Wohlstandsniveau der Bevölkerung und die Qualität der medizinischen Versorgung. Es ist daher schwierig, einen einzelnen Faktor für eine niedrige oder hohe Lebenserwartung verantwortlich zu machen. Eines ist jedoch klar: Der Lebensstil ist auf der Gratwanderung zwischen Krankheit und Gesundheit der gewichtigste Faktor. Und im Gegensatz zu unserem genetischen Erbmaterial, welches den einen oder anderen Defekt aufweisen kann, können wir unseren Lebensstil leicht beeinflussen. Die föderale Schweiz beispielsweise hat als wohlhabendes Land zusammen mit den britischen Kanalinseln Jersey und Guernsey und den Kleinstaaten Andorra und San Marino die höchste Lebenserwartung in Europa.

Im Vergleich dazu liegt die durchschnittliche Lebenserwartung in der Europäischen Union um bis zu zwei Jahren darunter. Aber auch in der Schweiz sind die regionalen Unterschiede in der Sterblichkeit frappant; in punkto Gesundheit und Lebenserwartung herrscht in der Schweiz „Kantönligeist". In der Eidgenossenschaft schwanken die Sterblichkeitsunterschiede zwischen 20 % auf kantonaler und bis zu 50 % auf regionaler Ebene. Kulturelle und sprachliche Unterschiede prägen hier nicht nur den Lebensstil, sondern auch den Gesundheitszustand, ein untrügliches Zeichen dafür, dass wir tatsächlich unseres eigenen Glückes Schmied sind. Interessant ist in diesem Punkt auch die nicht unbedeutende Rolle, die konfessionelle Grenzen hierbei spielen. Wer hätte gedacht, dass religiöse Traditionen in statistisch nachweisbarer Weise den Gesundheitszustand einer Bevölkerung verändern können?

1891 erschien, herausgegeben vom damaligen Sanitätsinspektor der Armee der Vereinigten Staaten von Amerika, der erste Bericht über einen Zusammenhang zwischen dem Besuch von Gottesdiensten und einer erhöhten Lebenserwartung. Seither wurde wiederholt gezeigt, dass der regelmäßige Besuch von Gottesdiensten mit weniger Angst, weniger Depression, geringerem Suchtverhalten, weniger Fällen von Selbstmord, niedrigerem Blutdruck und weniger Schlaganfällen verbunden ist. In einer aktuellen Studie der *Duke University*, die ähnliche Resultate zutage brachte, stellen die Autoren fest, dass Menschen, die öfter Gottesdienste besuchen, bessere soziale Beziehungen aufweisen. Diese Tatsache würde nicht nur zur früheren Erkennung, Diagnose und Therapie gesundheitlicher Probleme führen, sondern auch weniger Depressions- und Angstzustände bewirken sowie zu einem allgemein gesünderen Lebensstil beitragen.

Erwähnenswert ist auch ein weiterer, bereits mehrfach publizierter Sachverhalt. Kranke Menschen, für deren Heilung gebetet wird, haben eine bessere medizinische Prognose ihre Krankheit betreffend als solche, für die nicht gebetet wird. Solche Ergebnisse wurden keineswegs in halbseriösen Glanzmagazinen, sondern vielmehr in wissenschaftlich hoch renommierten Journalen veröffentlicht. Hier ein Beispiel: Eine Zahl von Herzinfarktpatienten wird nach dem Zufallsprinzip in zwei gleich große Gruppen unterteilt. Für die Heilung der Patienten der einen Gruppe beten Mönche in einem weit entfernten Kloster; für die Teilnehmer der anderen Gruppe wird nicht gebetet. Um Plazeboeffekte und verfälschende Beeinflussung der Studienergebnisse auszuschließen, wissen weder die Patienten, dass um ihre Heilung gebetet wird, noch kennen die Mönche die Namen oder Identitäten derer, für die sie beten. Das Ergebnis war unfassbar. Jene, für die gebetet wurde, wiesen statistisch signifikant weniger Todesfälle auf und konnten sich über eine wesentlich höhere Heilungsrate, ihr Herzleiden betreffend, freuen als jene, für die nicht gebetet wurde. Natürlich wird der Skeptiker jetzt alle möglichen – und unmöglichen – Gedankengebäude aufbauen, um eine für ihn begreifliche Erklärung für diese Resultate zu konstruieren. Dem Menschen des Abendlandes soll es aber selbst überlassen werden, wie er solche und ähnliche Studienergebnisse interpretiert. Oder ob er sie, so wie sie sind, zur Kenntnis nimmt oder gar für sich nützt.

Die häufigsten Todesursachen

1. Herz-Kreislauf-Erkrankungen; davon ca. 20 % Hirngefäßerkrankungen und ca. 18 % Herzinfarkt
2. Tumore; davon ca. 18 % Lungenkrebs
3. Krankheiten des Atmungssystems
4. Krankheiten des Verdauungssystems; davon ca. 45 % Krankheiten der Leber

Eine Reihung der häufigsten Todesursachen im Jahr 1999 in der Bundesrepublik Deutschland zeigt die Todesursache Nummer 1: die Herz-Kreislauf-Erkrankungen. Dennoch war gegenüber dem Vorjahr ein leichter Rückgang bei dieser Gruppe zu verzeichnen, während die Sterbefälle infolge von Krebs und Unfällen leicht anstiegen. Der Anteil der Sterbefälle durch Selbstmord lag unverändert bei 2 %. Die Todesursachenstatistik zeigt weiters, dass kein anderer epidemiologischer Faktor einen stärkeren Einfluss auf die Gesamtsterblichkeit ausübt wie das Rauchen. Rund 41 % der Männer und 32 % der Frauen rauchen täglich Zigaretten. In den letzten Jahren hat sich vor allem das Rauchverhalten von Frauen mit einer Steigerungsquote von nahezu 55 % deutlich negativ verändert. Männer mit niedriger Bildung rauchen deutlich mehr als Männer mit höherer Bildung; bei Frauen ist dieses Bildungsgefälle weniger stark ausgeprägt. Raucher und Raucherinnen neigen generell zu einem vermehrt gesundheitsschädigenden Verhalten und sind öfter übergewichtig als Nichtraucher. Auch durch Alkohol bedingte Lebererkrankungen nehmen in der Sterblichkeitsstatistik einen prominenten Platz ein.

Der Alterungsprozess

Sehen wir uns nun einige wissenschaftliche Hintergründe zum Alterungsprozess an.

Lange Zeit wurde in der Wissenschaft das Altern eines Individuums mit der Abnützung einer Maschine gleichgesetzt. Kleine Schäden würden akkumulieren und Summationseffekte würden die Maschine „Körper" schließlich zum Erliegen bringen. Zusätzlich würden noch genetische Defekte auftreten, die schlussendlich für Alterung und Tod verantwortlich wären. Mit der Zeugung des berühmten Klonschafs „Dolly" wurde diese These allerdings teilweise widerlegt. Denn beim somatischen Zellkern-Transfer, jener Technik, mit der Dolly geschaffen wurde, werden alte Zellkerne, die das Genom tragen, in eine entkernte Eizelle injiziert. Mit einer alten genetischen Information (DNS(A), Desoxyribonukleinsäure(acid)) wird so ein neues Lebewesen gezeugt; die Säugetier-DNA besitzt somit eine beachtliche Verjüngungskapazität. Allerdings ist die Erfolgsrate dieser Methode bis heute nur bescheiden. Und der frühzeitige Tod von Dolly am 10. 2. 2003 im Alter von sechs Jahren bestätigt eine Erfahrung: Geklonte Tiere leben nicht sehr lange. Diese Erkenntnis überführt auch nochmals alle jene des Irrtums, die der Wahnvorstellung anheim gefallen sind, sich durch Klonen unsterblich machen zu können.

Nach dem heutigen Stand der Wissenschaft sind im Grunde zwei Funktionen mit dem Altern verbunden: Fortpflanzung und Stoffwechsel.

Das wesentlichste biologische Prinzip der Evolution ist neben der Erhaltung des eigenen Lebens die Fortpflanzung. Während im reproduktiven Alter viele energetische Prozesse damit befasst sind, Alterungsprozesse hintanzuhalten, um die Vermehrung der Art wie auch die Aufzucht der Nachkommen zu gewährleisten, so ist es verständlich, dass es nach Abschluss der reproduktiven Phase zu einem Alterungsschub kommt.

Was den Stoffwechsel betrifft, so ist dieser zwar für die Erhaltung des eigenen Lebens essenziell, geht aber mit einer erhöhten Teilungsrate der Zellen und so mit einer beschleunigten Zellalterung einher. Bestrebungen auf dem Gebiet der Molekularbiologie betreffen hier das so genannte Gene-Silencing. Durch Gene-Silencing werden phasenweise Genabschnitte ruhig gestellt – dadurch verzögern sich der Stoffwechsel, die Reproduktion und damit auch die Alterung. Bei niederen Lebewesen, wie bei der Hefe, ist dies bereits gut studiert, denn bei der Hefe wird die Lebenszeit des Organismus allein durch die Anzahl der Zellteilungen bestimmt. Vielleicht wird es in Zukunft möglich sein, die Ruhigstellung von Genen medikamentös zu forcieren.

Auf eine gut dokumentierte Methode zur Lebensverlängerung, das Fasten, werden wir später eingehen. Aber schon vorweg: Durch das Fasten können wir sehr einfach ein wichtiges Protein, das den Gene-Silencing-Prozess beeinflusst, steuern, den *silent information regulator.* Bei einem Kalorienmangel steigt der *silent information regulator* an und stellt Genabschnitte ruhig.
Auch andere molekularbiologische Alterungsprozesse sind bekannt, zum Beispiel jener der DNA-Methylierung. Bei diesem Vorgang werden kurze Kohlenwasserstoffgruppen an die DNA gekoppelt, die die Funktion des jeweiligen Gens negativ verändern. So kommt es während des Alterungsprozesses zu einer solchen abnormen Methylierung des Gens für den Östrogenrezeptor in der Darmschleimhaut. Das kann die Krebsentstehung begünstigen. Auch in den Gefäßwänden werden die Östrogenrezeptor-Gene methyliert. Dadurch kommt es zu einer abnormen Verdickung der Gefäßmuskelschicht. Östrogene hemmen normalerweise diesen Prozess, ist jedoch der Rezeptor durch Methylierung deaktiviert, entfällt dieser Effekt, und der arterielle Gefäßverschluss wird beschleunigt.
Ein weiterer Brennpunkt der Altersforschung sind die Telomere. Unter Telomeren versteht man in der molekularen Biologie die repetitiven, sich wiederholenden Gensequenzen am Ende der Chromosomen. Die Chromosomen tragen ja bekanntlich die Erbinformationen von Mensch und Tier. Zeitlebens verkürzt sich die Länge der Telomere bei jeder Zellteilung; sie nimmt mit dem Alter also ab. Um diesem Prozess entgegenzuwirken, gibt es bei Mensch und Tier das Enzym Telomerase. Aber auch dieses Enzym nimmt im Alter ab und bestimmt auf diese Weise die Lebensdauer von Zellen und Geweben mit. Ein Lebensmittel, allerdings ein sehr exklusives, gibt es, das besonders reichhaltig an Telomerase ist: Kaviar.
Durch moderne Technologie, den so genannten DNA-Chips, kann man heutzutage den Alterungsprozess auf genetischer Ebene erforschen. Mit DNA-Chips gelang es beispielsweise kürzlich 61 Gene darzustellen, deren Aktivität während des Alterungsprozesses um mehr als die Hälfte reduziert wird. Betroffen sind vor allem Gene, die für die Regulation des Zellzyklus und die Erneuerung von Gewebesubstanz verantwortlich sind. Auch die herausragenden Eigenschaften von Stammzellen können mit der DNA-Chip-Technologie besser analysiert werden. Stammzellen haben nämlich die besondere Eigenschaft, immer „jung“ zu bleiben, sie können sich immerfort erneuern. Kennt man die Gene, die für dieses Charakteristikum verantwortlich sind, können diese einer näheren

Betrachtung unterzogen werden. Die DNA-Chip-Technik wird also die nähere Erforschung der Alterungsvorgänge in Zukunft mitbestimmen. Bereits jetzt kann diese Technik routinemäßig für Frauen eingesetzt werden, die sich einer Hormonersatztherapie unterziehen oder schwanger sind. Durch Kenntnis bestimmter genetischer Variationen bei diesen Frauen können Medikamente dann effektiver und nebenwirkungsärmer verabreicht werden.

Beim Menschen kann der Alterungsprozess in verschiedene Etappen gegliedert werden.

Zwischen dem 15. und 30. Lebensjahr berichten etwas weniger als die Hälfte aller Menschen von mindestens einer gesundheitlichen Beschwerde. Was die Todesursachen junger Menschen betrifft, dominieren mit rund 65 % Unfälle und andere äußere Gewalteinwirkungen, wobei junge Männer hier deutlich stärker gefährdet sind als junge Frauen. Mit immerhin schon 8 % sind bösartige Neubildungen die Nummer 2 in der Todesursachenstatistik junger Menschen; danach folgen mit 5 % Krankheiten des Kreislaufsystems. In manchen Bevölkerungsgruppen und Regionen ist die Sterblichkeit durch AIDS in den letzten Jahren rapide angestiegen. In den USA beispielsweise nimmt die Todesursache AIDS bei den 25- bis 44-jährigen Männern bereits Platz eins ein.

Zwischen dem 40. und 50. Lebensjahr treten im Normalfall die ersten Alterungserscheinungen auf – wenn auch noch diskret. Frauen merken zum ersten Mal, dass ihr Bindegewebe zu leiden beginnt und die Oberarme etwas schlaffer werden. Kleine Oberflächenvenen, die Besenreiser, treten hervor und Krampfadern entstehen bei entsprechender genetischer Veranlagung und ungünstiger beruflicher Tätigkeit. Auch die Cellulite, die Orangenhaut, beginnt in dieser Lebensdekade und hat im Grunde dieselben genetischen und hormonellen Ursachen wie die gesamte Problematik des alternden weiblichen Bindegewebes. Altersbedingte Veränderungen des Bindegewebes sind generell nur schwer umzukehren; Prävention ist in diesem Punkt deshalb von besonderer Bedeutung und sollte frühzeitig unternommen werden. Bei den allermeisten Frauen fällt in diese Dekade auch der Beginn der Wechseljahre, die das Ende des reproduktiven Lebensabschnitts einläuten. In hormoneller Hinsicht beginnt der Wechsel mit dem Versiegen der Produktion des Gelbkörperhormons Progesteron. Der Progesteronmangel kann Zyklusunregelmäßigkeiten, Wasserstau, Ödemneigung und Depression bewirken. Auch Brustschmerzen nehmen in ihrer Häufigkeit zu. Wenn in einer zweiten Phase die Eierstöcke auch die Östrogenproduktion einstellen, können Hitzewallungen, Schlafstörungen, Haarausfall und Gelenks-

schmerzen dazukommen. Rund um das 50. Lebensjahr bleibt letztendlich auch die Monatsblutung unwiderruflich aus; dann ist die Menopause eingetreten. Die im Rahmen des klimakterischen Syndroms auftretenden Symptome können durch eine fachgerechte Hormonersatztherapie effizient gelindert werden. Allerdings trifft diese Phase der großen hormonellen Umwälzungen auch mit bedeutenden sozialen Veränderungen im Umfeld der Frau zusammen. Die Kinder sind erwachsen geworden und beginnen ihr eigenes Leben; man spricht dann vom Empty-Nest-Syndrom. Auch ein beruflicher Wiedereinstieg nach Jahren der Kindererziehung ist für Frauen in Zeiten schlechter Arbeitsmärkte sehr schwierig. Das Gefühl, nicht mehr gebraucht zu werden, drückt auf die Psyche.
Auch Männer merken zwischen dem 40. und 50. Lebensjahr, dass ihre Jugend nicht ewig währt. Das Haar beginnt langsam zu ergrauen und schütter zu werden. Wenn die Haarfollikel im Kopfbereich eine Übersensibilität gegenüber männlichen Hormonen aufweisen, kann auch die Glatzenbildung einsetzen. Cellulite und Bindegewebsschwäche sind weibliche Domänen. Männer leiden nur selten darunter, denn männliche Hormone wirken diesem Prozess entgegen. Männer merken in dieser Phase auch erstmalig, dass ihre Ausdauer und Kondition nachlassen. Auch die Grundsteine für spätere Gefäßverkalkung werden bereits in dieser Zeitspanne gelegt. Obwohl sowohl Männer als auch Frauen in der 5. Lebensdekade noch am Zenit ihrer Leistungskraft stehen, sollte bereits hier mit der entsprechenden Verbesserung der eigenen Lebensweise begonnen werden.
Ab dem 50. Lebensjahr verschlechtert sich das subjektive gesundheitliche Wohlbefinden deutlich. Fast 90 % der 20-Jährigen berichten über zumindest gute Gesundheit, zwischen 45 und 55 Jahren sinkt dieser Wert aber auf ungefähr 70 % ab.
Mit dem Erreichen des 50. Lebensjahres verschlechtern sich bei Frauen die kosmetischen Probleme, die durch das Versiegen der Hormonproduktion ausgelöst werden. Die Haut wird trockener und brüchig; auch die Haarpracht leidet merklich. Gerade in dieser Phase ist es wichtig, zu viel Sonnenexposition zu meiden, denn der gebräunte Teint entspricht zwar dem gegenwärtigen Zeitgeist, trägt leider aber maßgeblich zur weiteren Hautalterung bei. Aus dieser Sicht ist der nun wieder langsam aufkommende Trend zur „vornehmen Blässe“ jedenfalls zu begrüßen. Mit der Menopause fällt bei Frauen auch der östrogenbedingte Schutzfaktor für das Herz-Kreislauf-System weg; das Herzinfarktrisiko nähert sich dem der Männer an. Leider ist jedoch die Schutzwirkung des Östrogens durch eine Hormonersatztherapie nicht so leicht zu erreichen, wie man

dies früher gedacht hatte. Ebenfalls durch den Ausfall der Hormone wird bei Frauen der Gedächtnisverlust begünstigt, über den viele Patientinnen klagen. Dinge, die früher selbstverständlich in Erinnerung gerufen werden konnten, müssen nun mühsam aufgeschrieben werden. Auch die Sehkraft wird mit dem 50. Lebensjahr bei vielen Menschen schlechter. In der Mitte der 6. Dekade wird bei Frauen auch die Produktion der männlichen Hormone, der Androgene, verringert, was wiederauftretende Wechselprobleme zur Folge haben kann. Zwei Symptome korrelieren direkt mit einem zu geringen Androgenblutspiegel: das nachlassende Interesse an der Sexualität, der Libidoverlust und das Gewichtsproblem. Libidoverlust kann für Frauen per se störend sein, aber auch zu Beziehungsproblemen führen. Wenn der Libidoverlust nicht partnerschaftlich bedingt ist, kann er durch eine Androgenersatztherapie gemildert werden. Das Gewichtsproblem ist für Frauen ein wichtiger kosmetischer Beschwerdegrund. Im Zentrum steht vor allem die Veränderung der Fettverteilung; die so genannte „body composition“ verliert ihre weibliche Silhouette und nimmt männliche Formen an: die Taillenkontur tritt zurück und der Bauch wird größer. Gegen Ende der 6. Lebensdekade tritt bei Frauen auch das Problem der Knochenerweichung, der Osteoporose auf, das zu einer verstärkten Knochenbruchsneigung führt. Bedingt wird sie durch den Wegfall der Östrogene, mangelnder körperlicher Aktivität und ungenügender Zufuhr von kalziumreichen Milchprodukten.

Auch Männer erleben zwischen dem 50. und 60. Lebensjahr hormonelle Umstellungen; allerdings sind diese Veränderungen weniger stark ausgeprägt als bei Frauen und treten auch weniger häufig auf. Das männliche Klimakterium ist hinsichtlich seiner medizinischen Definition nach wie vor umstritten und weniger gut erforscht als das weibliche. Dennoch kann es auch bei Männern zu einer hormonell bedingten Midlifecrisis kommen und aus den Symptomen Abgeschlagenheit, Müdigkeit und Depression bestehen. Dazu kommen oft noch Leistungsverschlechterungen sowohl im generellen als auch sexuellen Sinn. Darauf reagieren Männer ja bekanntermaßen sensibel. Ebenfalls negativ wirken sich Verschiebungen im Muskel-Fett-Verhältnis zu Lasten des Muskels aus. Bei Männern spitzt sich nun auch das Auftreten von Herz-Kreislauf-Erkrankungen zu. Ob man zum Schutz ihres Herzens und ihrer Blutgefäße den Männern dieses Alters eine folsäurereiche Diät empfehlen soll, wird derzeit diskutiert. Folsäure kann das sich oft ungünstig auswirkende Homozystin senken, sodass in einigen europäischen Ländern überlegt wird, den Nahrungsmitteln Folsäure zuzusetzen, ähnlich wie Jod dem

Speisesalz. Aber das größte gesundheitliche Problem für viele Männer in der 6. Lebensdekade ist die Prostata. Sie beginnt sich in dieser Zeit zu vergrößern und bereitet dadurch Probleme beim Harnlassen und in der Sexualität. Obwohl die Medizin bereits eine Reihe von Möglichkeiten entwickelt hat, um die kontinuierliche Vergrößerung der Vorsteherdrüse zu verlangsamen, ist der Prostatakrebs ein Ereignis, das jeder Mann erlebt, sofern er vorher nicht an etwas anderem verstirbt.
Zwischen dem 60. und 70. Lebensjahr sind auch Männer zunehmend osteoporosegefährdet, denn der Mann ist den gleichen Knochenabbauvorgängen unterworfen wie die Frau. Nur startet der Mann von vorneherein mit einer größeren Knochenmasse, hat diesbezüglich also mehr Reserven. Auch beim Mann treten nun jene Gedächtnisprobleme auf, unter denen Frauen bereits etwas früher leiden. Aber auch die Muskelschwäche wird ab dem 60. Lebensjahr von manchen Männern registriert.
Bei der Frau beginnen ab dem 60. Lebensjahr das Skelettsystem und die Gelenke verstärkt zu leiden, obwohl die Osteoporose bereits in den Wechseljahren beginnt. In der 7. Dekade wird sie aber äußerlich sichtbar: Die Gestalt wird kleiner, der Rücken krümmt sich. Knochenbrüche, wie der gefürchtete hüftnahe Knochenbruch, häufen sich. Bei Frauen mehren sich nun auch altersgynäkologische Beschwerden: Schleimhauttrockenheit und unwillkürlicher Harnverlust. Bei beiden Geschlechtern zeigen sich nun auch zwei der häufigsten Volkskrankheiten, der hohe Blutdruck und die Alterszuckerkrankheit.

Die häufigsten Krebserkrankungen

Mann	Frau
1. Lungenkrebs	1. Brustkrebs
2. Prostatakrebs	2. Lungenkrebs
3. Darmkrebs*	3. Darmkrebs*
4. Magenkrebs	4. Magenkrebs/Gebärmutterhalskrebs

*ohne Mastdarm (Rektumkarzinom)

Bei den Männern ist jeder vierte, bei den Frauen jeder fünfte Todesfall auf eine bösartige Krebserkrankung zurückzuführen. Diese Zahl der Krebstoten hat sich in den letzten 25 Jahren kaum verändert. Das ist eigentlich eine gute Nachricht, denn unter Berücksichtigung der gestie-

genen Alterung der Bevölkerung kann man von einem eindeutigen Absinken der Krebssterblichkeit sprechen. Seit 1985 ist ein Rückgang der altersstandardisierten Sterberaten von 17 % bei den Männern und 16 % bei den Frauen zu verzeichnen. Der kontinuierliche Rückgang der Krebssterblichkeit ist vor allem auf das starke Absinken der Magenkrebsmortalität zurückzuführen, wo in den letzten 25 Jahren ein Rückgang um etwa 50 % stattfand. Allerdings lässt das verstärkte Rauchverhalten von Frauen für die Zukunft ein Ansteigen der Lungenkrebsrate innerhalb der weiblichen Bevölkerungsgruppe befürchten.
Zwischen dem 70. und 80. Lebensjahr beginnt bei den meisten Menschen der Vergreisungsprozess. Männer wie Frauen erhalten die Attribute des Alters: Die Lebensformen sind unumkehrbar eingefahren, das Gedächtnis ist rückwärtsgewandt, man kommt mit dem Tempo der Zeit nicht mehr mit. Das Haar ist längst ergraut, die Haltung vorwärtsgerichtet und die Haut stark gefaltet. Der Gang ist unsicher und von körperlicher Schwäche gekennzeichnet, die Sturzgefahr mehrt sich. Bei vielen Menschen tritt nun auch die Altersdemenz auf. Ab dem 85. Lebensjahr erreicht mit 8,0 Besuchen pro Jahr für Männer und rund 8,5 Konsultationen pro Jahr für Frauen die Arztbesuchsfrequenz ihren Höhepunkt. Menschen, die über 90 Lebensjahre erreichen, gelten heute als überdurchschnittlich alt.

Wer es aber schafft, in diesem hohen Alter geistige Frische und körperliche Rüstigkeit zu bewahren, der steht am Gipfel seiner Lebenserfahrung und wird über große Urteilskraft verfügen.

Ziel einer vernünftigen Lebensführung ist es, diesen Zustand zu erreichen, der nicht nur für den Betroffenen selber, sondern auch für die Umgebung nutzbringend erscheint.
„Denn während das Alter das heftige Aufwallen der Leidenschaften dämpft, erhöht es die Weisheit und erteilt reiferen Rat“, weiß der heilige Hieronymus zu berichten. Auch in den Klöstern genossen die erfahrensten Brüder und Schwestern immer eine besondere Stellung, wenn innerhalb der Gemeinschaft Beschlüsse zu fällen waren. Dies fußte wohl auch auf der Bedeutung von greisen Männern und Frauen in der Heiligen Schrift, die von Anfang bis Ende erkennbar ist und bereits im ersten Abschnitt der alttestamentarischen Genesis festgelegt wird. Hier wird langes Leben als Zeichen göttlichen Wohlwollens gesehen (Gen. 11,10ff.), wenn auch die genannten Lebenslängen Abrahams, seiner Vorfahren und seiner Frau Sara eher befremdend anmuten. Die Rede-

wendung „Ein biblisches Alter erreicht zu haben“ geht jedenfalls auf diese Stelle des Buchs Genesis zurück. Auch Moses ist schon ein betagter Mann, als er mit dem wichtigen Auftrag betraut wird, das auserwählte Volk aus der Sklaverei Ägyptens herauszuführen (Ex. 2, 23–4,17).

Angesichts der stetig steigenden Lebenserwartung wird sich die Medizin jedoch zunehmend mit dem Begriff der *„healthy life expectancy“* oder *„disease-free life expectancy“* beschäftigen müssen. Er sagt aus, welcher Anteil der Lebenszeit in Gesundheit und welcher Anteil mit Krankheit oder Behinderung zu erwarten ist. Mit durchschnittlich 74,5 in Gesundheit zu erwartenden Lebensjahren führte Japan im Jahr 1999 diese Statistik an. Rund 8 % ihrer gesamten Lebenszeit müssen Bewohner der westlichen Industrienationen derzeit mit Krankheit verbringen. Hier zeigt sich auch der Preis, welchen Frauen im Moment zahlen müssen, um länger am Leben zu bleiben. Sie verbringen mehr Jahre in schlechtem Gesundheitszustand als Männer, die früher sterben. Logischerweise ist für die Anti-Aging-Medizin der Begriff der Gesamtlebenserwartung weniger wichtig als der der *„healthy life expectancy“*, denn es gilt heute mehr denn je, das Leben in Gesundheit zu prolongieren, nicht aber jenes in Krankheit.

Trotz des medizinischen Fortschritts wird aber eines bleiben, und wahrscheinlich ist es gut so, wie Papst Johannes Paul II. im Oktober 1999 in einem Brief an die alten Menschen schreibt:

„Der Mensch ist in die Zeit eingetaucht. In die Zeit wird er hineingeboren, in ihr lebt und stirbt der Mensch. Mit der Geburt wird ein Datum gesetzt, das erste seines Lebens, und mit dem Tod ein weiteres und letztes: Die beiden Daten markieren Alpha und Omega, Anfang und Ende seiner irdischen Geschichte, wie es die christliche Tradition dadurch unterstreicht, dass sie diese Buchstaben des griechischen Alphabets in die Grabsteine einmeißelt.“

Gesundheit mit der Regel des heiligen Benedikt von Nursia: „Ora et labora"

Die antike Lebensweisheit des Griechentums und der Hellenisten ist über den heiligen Benedikt von Nursia nach Europa gekommen. Das Christentum hat sie gepflegt und damit entscheidend zu dem beigetragen, was Europa Kultur und Zivilisation nennt. Dazu gehören nicht nur die Pflege der Kunst, der Kultur, sondern auch Sitten und Gewohnheiten beim Essen, beim Schlafen, in der Freizeit und in der Kommunikation mit anderen Menschen. Über den heiligen Benedikt hat also das Christentum die kulturelle Brücke von der Antike zum zivilisierten Europa geschlagen. Der Zivilisationsprozess geschah letztlich durch den Alltag, der von der Ordensregel des heiligen Benedikt durchstilisiert wurde. Deshalb soll in diesem Buch – sozusagen stellvertretend für nutzbringende Anweisungen anderer Orden – besonderes Augenmerk auf die benediktinische Regel gelegt werden.

Benedikt, berühmter Gesetzgeber des westlichen Mönchstums, wurde um das Jahr 480 n. Chr. als Spross einer wohlhabenden Patrizierfamilie in Nursia nahe Perugia geboren.

Nach Beendigung seiner Studien gelangt er nach Rom, wo ihn die vorherrschenden schlechten Sitten zutiefst abstoßen. Benedikt hingegen übt sich in Askese und Enthaltsamkeit und zieht sich schließlich in die Berge von Subiaco zurück, wo er fortan in Abgeschiedenheit lebt. Einige in seiner Umgebung wohnende Mönche, die von seiner religiösen Lebensweise fasziniert sind, bitten ihn, ihr Vorgesetzter und Lehrmeister zu werden. In diese Zeit fällt auch ein Giftanschlag auf Benedikts Leben, welcher von religiösen Widersachern angestiftet wurde. Benedikt aber vereitelt den Aufzeichnungen nach dieses Attentat, indem er den ihm gereichten Giftbecher dadurch zertrümmert, dass er das Kreuzzeichen schlägt. Benedikts Leitspruch lautet fortan *„Soli Deo placere cupiens"* (ich wünsche, nur Gott zu gefallen), wie sein späterer Biograph, der heilige Gregor der Große, schrieb. Nachdem er zwölf kleinere Klöster gegründet hat, verlässt Benedikt Subiaco und wendet sich nach Süden, wobei er von einigen seiner Schüler begleitet wird.

Auf dem Monte Cassino in Latium gründet er vermutlich um 529 das berühmte Stammkloster der Benediktiner. Zeitgleich wird auch durch Justinian die Akademie von Athen geschlossen und damit der Beginn einer Zeitenwende eingeleitet, in der das Christentum der antiken Philosophie die Führung der Menschen aus der Hand nimmt.
Auf dem Gipfel des Monte Cassino, wo sich eine heidnische Kultstätte befand, wird ein kleines Oratorium errichtet, das Johannes dem Täufer geweiht ist, wobei das Gelände als Friedhof dient. An diesem verehrungswürdigen Ort befinden sich die Grabmäler des heiligen Benedikt und seiner Schwester, der heiligen Scholastika. Heute stimmt dieser Ort genau mit dem unteren Teil des Hauptaltars der Basilika überein. Während der Gestaltungszeit des Klosters predigt Benedikt der Bevölkerung der tiefer gelegenen Ebene das Evangelium. Missionstätigkeit ist noch heute Aufgabe der Mönchsgemeinde, da die Stadt Cassino und die umliegenden 20 Gemeinden unter die geistliche Gerichtsbarkeit des Abtes von Montecassino fallen. In Montecassino führt Benedikt sein wichtigstes Werk zu Ende, nämlich die Verfassung einer Ordensregel für Mönche, die *regula monachorum*. In Montecassino beendet der berühmte Patriarch auch sein irdisches Dasein. Kurz vor seinem Tod, als er fühlt, dass ihn seine Kräfte verlassen, lässt er sich zum Oratorium bringen und stirbt dort mit zum Himmel erhobenen Armen. Sein Todesdatum wird mit dem 21. März 547 angegeben.

Lebensratschläge, die helfen, den Tag zu gestalten, waren den aus dem Sklavenstand kommenden Menschen völlig unbekannt. Die zivilisatorische Leistung der Benediktiner war gewaltig.

Benedikt, dessen Leben stets durch Mäßigung und Enthaltsamkeit geprägt war, erreichte mit knapp 70 Lebensjahren ein für damalige Verhältnisse hohes Alter. Sein Wirken war jedoch nicht nur für das frühe Christentum von großer Bedeutung, sondern beeinflusste die gesamte damalige Gesellschaft. Die von ihm geschaffene Mönchsregel schuf auch Ordnung in einer Zeit, die stark von den Wirren der Völkerwanderung geprägt war. Immer wieder wird daher von Benedikt als dem Vater des Abendlandes gesprochen.
Sein Werk lebt fortan in dem von ihm gestifteten Mönchsorden der Benediktiner, lateinisch *Ordo Sancti Benedicti (OSB)*, weiter. Die Ordenstracht der Benediktiner ist schwarz. Die einzelnen selbstständi-

gen Klöster sind in Klosterverbänden, so genannten Kongregationen, zusammengeschlossen und werden als benediktinische Gemeinschaft durch den Abtprimas mit Sitz in Rom repräsentiert. Durch Kloster- und Kirchenbauten, Land- und Forstwirtschaft, Handwerk und Schulen stellen die Benediktiner die Erzieher Europas bis in die heutige Zeit hinein dar. Die von den Benediktinern geleiteten Gymnasien zählen traditionellerweise zu den besten; ihre Absolventen besetzen auch noch heute wichtige Positionen in Wirtschaft, Politik und Wissenschaft. Die Benediktinerklöster waren mächtige Institutionen und häuften große Besitztümer an. Durch ihr Engagement für Kunst und Kultur trugen sie maßgeblich zur Blüte der abendländischen Kultur bei. Das Kloster Montecassino ist heute teilweise für Besucher geöffnet. Neben dem Museum bietet eine Besichtigung des Klosters eine lehrreiche und spirituelle Erfahrung. Im deutschen Sprachraum leben heute ungefähr 1.500 Benediktinerinnen und Benediktiner. Ihre Lebensordnung richtet sich strikt nach der Mönchsregel des heiligen Benedikt.

Die Regula Benedicti wird in den Benediktinerklöstern tagtäglich rezitiert, allerdings immer nur in kurzen Ausschnitten. Sie ist wie ein schwerer, alter Rotwein, der, in kleinen Dosen genossen, den Mönchen den Weg zu einem christlichen Leben weisen soll.

Benedikts Werk ist maßgeblich von der Spiritualität des Orients, aus Ägypten und Kleinasien, beeinflusst worden, deren Tradition im Westen fortgeführt worden ist. Manchmal erwähnt Benedikt jene heiligen Väter, auf deren Glauben er aufbaut. Der Mutterboden der Benediktsregel war jedoch der südgallische und jurassische Raum, in dem auch die anonyme „Regel des Magisters“ entstand. Mehr als die Hälfte der Regula Benedicti ist mehr oder weniger stark von diesem Werk beeinflusst.

Die Mönchsregel des heiligen Benedikt ist ein uraltes, höchst interessantes Dokument, welches nicht nur für Theologen und Klerikalhistoriker, sondern auch für den Arzt und den medizinisch interessierten Laien relevant ist. Oft sind die darin beschriebenen Inhalte religiöser Natur, können aber auch medizinisch interpretiert werden. Kann aber die Benediktsregel, die eine allgemeine Anleitung zum christlichen Leben gibt, auch Eingang in die moderne Medizin finden? Welche darin propagierten Lebensratschläge können aus heutiger Sicht zu einer Lebensverlängerung in Gesundheit beitragen?

Lesen wir hierzu im Kapitel 3 der Regel nach, die von der „Einberufung der Brüder zum Rat“ handelt. Sooft im Kloster wichtige Fragen zu behandeln sind, schreibt Benedikt, *„versammle der Abt die ganze Gemeinschaft und lege von sich aus dar, worum es geht“ (Kap. 3, 1). „Die Entscheidung hängt vielmehr vom Ermessen des Abtes ab, und wenn er etwas für heilsamer hält, mögen ihm alle gehorchen“ (Kap. 3, 5).*

Kommt Ihnen das bekannt vor?
Für den gelernten Mediziner wecken diese Zeilen unmittelbar die Erinnerung an die alltägliche Morgen- oder Mittagsbesprechung, das ärztliche Konsilium, oder die Visite, im Rahmen deren sich die Ärzte versammeln und wichtige Fälle besprechen. Es obliegt dann dem „Abt“ der Krankenhausabteilung, dem Primarius, zu entscheiden, was er für „heilsam“ hält. Allfällige Entscheidungen jedenfalls sind gerecht und weitsichtig zu fällen und haben die Meinungen aller Beteiligten zu berücksichtigen. Für die damalige Zeit ist Benedikt in diesem Punkt sehr fortschrittlich. Ein Verhaltenskodex dieser Art könnte gleichermaßen aus einem heutigen Ratgeber für Manager und Industriekapitäne stammen, deren Entschlüsse ebenfalls durch eine umsichtige und kollegiale Meinungsbildung im Konsens fallen sollten.
Benedikt schreibt in diesem Sinn weiter (Kap. 27, 1): *„Auf jede Weise bemühe sich der Abt um Brüder, die gefehlt haben“, denn:* (*„Non est opus sanis medicus, sed male habentibus!“ (Nicht die Gesunden brauchen den Arzt, sondern die Kranken!*) Einmal mehr fällt der Vergleich zwischen dem Abt eines Klosters und dem Chefarzt leicht, denn auch in den Zügen Christi spiegelt sich oft das Bild eines Heilers wieder. Und der Abt einer Klostergemeinschaft habe in diesem Sinne dem Leben Christi nachzueifern. Bereits Ignatius von Antiochien († um 105) oder Origenes († um 250) beschäftigten sich mit diesem Vergleich. Weitere Beispiele von der Verwendung medizinischer Terminologie in der Benediktsregel folgen in Kapitel 28, das von „oft Zurechtgewiesenen“ handelt, „die sich nicht bessern“. *„Bessert er sich dennoch nicht, oder versucht er – was fern sei – sein Handeln in stolzer Überheblichkeit zu rechtfertigen, dann verfahre der Abt wie ein erfahrener Arzt. Tunc abbas faciat quod sapiens medicus!“ (Kap. 27, 2)*
Auch der moderne Manager – selbst wenn er die volle Gewalt der Letztverantwortung hat – ist ebenso gut beraten, mit anders denkenden oder nachlässigen Untergebenen wie ein Arzt zu verfahren. Ein therapeutisches Gespräch – ganz im Sinne Benedikts – zu führen, ist bestimmt wirkungsvoller als kommentarlose Minderbehandlung, Kränkung oder Tadel.

Ein Werk, verfasst vor vielen Jahrhunderten, welches so oft Bezug auf die Medizin nimmt, muss also auch heute noch von Relevanz sein. Oder gerade heute, denn nicht selten wird in der totalen Fortschrittsgläubigkeit unserer Zeit traditionelles Wissen – akkumuliert über Jahrhunderte und bereichert durch unzählige Erfahrungen – vergessen und in den Hintergrund gedrängt. Konkret beschäftigt sich Benedikt im Kapitel *„De infirmis fratribus“* („Von den kranken Brüdern“) mit medizinischem Handeln. *„Die Sorge für die Kranken ist die vorrangige und höchste Pflicht. Man diene ihnen wie Christus (Kap. 36, 1). Denn er selbst hat gesagt: Ich war krank, und ihr habt mich besucht“ (Kap. 36, 2).* Einige interessante Verhaltensregeln im Umgang mit Kranken folgen. *„Den kranken Brüdern soll eine eigene Kammer zugewiesen werden, wie auch ein gottesfürchtiger Pfleger, der liebevoll und zuvorkommend ist (Kap. 36, 7). Sooft es zuträglich ist, biete man den Kranken Gelegenheit zu Bädern (Kap. 36, 8). Auch den Fleischgenuss gestatte man den sehr schwachen Kranken zu ihrer Stärkung“ (Kap. 36, 9).*

Was Benedikt für seine Getreuen hier vorgibt, sind grundlegende Regeln für den Umgang mit Kranken, die noch heute uneingeschränkt Gültigkeit haben. Wenn kranken Mönchen ein eigenes Zimmer zugewiesen wird, dann will man ihnen Ruhe und Erholung ermöglichen. Man will aber auch die übrigen Menschen in der Umgebung des Kranken vor Übertragung möglicher Krankheitserreger schützen, eine Technik, die in der modernen Medizin als Quarantäne bezeichnet wird. Auch wenn Kranke zum Schutze der Allgemeinheit wie auch zu ihrem eigenen Wohl isoliert werden müssen, so vergisst Benedikt nicht auf das, was Kranke vor allem brauchen: umsichtige Betreuung, Pflege und Gesellschaft. In den oben genannten Absätzen finden sich auch diskrete Hinweise auf therapeutische Ratschläge.

Die Benediktiner demonstrierten als Erste, dass man das Leben auch anders gestalten kann, als nur Tag und Nacht um das „Goldene Kalb" herumzusitzen.

Kranken sollen Bäder angeboten werden; in anderen Schriften – wie in denen des heiligen Augustinus – findet sich bereits der Ausdruck Thermalbad. Es ist ein Hinweis auf die sich später entwickelnde Klosterheilkunde, die aus verschiedenen Kräutermixturen Heilbäder zusammenstellte. Viele Jahrhunderte später formulierte der Pfarrer Sebastian Kneipp (1821–1897): *„Wasser ist das allererste, vorzüglichste und allgemeinste Heilmittel für den menschlichen Körper.“* Dieses Faktum freilich hatten Benedikt und die Mönche seiner Zeit schon viel früher erkannt. Im Mittelalter entwickelte sich aus dieser Tradition sogar ein eigener Berufsstand, der des Baders. In den Klosterspitälern wurden eigene Räumlichkeiten vorgesehen, in denen wohltuende oder heilende Badezeremonien abgehalten wurden. Man ließ sich mit heißen oder kühlen Wässern, Dämpfen und Aufgüssen, oft mit verschiedenen aromatischen Essenzen pflegen oder suchte Linderung der Beschwerden. Viele Handschriften wie zum Beispiel das berühmte „Elsässische Arzneibuch“ geben über diese Praxis Zeugnis.

Auch die Tatsache, dass Benedikt für Kranke die sonst strengen Ernährungsvorschriften zum Zwecke der Stärkung lockert – allerdings nur für die Dauer der Krankheit – spiegelt sich in der heutigen Medizin wider. Studieren Sie beispielsweise die Patientenspeisepläne von Lungenheilstätten. Hier wird spezielles Augenmerk auf reichhaltige, nahrhafte und vitalstoffreiche Ernährung gelegt – wie zu Zeiten des heiligen Benedikt von Nursia!

Halten Sie es wie der heilige Benedikt – pflegen Sie Ihre Kranken fürsorglich, aber umsichtig! Lassen Sie ihnen Gesellschaft angedeihen, aber achten Sie auf ihr Ruhebedürfnis und potenzielle Ansteckungsgefahren. Hygiene ist in Phasen der Krankheit und Schwäche besonders wichtig! Die Ernährung von Kranken sollte mit größter Sorgfalt gewählt werden. Verwenden Sie hochwertige Zutaten und achten Sie auf Bekömmlichkeit und Vitalstoffgehalt.

In der Kommunikation zwischen den Menschen kommt dem Krankenbesuch eine ganz große Bedeutung zu. Vernehmen Sie aus Ihrem Bekannten- oder Freundeskreis, dass jemand seelisch oder körperlich erkrankt sei, dann kümmern Sie sich um ihn, senden Sie Zeichen der Sympathie und der Kommunikation aus und prüfen Sie mit großer Zurückhaltung, ob ein Krankenbesuch möglich oder angezeigt ist. Wenn Sie – so wie Benedikt es empfiehlt – die Sorge um den Kranken in die Tat umsetzen, dann werden Sie nicht nur einen Menschen im augenblicklich schwachen Zustand emotional sehr glücklich machen, was auch dem Heilungsprozess dienen kann, Sie werden darüber hinaus

Freundschaften vertiefen. Ein einziger Krankenbesuch wiegt zehn Glückwünsche zum Geburtstag auf.
Eine Frage soll auch hier kurz angedacht werden. Wie steht es mit den Krankenbesuchen bei jenen, die anderen vermeintlichen Werten nachgehen? Wie kann es möglich sein, dass Verstorbene oft erst nach Monaten oder gar Jahren – manchmal im mumifizierten Zustand – zufällig von der Feuerwehr in ihren Wohnungen entdeckt werden, obwohl nahe Verwandte existieren? Die Geisteshaltung jener Menschen, die selbst dem wehrlosen Sterbenden das Recht auf Begleitung verweigern, ist konträr zur abendländischen humanistischen Tradition. Sie ist auch Zeichen einer zunehmenden Inkohärenz und Hedonisierung der modernen Gesellschaft. Wenn nur noch von Diskothek zu Diskothek gehetzt wird und von „Event" zu „Event", dann befindet sich die „Fun-Gesellschaft" auf dem besten Weg zur Selbstzerstörung. Der Blick für das Wesentliche geht verloren und das Unumstößliche wird nicht mehr respektiert. An die Stelle von Werten treten Götzen.
Was können wir nun außerdem im täglichen Leben von jener Ordensregel, nach der die Benediktinermönche seit Jahrhunderten leben, für unsere Gesundheit lernen? An welchen Regeln können wir uns orientieren, um unser Leben in Gesundheit zu verlängern?

Der Grundgedanke Benedikts, der auch als „roter Faden" des vorliegenden Buches verstanden werden soll, lautet, dass umfassende, körperliche und seelische Gesundheit nur im Rahmen eines Gesamtlebenskonzepts erreicht werden kann. Damit sei auf bereits zuvor Gesagtes verwiesen: Nur wer sein Leben an beständigen Werten orientiert, kann letztlich Wohlbefinden und Zufriedenheit erlangen. Der „alte Kontinent" Europa bietet Ihnen seine auf den Wurzeln des alten Christentums basierenden Wertvorstellungen an. Nutzen Sie diese und koppeln Sie sie mit den Lebensrhythmen des Abendlandes: der Benediktsregel!

In den folgenden Absätzen seien hierzu einige Beispiele von konkretem Nutzen beschrieben. Der Vorteil dieser Methoden liegt vor allem darin, dass sie für jedermann nachvollziehbar sind. Die propagierten Verhaltensweisen kosten nichts – im Gegenteil, meist führen sie zu einer Ersparnis im Haushaltsbudget. Sie müssen nirgendwo hingehen, niemanden für seine Beratung bezahlen, Sie müssen nichts kaufen. Das, was wir heute von der Benediktsregel lernen können, betrifft vor allem Ihren

Lebenstil. Nur wenn Sie heute bereit sind, Ihren Lebensstil in positiver Weise zu ändern, können Sie das bewirken, was dieses Buch im Titel anspricht: die Verlängerung Ihres einen Lebens in möglichst langer Gesundheit und optimiertem Wohlbefinden. Aus unserer Sicht sollte „Anti-Aging“ als umfassende Lebensphilosophie gelten. Die wahre Alterungsprävention deckt verschiedene Bereiche des Lebens ab und ist somit umfassender als die bloße Einnahme von Substanzen und Wirkstoffen.

Lassen Sie beim Kauf von Pillen, Tees und ähnlichen Produkten, die eine Lebensverlängerung versprechen, Vorsicht walten! Nur in den wenigsten Fällen sind die in den Werbetexten versprochenen Effekte tatsächlich wissenschaftlich belegt. Vergessen Sie nicht, dass nur Nachhaltigkeit, Konsequenz und Änderung des Lebensstils Ihr Leben wirklich verbessern und verlängern können. Möchten Sie sich ärztlich beraten lassen, wenden Sie sich ausschließlich an ausgewiesene Experten mit wissenschaftlicher Reputation.

Die Ordensregel des heiligen Benedikt versprüht den gesunden Hausverstand. Benützen auch Sie ihn, wenn Sie mit Heilsversprechungen, die Vitamine, Spurenelemente, Hormone und andere Substanzen Ihnen weismachen wollen, überschüttet werden!

Folgen Sie uns nun durch die weiteren Kapitel der Benediktregel.

Regula Sancti Benedicti, Kapitel 6, „Von der Schweigsamkeit“

In diesem Abschnitt der Regel preist Benedikt die Vorzüge der Schweigsamkeit und geht auf die Gefahren des zu vielen Redens ein. *„Denn es steht geschrieben: Die Sünde bleibt beim vielen Reden nicht aus. Und woanders: Tod und Leben stehen in der Macht der Zunge.“* Benedikt strebt jedoch kein unablässiges, zerstörendes Schweigen an. Er erklärt vielmehr, welches Reden er für sinnvoll hält. Benedikt ersetzt den Begriff „heilige Worte“ aus der Regel des Magisters durch „überlegte Worte“. Sein Sprachideal besteht in freundlicher, umsichtiger Art unter Angabe der Beweggründe. In unserem heutigen Sprachgebrauch kennen wir das Sprichwort „Reden ist Silber, Schweigen ist Gold“. Auch Basilius der Große, Bischof von Caesarea in Kappadokien, einer der großen Vorväter und einziger vormaliger Autor, den Benedikt namentlich erwähnt,

schrieb bereits, dass es Zeiten der Stille und Zeiten des Wortes geben muss. Aus diesem Satz wird klar, welche Botschaft wir für die heutige Zeit gewinnen können.
Die Geschwätzigkeit ist bereits von den hellenistischen und den römischen Schriftstellern wiederholt aufs Korn genommen worden. Sie zeichnet auch viele moderne Menschen aus. Benedikt legt uns ans Herz, sie zu meiden, zu reduzieren oder überhaupt auf sie zu verzichten. Denn oft bringt sie Missverständnisse und langwährenden Unmut mit sich – trotz des augenblicklichen Genusses des „Sich-wichtig-Machens". Und dann verkündet uns Benedikt noch einen Rat: Es muss Schweigeeinheiten in unserem Tag geben, in denen die Reizüberflutung blockiert wird und man sich sammelnd nur auf sich selbst konzentrieren soll. Die Sinnhaftigkeit dieses Lebensrates merkt man ja instinktiv selbst: Oft ist einem danach, sich zurückzuziehen und nicht gestört zu werden, um in Ruhe auszuspannen. Benedikt möchte dieses Ruhegebot institutionalisieren; jeder Tag soll einen derartigen Ruhe- und Schweigeblock beinhalten, den man selbst festlegen kann.

Nicht nur Körper und Geist müssen trainiert, auch das Schweigen muss gelernt werden.

Reizüberflutung ist tatsächlich keine theoretische Gefahr mehr, sie ist zur Realität geworden. Mehr und mehr Zeit wird heute mit Video, Internet und Mobiltelefon verbracht. Kurz gesagt, unsere Realität wird zunehmend durch eine Art von virtuellem Geflimmer ersetzt, welches durchaus Gefahren für die Gesundheit in sich birgt. Kennen Sie nicht auch jenes Gefühl der geistigen Ermüdung, das nach mehrstündiger Computerarbeit entsteht? Hier den Ruf des Körpers zu negieren, wäre aus gesundheitlicher Sicht wohl kurzsichtig. Zu viel „Wort", wie Basilius der Große sagt, zu viel an „medialem Geflimmer" in der heutigen Terminologie kann tatsächlich Psyche und Physis schädigen. In einer Reihe von Studien wurde beispielsweise nachgewiesen, dass übermäßiges Videospielen oder Fernsehen bei photosensitiven Individuen epileptische Anfälle auslösen kann. Vereinfacht könnte man sagen, spiegelt dabei das bioelektrische Gewitter im Gehirn der betroffenen Personen das, was zuvor auf sie einprasselte, wider. Andere Studien weisen nach, dass innere Unruhe und Nervosität durch mediale Überbelastung gesteigert werden. Darüber hinaus beschäftigen sich Kinderpsychologen schon seit längerem äußerst kritisch mit dem Phänomen der steigenden Gewaltbereitschaft unter Kindern. Hängt die gesteigerte Aggression mit der allgegenwärtigen Reizüberflutung zusammen?

Ruhe ist Balsam für die Seele.

Keinesfalls wollen wir hier die Errungenschaften der modernen Technik schmälern, die so manche Möglichkeit, so manche Annehmlichkeit in unser Leben brachte. Aber mit steigender Technisierung wird auch das Bedürfnis nach Ausgleich stärker. Bedenken wir auch, dass der menschliche Organismus anderen Gesetzmäßigkeiten folgt als ein Computerchip. Ohne innere Ruhe kann der Mensch nicht existieren. Wenn wir erhitzt sind, dann kühlt uns das Bild eines stillen Waldes. Wenn wir unruhig sind, dann denken wir an ein frühsommerliches Weizenfeld, bis zum Horizont reichend, dessen Ähren gleichmäßig in lauer Brise spielen. Daraus schöpft der Mensch Kraft.

Die Legende berichtet vom Evangelisten Johannes, der einst in Ruhe und Muße dasaß und ein Rebhuhn streichelte. Da sei er von einem jungen Mann, einem Jäger, gefragt worden, warum er sich so einfach der schlichten Erholung hingebe. Johannes beantwortete die Frage des Jägers mit einer Gegenfrage: „Warum läuft ein Jäger nicht ständig mit gespanntem Bogen umher?“ Der junge Mann erklärte, dass die Spannkraft des Bogens darunter leiden würde, wäre er unentwegt gespannt. Johannes antwortete abermals: „Ebenso ist kurze und schlichte Entspannung der Spannkraft des Geistes förderlich.“

Was Benedikt also in seiner Regel als Schweigsamkeit preist, heißt für die heutige Zeit: Gönnen Sie sich regelmäßige Phasen der Ruhe, der inneren Einkehr. Gönnen Sie sich Stille, schaffen Sie sich eine Oase der Ruhe, wie es Benedikt im Kapitel 52 „Vom Oratorium des Klosters“ fordert. *„Das Oratorium soll das sein, was sein Name ausdrückt; nichts Unpassendes werde dort betrieben oder aufbewahrt (Kap. 52, 1) ... Wer still für sich beten möchte, trete einfach ein und bete mit leiser Stimme (Kap. 52, 4) ... Wenn jemand aber etwas anderes tun will, darf er nicht im Oratorium zurückbleiben ...“ (Kap. 52, 5).*

Leider spielen in der Allgemeinbevölkerung Maßnahmen für die Gesundheit der Psyche, wie Meditation und autogenes Training, mit nur rund vier Prozent eine untergeordnete Rolle. Gelegentlich Phasen der Meditation einzulegen, ist wohltuend und steigert die Leistungsfähigkeit. Diesen Umstand haben nicht zuletzt auch schon fortschrittliche Unternehmen erkannt, die ihren Mitarbeitern für die Mittagspause Ruheräume mit meditativer Atmosphäre zur Verfügung stellen.

Schalten Sie ab! Gönnen Sie sich regelmäßig Phasen der Stille und Ruhe, denn jeder muss ab und zu seine Batterien aufladen. Das Abschalten ist heutzutage oft nur schwer möglich, daher müssen Sie sich mit sanftem Druck dazu zwingen. Schalten Sie Ihr Handy ab und drehen Sie den Fernseher nicht auf. Versuchen Sie jeden zweiten Tag für jeweils eine halbe Stunde ein Zimmer zu verdunkeln und darin entspannende Musik zu hören. Denn es muss Zeiten der Stille und Zeiten des Wortes geben.

Regula Sancti Benedicti, Kapitel 8, „Vom Gottesdienst in der Nacht"
„Im Winter, das heißt vom 1. November bis Ostern, wird man, wenn man alles in Erwägung zieht und bedenkt, zur 8. Stunde der Nacht aufstehen. So kann man etwas länger als die halbe Nacht ruhen und unbeschwert aufstehen" (Kap. 8, 1, 2). Nun folgt in der Benediktregel die Unterscheidung zwischen Winter und Sommer hinsichtlich der Schlafdauer. Die Orientierung des Lebens an saisonale Schwankungen versinnbildlicht das damalige Leben, das stark von den Gegebenheiten der Natur geprägt war. Heute fehlt diese Form der Naturverbundenheit in den allermeisten Fällen. *„Von Ostern aber bis zum oben erwähnten 1. November setzte man die Zeit so fest, dass auf die Feier der Vigilien eine kleine Unterbrechung folgt, in der die Brüder ihren natürlichen Bedürfnissen nachgehen" (Kap. 8, 4).*
Die Nacht gehört Gott, diese Botschaft Benedikts kann heute so übersetzt werden: Die Nacht gehört der Regeneration unseres Körpers. Versuchen Sie, sooft Sie können, die Nacht ausschließlich der Regeneration von Körper und Geist zu widmen – durch Schweigen, durch die Lektüre besinnlicher Texte, durch gute Gedanken. Vor allem aber durch das Herabsenken des Stoffwechsels, wozu ein Weg das „Dinner-Cancelling" ist. Darüber wird später noch gesprochen werden.

Gehen Sie mit den Nachtstunden sorgsam um, geizen Sie mit ihnen und vergeuden Sie sie nicht für sinnlose Kommunikation.

Zwei Botschaften können wir aus Kapitel 8 lesen. Einerseits legt Benedikt in diesem Kapitel die gewünschte Schlafdauer, die von der Jahreszeit abhängt, fest, andererseits geht er auf ein so wichtiges Thema ein wie jenes, das wir in der modernen Medizin Stuhlregulation nennen. Die *„necessaria naturae"*, wie Benedikt es in lateinischer Sprache beschreibt, also der tägliche Stuhlgang, soll zu einem fixen Tageszeitpunkt erfolgen. Im Mönchsleben ist dieser Zeitpunkt zwischen zwei Gebetsfolgen, den *Vigilien* und den *Laudes*, in den frühen Morgen gelegt. In medizinischer Hinsicht betreibt hier Benedikt das, was wir heute Darmkrebsprävention nennen. Denken Sie dabei daran, zu welcher Zeit die Regel verfasst worden ist!
Biologische Zyklen sind für die Gesundheit unseres Körpers von großer Bedeutung. Der Zyklus des Essens, der Zyklus des Schlafens und auch der Zyklus des Stuhlgangs – so bizarr dies auf den ersten Blick klingen möge. Unser Körper besitzt eine innere Uhr und möchte nach dieser Uhr auch funktionieren. Wenn man sich auch äußerlich an dieses innere Chronometer hält, so tut man dem Organismus viel Gutes.

Vom Darmkrebs

Der Darmkrebs (med. Kolonkarzinom) ist in der Tat ein großes epidemiologisches Problem. In der Todesursachenstatistik stehen kolorektale Karzinome unter allen bösartigen Neubildungen – nach dem Brustkrebs – an zweiter Stelle. In der Bundesrepublik Deutschland liegt die jährliche Neuerkrankungsrate dieses Tumors, der bevorzugt um das 7. Lebensjahrzehnt auftritt, bei 32.000 Fällen. 60 % aller Kolonkarzinome sitzen im Mastdarmbereich, 25 % treten im darüberliegenden Dickdarmabschnitt, dem Sigmoid, auf. Wichtige klinische Warnzeichen sind versteckte oder manifeste Blutbeimengungen im Stuhl (die Stuhlfarbe ist in diesen Fällen schwarz bzw. rot), Änderungen der Stuhlgewohnheiten (wiederkehrende oder abwechselnde Phasen von Verstopfung, Durchfall und Blähung) und im späteren Stadium Gewichtsabnahme und Anämie. Eine wichtige Vorsorgeuntersuchung ist die Untersuchung auf verstecktes Blut im Stuhl, welche ab dem 50. Lebensjahr einmal jährlich durchgeführt werden sollte. In der Apotheke ist das dazu erforderliche Instrumentarium erhältlich; die Untersuchung selbst ist einfach und kann von jedermann zu Hause durchgeführt werden. Ebenfalls einfach ist die manuelle Untersuchung des Rektums durch den Arzt. Ab diesem Alter sollte auch alle vier bis fünf Jahre vom Facharzt eine

Darmspiegelung (Koloskopie) durchgeführt werden, bei der Vorläuferstadien des Krebses gezielt gesehen und entfernt werden können. In der Entstehung dieses Tumors spielen sicherlich genetische Faktoren eine wichtige Rolle, aber auch diätetische Risikofaktoren werden diskutiert. Einen wesentlichen Punkt dabei stellen die Darmdurchgangszeiten der aufgenommenen Nahrung dar. Durch bakterielle Gärungs- und Fermentierungsprozesse können im Darm aus Eiweißen, Cholesterin und Gallensäuren krebserregende Stoffe entstehen. Je länger dann die Darmpassage dauert, desto länger ist die Darmschleimhaut diesen Karzinogenen ausgesetzt. Ballaststoffreiche Ernährung, Gemüse und Obst verkürzen die Darmpassage. Bei manchen afrikanischen Völkern beispielsweise, die sich ausschließlich von pflanzlichen Produkten ernähren, sind die Darmdurchgangszeiten extrem kurz, unter 20 Stunden. Auch wenn die Einflussnahme unterschiedlicher ethnischer Faktoren hier nicht ausgeschlossen werden kann, so ist der Darmkrebs bei diesen Völkern gänzlich unbekannt. Er tritt einfach nicht auf. Im „corn belt" der Vereinigten Staaten hingegen, einer Gegend des mittleren Westens, in der Futtermaisanbau und Viehzucht die dominierenden Wirtschaftszweige darstellen, werden über Jahre hinweg die höchsten Darmkrebsraten der USA verzeichnet. Die Ernährung der Menschen besteht in dieser Region vorwiegend aus schwer verdaulichem roten Rindfleisch und die Darmdurchgangszeiten sind entsprechend lang. Man weiß außerdem, dass starkes Braten, Frittieren und Grillen von Fleisch die Enstehung von heterozyklischen Aminen begünstigt, die wiederum das Magen- und Darmkrebsrisiko steigern. So haben Leute, die ihr Steak „medium" oder „medium-rare" verzehren, ein dreimal geringeres Magenkrebsrisiko als Leute, die das Fleisch „medium-well" oder „well done", also ganz durchgebraten, zu verzehren gewohnt sind. Noch eine weitere Erkenntnis spricht für eine ballaststoffreiche Kost: Man hat erst kürzlich nachgewiesen, dass gewisse Benzoquinone-haltige Weizenkeimextrakte die Ausbreitung von Darmkrebszellen behindern und das Verhalten einiger anderer Karzinome des Verdauungstrakts günstig beeinflussen. Eine im deutschsprachigen Raum beliebte und traditionelle Speise, das Sauerkraut, ist in dieser Hinsicht ebenfalls sehr zu empfehlen. In mehreren wissenschaftlichen Studien konnte gezeigt werden, dass die bei der Vergärung des Weißkrauts zu Sauerkraut entstehenden Isothiocyanate das Tumorwachstum von Darmkarzinomen hemmen. Darüber hinaus verfügen diese Substanzen auch bei Brust-, Lungen- und Leberkrebs über eine gewisse Wirksamkeit.

Wichtig in jedem Fall ist das, was Benedikt den Mönchen durch seinen Tagesablauf „anerzieht“, nämlich den Verdauungstrakt auf eine regelmäßige Stuhlentleerung zu konditionieren. Es macht dabei wahrscheinlich wenig Unterschied, ob die tägliche Entleerung am Morgen oder etwas später vollzogen wird. Wichtig ist aber, die Darmtätigkeit einer gewissen Regelmäßigkeit zu unterziehen. Wenn Sie Ihre „necessaria naturae“ in den Morgen, nach dem Frühstück, verlegen, entlasten Sie Ihren Darm für den restlichen Tag und fühlen sich auch während der Arbeit besser. Wenn der tägliche Stuhlgang einmal nicht klappt, kann auf natürliche Weise mit einer Tasse Kaffee, Joghurt oder Dörrobst nachgeholfen werden.

Trainieren Sie Ihrem Verdauungstrakt eine regelmäßige, zu fixen Zeiten erfolgende Darmtätigkeit an. Ballaststoffreiche Ernährung bestehend aus Rohkost, Gemüse, Obst und Müsli verkürzen zusammen mit körperlicher Bewegung die Darmdurchgangszeiten und senken Ihr Darmkrebsrisiko.

Der zweite Aspekt dieses Kapitels befasst sich mit der richtigen Dauer des Schlafes. Wie schon eingangs erwähnt, fiel die Dauer der Nachtruhe je nach Jahreszeit unterschiedlich lang aus. Um die Monate Dezember und Jänner konnten die Mönche nach heutiger Berechnung rund 9 Stunden lang schlafen. Wenn das Ende der Ruhezeit nach Ablauf der 8. Stunde der Nacht festgesetzt wurde, durften die Mönche bis zwei Stunden nach Mitternacht schlafen. In der Sommerzeit ruhte man nachts rund 5 Stunden; zur Tag- und Nachtgleiche rund 7 Stunden. Die Festlegung der nächtlichen Ruhezeiten hatte zur Zeit Benedikts vor allem auch praktische Gründe. Viele Klöster waren ärmliche Landklöster und die tägliche Arbeit auf dem Acker hatte bei Tageslicht zu erfolgen. Nachdem die Aufrechterhaltung von Lichtquellen mühsam war, wurden die dunklen Stunden des Tages zur Ruhe genutzt. Aus dieser Sicht wird auch verständlich, dass die Ruhezeiten je nach Jahreszeit verschieden waren. Allerdings entspricht diese Vorgehensweise auch durchaus dem menschlichen Organismus, der im Sommer ein geringeres Schlafbedürfnis verzeichnet als im Winter. Im Winter wird auch beim Menschen offensichtlich ein uralter, atavistischer Zug aktiviert, der sozusagen nach der Einhaltung eines Winterschlafes ruft. Aber wie lange sollen wir wirklich schlafen? Geben moderne wissenschaftliche Erkenntnisse dem heiligen Benedikt Recht?

Von der richtigen Schlafdauer

Aus heutiger Sicht ist die Dauer des Schlafbedürfnisses individuell unterschiedlich und zum Teil genetisch festgelegt. Für die meisten Menschen sind sieben bis acht Stunden Schlaf ausreichend, um sich am folgenden Tag fit und leistungsbereit zu fühlen. Hinsichtlich der Schlafdauer existiert ein geschlechtsspezifischer Unterschied: Frauen schlafen eine Stunde länger als Männer. Für eine kleine Gruppe von Menschen genügt allerdings ein Mindestmaß von vier bis fünf Stunden, während für Langschläfer zehn Stunden Schlaf erforderlich sind. Der berühmteste Kurzschläfer war wohl Napoleon Bonaparte. Kurzschläfer gelten als effizient und unbeirrt, während Langschläfern Eigenschaften wie Ängstlichkeit, Melancholie, aber auch Kreativität nachgesagt werden. Das Charakteristikum Kreativität trifft wohl auch auf Albert Einstein zu, der ein bekannter Langschläfer war. Zweijährige Kinder brauchen rund zwölf Stunden Schlaf, elfjährige benötigen nur noch zehn Stunden, bis sich ab zwanzig Jahren die bereits genannten sieben oder acht Stunden Schlaf als Optimum einpendeln. Mit rund 60 Lebensjahren beginnt das tägliche Schlafbedürfnis zu fallen und mit rund 70 reichen bei den meisten Menschen sechs Stunden Schlaf völlig aus. Rund 40 % der Mitteleuropäer gehen zwischen 22 und 23 Uhr schlafen, rund 30 % zwischen 23 und 24 Uhr und rund 5 % sogar zwischen 20 und 21 Uhr. Frauen wiederum knipsen früher das Licht aus als Männer. Fast drei Viertel aller Menschen benötigen zum Einschlafen 5 bis 30 Minuten, immerhin 20 % benötigen zum Einschlafen zwischen 30 und 60 Minuten.

Doch Vorsicht: Die Dauer des Schlafes kann Ihre Lebensspanne beeinflussen! Wer auf längere Sicht regelmäßig länger als zehn Stunden pro Nacht schläft, dessen Sterblichkeitsrate liegt nach aktuellen Daten zweieinhalbmal über der von Menschen, die sieben bis acht Stunden täglich schlafen. Bei Leuten, die täglich nur vier Stunden oder weniger schlafen, ist die Sterblichkeitsrate rund eineinhalbmal höher als bei den „Normalschläfern". Wer also zu lange oder zu kurz schläft – und das auf längere Sicht –, lebt ungesund. Die Lebenserwartung leidet. Diese Daten gelten für Erwachsene zwischen dem 20. und 60. Lebensjahr, denn das Schlafbedürfnis ändert sich, wie bereits erwähnt, das ganze Leben lang. Ist aber der Schlaf vor Mitternacht wirklich der beste? Diese oft tradierte „Weisheit" ist aus heutiger Sicht mit „nein" zu beantworten. Denn für den Schlaf, der bekanntlich in verschiedenen Stadien abläuft, ist vor allem die richtige Schlafarchitektur wichtig. Und diese kann prinzipiell zu jeder Zeit der Nacht stattfinden. Zu bedenken ist allerdings, dass die allermeisten Leute zwischen 6:00 und 6:30 morgens aufstehen müssen. Eine vernünftige Schlafdauer angestrebt, ergibt somit in den meisten Fällen die Notwendigkeit, vor Mitternacht schlafen zu gehen.

Aus medizinischer Sicht ist eine tägliche Schlafdauer von sieben bis acht Stunden ideal. Wer auf Dauer zu kurz oder zu lange schläft, verkürzt möglicherweise sein Leben. Wie in der Benediktsregel beschrieben, kann man im Winter etwas länger und im Sommer etwas kürzer schlafen. Dies entspricht der Natur.

Ebenso wichtig wie die Schlafdauer aber, vielleicht noch wichtiger, ist die Schlafqualität. Auch hiermit beschäftigt sich Benedikt, wie wir im folgenden Kapitel sehen werden.

Regula Sancti Benedicti, Kapitel 22, „Wie Mönche schlafen“

In diesem Kapitel regelt Benedikt einige grundlegende Aspekte des Schlafens. *„Singuli per singula lecta dormiant“ (Kap. 22, 1).* Jedem Mönch werde ein eigenes Bett und Bettzeug zur Verfügung gestellt; eine für die damalige Zeit fortschrittliche und komfortable Neuerung. Die Mönche schlafen in einem gemeinsamen Schlafraum, dem Dormitorium, der in späterer Zeit von den einzelnen Zellen innerhalb eines gemeinsamen Klosterdaches abgelöst werden wird. Die Forderung nach einem gemeinsamen Schlafsaal hatte auch disziplinarischen Charakter. Gemeinsamkeit auch beim Schlafen gewährleistete, dass sich auch wirklich alle Mönche dem Schlaf widmeten. Störungen oder inadäquates Verhalten durch Einzelne wurde dadurch unterbunden, denn auch in diesem Punkt setzte Benedikt durch, was er für wichtig erachtete: die Einhaltung eines Rhythmus im täglichen Leben.

Bemerkenswert ist es, wie ausführlich sich Benedikt dem Schlaf widmet. Der Schlaf stellt eine Periode unseres Lebens dar, deren Wertigkeit momentan zu kurz kommt. Die Nacht als Zeit des Schlafes wird in der westlichen Kultur fälschlicherweise zum Vergnügen, zum Konsum und zur Ausgelassenheit benützt. Am besten probiert man es selbst und befolgt die grundsätzliche Empfehlung des heiligen Benedikt für einige Wochen, nämlich die Nacht zu heiligen (und nicht nur den Sonntag) und

sie Gott oder positiven Gedanken, auf jeden Fall aber der Regeneration und der Ruhe zu widmen.
Was Benedikt in diesem Kapitel also beschreibt, könnte man als frühe Richtlinien zur Einhaltung einer „Schlafhygiene“ deuten. Unter „Schlafhygiene“ versteht man verschiedene Verhaltensweisen, die bei alltäglicher Einhaltung einen gesunden, tiefen und erholsamen Schlaf begünstigen sollen. Die Schlafforschung, als Subspezialität zur Psychiatrie oder Neurologie gehörig, ist heute ein internationaler Forschungszweig von wachsender Bedeutung. Dies ist nicht besonders verwunderlich, denn immer mehr Menschen sind von quälenden Schlafstörungen betroffen und suchen ärztliche Hilfe auf. In hochtechnisierten Schlaflabors können dann verschiedene krankhafte Störungen diagnostiziert werden. Oft allerdings liegen simple Verhaltensfehler vor, die den Unterschied zwischen einem erholsamen und einem wenig erholsamen Schlaf machen.

Schlafhygiene ist Hygiene für das Leben

Das Gefühl der erfolgten Erholung am nächsten Morgen ist der Gradmesser, der festlegt, ob der Schlaf hinsichtlich seiner Dauer und seiner Qualität als gesund zu betrachten ist. Ebenso wichtig wie die Qualität des Schlafens ist auch die Qualität des Aufwachens. Stimmt einer dieser beiden Faktoren nicht, können negative Folgen entstehen. Wer schlecht schläft, lebt ungesund und verkürzt sein Leben! Tagesschläfrigkeit, verminderte Leistungskraft, verlängerte Reaktionszeiten, Nervosität und Reizbarkeit treten auf. Aber auch handfeste organische Schäden können entstehen. Heute weiß man, dass Schlafgestörte ein fast dreimal so hohes Risiko haben, Herz-Kreislauf-Erkrankungen zu erleiden wie hohen Blutdruck, Herzinfarkt oder Schlaganfall. Für Patienten mit dem Schlaf-Apnoe-Syndrom steigert sich das Sterblichkeitsrisiko sogar um über 35 % gegenüber der Normalbevölkerung! Das Schlaf-Apnoe-Syndrom besteht aus Phasen intensiven Schnarchens, die je nach Ausprägungsgrad von vielen kurzen Atemstillständen unterbrochen werden.

Vom Schnarchen

Schnarchen fällt unter die schlafbezogenen Atmungsstörungen. Viele Menschen im mittleren bis höheren Lebensalter schnarchen. Männer sind davon häufiger betroffen als Frauen. Ab 50 Jahren schnarchen ca.

55 % der Männer und 35 % der Frauen. Oft bewirkt diese Lärmbelästigung, dass Eheleute ihre Schlafstätten trennen müssen. Schnarchen entsteht durch die im Alter erfolgende Erschlaffung der Rachenmuskulatur. Das Schnarchen verstärkt sich, wenn am Abend reichhaltige Mahlzeiten und alkoholische Getränke eingenommen werden. Auch Schlafmittel verstärken auf Grund ihrer muskelrelaxierenden Wirkung dieses Problem. Im Übrigen schnarchen Übergewichtige mehr. Gefährlich wird das Schnarchen dann, wenn es im fortgeschrittenen Stadium mit Atemaussetzern einhergeht. Diese entstehen dadurch, dass das Gaumensegel und die Rachenwände kollabieren und die Atemwege verlegen. Solche Atemstillstände können über zehn Sekunden anhalten und mehrere hundert Mal pro Nacht auftreten. Man spricht dann vom „obstruktiven Schlaf-Apnoe-Syndrom", welches auf Grund der nächtlichen Sauerstoffunterversorgung zu Tagesmüdigkeit und Konzentrationsverlust, aber auch zu einem erhöhten Herz-Kreislauf-Krankheitsrisiko führt sowie mit einem gesteigerten Sterblichkeitsrisiko einhergeht. Bei über fünfzigjährigen Männern beträgt das Auftreten von solchen schlafbezogenen Atemstörungen ca. 15 %, bei Frauen desselben Alters rund 12 %. Meistens wird das Schlaf-Apnoe-Syndrom von der Partnerin oder dem Partner entdeckt, die die oben genannten Symptome gemeinsam mit nächtlichen Atemstillständen bemerken. In solchen Fällen sollte unbedingt der Schlafmediziner eingeschaltet werden. In der Therapie atembezogener Atmungsstörungen wird ein Mehrstufenprogramm empfohlen:

Gewichtsreduktion
Vermeidung von Beruhigungs- und Schlafmittel und Alkohol
Durchführung schlafhygienischer Maßnahmen
körperliches Training
Schlafpositionstraining

Wenn diese Maßnahmen zu keiner Linderung der Symptomatik führen, sind medikamentöse, beatmungstechnische und operative Eingriffe angezeigt, die dem Arzt vorbehalten sind.

Wer schlecht schläft, hat auch ein deutlich höheres Risiko, Verkehrs- oder Arbeitsunfälle zu verschulden. Die gute Nachricht aber: Wer gesund schläft, verlängert sein Leben!
Letzten Endes muss jeder Mensch in seiner individuellen Weise zu einem ausreichenden und gesunden Schlaf kommen. Das Wichtigste ist jedoch das Grundthema: die Nacht den positiven Kräften des Lebens – Bene-

dikt hat sie mit Gott bezeichnet – zu überantworten. Keinesfalls sollte man mit schlechtem Gedankengut und Konflikten, sondern – wieder im übertragenen Sinn – mit einem Gebet in sie hineingehen.

Die Sonne soll nicht untergehen, ohne dass man einen Konflikt beigelegt und die innere Ruhe wieder gefunden hat.

Gehen Sie nur schlafen, wenn Sie tatsächlich schläfrig sind. Und schlafen Sie nur so lange, bis Sie sich nicht mehr müde fühlen – aber nicht länger.

Achten Sie auf regelmäßige Aufwachzeiten. Nur so kann sich ein ordnungsgemäßer Schlaf-Wach-Rhythmus einpendeln.

Verwenden Sie das Schlafzimmer nicht als Aufenthaltsraum zum Fernsehen, Lesen oder Telefonieren. Das Bett ist auch nicht als Arbeitsstätte gedacht. Das Schlafzimmer sollte von Ihrem Gedächtnis nur mit Schlaf assoziiert werden.

„Wie man sich bettet, so liegt man." Diese alte Redensart ist tatsächlich richtig. An der Qualität der Matratze und des Lattenrosts zu sparen, ist schlichtweg unklug. Wenn Sie einmal ein für Sie optimales Bett gefunden haben, vermeiden Sie häufigen Bett- und Matratzenwechsel. Diese sind vor allem auf Reisen eine oft geäußerte Ursache von Schlafstörungen.

Auch die Schlafstellung beeinflusst die Schlafqualität. Je aufrechter Ihre Schlafposition ist, desto mehr Wachstadien folgen. Dies ist auch der Grund, warum kaum jemand auf Langstreckenflügen ohne medikamentöse Hilfe schlafen kann. Allerdings bieten die Fluglinien heute zumindest für Passagiere der First- und Business-Class Sitze an, die sich in annähernd waagrechte Position bringen lassen.

Extreme Raumtemperaturen, zu niedrig oder zu hoch, beeinträchtigen den Durchschlafprozess. Um ein gutes Raumklima zu erzeugen, sollte man das Schlafzimmer um ein bis zwei Grad Celsius kühler temperieren als den Rest der Wohneinheit. Auch Zimmerpflanzen tragen zu einem guten Raumklima bei; in der Heizperiode ist außerdem auf Luftbefeuchtung zu achten. Zu trockene Luft schadet den Atemwegen.

Auf Umwelteinflüsse wie Lärm und Luftverschmutzung reagiert jeder Mensch unterschiedlich. Eines ist jedoch klar: Sowohl Straßenlärm als auch die durch ihn verursachte Kohlenmonoxidverunreinigung schaden und können Verschiebungen innerhalb der Schlafphasenarchitektur sowie Ein- und Durchschlafstörungen verursachen. Wenn es nicht mög-

lich ist, sein Schlafzimmer an einen ruhigen Ort zu verlegen, hilft nur der Ohrenstöpsel.
Wenn Sie Ihren Urlaub in großer Seehöhe verbringen, leidet Ihre Schlafqualität ebenfalls, weil ein gewisser Sauerstoffmangel vorhanden ist. Objektiv ist dieser Effekt bei Aufenthalten in Höhen über 4000 Meter nachgewiesen. Aber auch in höher gelegenen Skiorten werden Sie feststellen, dass die Einplanung einer so genannten Adaptionsnacht sinnvoll ist, bevor man sich auf die Piste stürzt.
Auch Computerarbeit und Fernsehen unmittelbar vor dem Schlafengehen verlängern die Einschlafzeiten ungünstig und können Durchschlafstörungen verursachen. Es zeigt sich, dass durch die fehlende Pause zwischen Fernsehen und Schlafengehen die psychisch oft aufreibende Verarbeitungsphase des Erlebten direkt in die sensible Einschlafphase fällt. Manche, aber nicht alle Studien zeigen außerdem, dass zwischen verminderter morgendlicher Leistungsfähigkeit und abendlichem Fernsehkonsum ein Zusammenhang existiert. Haben Sie also die Kraft, zwei Stunden vor dem Schlafengehen den Fernseher oder den Computer abzudrehen.
Alkohol als Schlafmittel zu verwenden wird oft praktiziert, ist aber unklug. Die stimulierende Wirkung des Alkohols konterkariert nämlich Ihre Bemühungen, einzuschlafen. Man müsste schon bis in die fortgeschrittenen Stadien der Alkoholvergiftung trinken, bis man wirkungsvoll „umfällt“. Dies ist natürlich abzulehnen. Außerdem steigt bei häufiger Zweckentfremdung des Alkohols zum Zwecke des Einschlafens die Suchtgefahr. Es gibt auch unbedenkliche und natürliche Schlummertränke, die Sie gefahrlos einnehmen können. Das im Kaffee, Schwarztee und in vielen Softdrinks enthaltene Coffein wirkt belebend. Empfindliche Menschen sollten diese Getränke nicht nach 15 Uhr nachmittags zu sich nehmen. Selbiges gilt für Nikotin; auch hier sollten schlafgestörte Menschen einige Stunden vor der Nachtruhe Verzicht üben.
Schweres Essen am Abend schadet dem Schlaf. Unsere Empfehlung lautet daher, zum Abendmahl nur leichte Speisen einzunehmen; am besten lassen Sie das Abendessen überhaupt weg. Schwere Menüs zu später Stunde begünstigen nächtliches Völlegefühl, Übersäuerung des Magens, Sodbrennen und die Schnarchtätigkeit.
Maßvolles körperliches Training ist aus vielen Gründen sinnvoll, unter anderem auch für den gesunden Schlaf. Trainieren Sie wenn möglich täglich, lassen Sie aber ein mindestens fünfstündiges Intervall verstreichen, bis Sie sich zur Ruhe begeben. Ihr Organismus befindet sich sonst auf einem zu hohen Aktivitätsniveau.

Mit dem nun folgenden Selbsttest können Sie objektiv überprüfen, wie es um die Qualität Ihres Schlafes bestellt ist. Nehmen Sie jetzt einen Bleistift zur Hand und machen Sie den Test. Wenn Sie ein schlechtes Ergebnis erzielen, überprüfen Sie, ob Sie mit den oben genannten Tipps Ihre persönliche Schlafhygiene verbessern können.

Der Schlaf-Selbsttest

1. Haben Sie mehr als 2-mal pro Woche Probleme beim Einschlafen?
   JA NEIN
2. Wachen Sie öfters in der Nacht während des Schlafes auf?
   JA NEIN
3. Wachen Sie häufig zu früh am Morgen auf?
   JA NEIN
4. Fühlen Sie sich am Morgen häufig abgeschlagen und erschöpft ?
   JA NEIN
5. Würden Sie Ihren Schlaf als wenig erholsam einstufen?
   JA NEIN
6. Fühlen Sie sich durch die Schlaflosigkeit tagsüber depressiv oder angespannt?
   JA NEIN
7. Beeinträchtigen Schlafprobleme Ihre Leistungsfähigkeit tagsüber?
   JA NEIN
8. Greifen Sie mehr als 2-mal pro Woche zu Schlafmitteln?
   JA NEIN

Wenn Sie zwei oder mehr Fragen mit „JA“ beantwortet haben, sollten Sie sich an einen Arzt wenden. Dasselbe gilt, wenn Sie Frage 2, 6 oder 8 mit „JA“ beantwortet haben.

Bevor Sie jedoch zu schlafinduzierenden Medikamenten wie Benzodiazepinen greifen, probieren Sie eines der rezeptfreien Schlafmittel auf pflanzlicher Basis. Der Apotheker kann Sie über eine Fülle von Arzneien auf Hopfen- oder Baldrianbasis informieren. Auch die klösterliche Kräuterapotheke hält einige Rezepturen bereit (siehe Kap. *Die Rezepte der Klostermedizin*, S. 203). Falls allerdings tatsächlich Schlafstörungen vorhanden sind, die sich alleine nicht beheben lassen, wenden Sie sich an einen Experten, einen Schlafmediziner. Das sollten Sie vor allem dann tun, wenn Sie mehr als zweimal pro Woche schlecht schlafen.

Zuvor aber noch einige Tricks, die Sie leicht nachvollziehen können:
1. Voraussetzung für das Einschlafen ist die körperliche und seelische Entspannung. Wenn Sie des Nachts Probleme quälen und Sie nicht abschalten können, wäre es am besten, diese Probleme zu lösen. Eine eingeschränkt gute oder nur halbgute Lösung ist dabei besser als gar keine Lösung. Helfen kann aber auch autogenes Training, Biofeedbacktraining oder die progressive Muskelentspannung nach Jacobsen. Diese Techniken kann man in Kursen lernen.
2. Auch ein abendliches Enstpannungsbad kann helfen. Sie können diesem Bad hochwertige Kräuteressenzen zusetzen, zum Beispiel Melissenextrakte, die beruhigend und wohltuend wirken. Zu beachten ist allerdings, dass das Badewasser lauwarm temperiert und nicht zu heiß ist, denn sonst wird der Kreislauf am Abend zu sehr belastet.
3. Wenn Sie nicht einschlafen können, denken Sie an ein „Ruhebild", z. B. an eine beruhigende Landschaft, ein üppiges sommerliches Weizenfeld oder einen kühlen, ruhigen Wald oder einfach an eine Szene, die in Ihnen angenehme Erinnerungen und Gefühle weckt. Wenn Sie sich dieses Bild verinnerlichen, werden Sie entspannt und müde und schlafen ein.
4. Unternehmen Sie eine Phantasiereise. Malen Sie sich eine Tätigkeit, eine Reise oder Szenen aus, die Sie sich schon immer wünschen würden. Durch die angenehme Stimmung werden Sie ruhiger und schlummern schließlich ein.
5. Eine etwas eigentümliche, in den Klöstern überlieferte Methode zum Einschlafen besteht darin, sich kühl abzuduschen und ohne sich abzutrocknen wieder ins Bett zu legen. Zu empfehlen ist diese Methode aber nur im Sommer ...

Noch ein Wort zum weiblichen Patienten. Bei Frauen können in zwei Situationen Schlafstörungen auftreten, die mit Hormonen zu tun haben: in der Zeit um die Monatsblutung und im Wechsel. Im Rahmen menstrueller Beschwerden können sowohl Insomnie, also mangelnder Schlaf, als auch die Hypersomnie, zu viel Schlaf, auftreten. Meist sind diese Schlafstörungen mit dem prämenstruellen Syndrom assoziiert, einer Kombination unterschiedlicher Erscheinungen, die mit einer Störung des Gelbkörperhormons einhergehen und ca. eine Woche vor der zu erwartenden Regelblutung beginnen. Hier kann der Gynäkologe mit einer Zufuhr des Gelbkörperhormons helfen. Das Gelbkörperhormon, oder auch Progesteron genannt, besitzt nämlich eine ausgesprochen beruhigende, schlafinduzierende Wirkung, weil es im Gehirn dieselben Rezeptoren an den Nervenzellen besetzt, wie Schlafmittel das tun. Aber auch die Klostermedizin kennt einige brauchbare Rezepte, die Regelbeschwerden auf milde Art lindern und somit auch damit assoziierte Schlafstörungen bessern können. Auch in den Wechseljahren tritt ein Hormonmangel auf, der die Schlafqualität verschlechtert. Es ist die Zeit, in der die reproduktive Phase der Frau endet und die Hormonproduktion des Eierstocks versiegt. Die häufig auftretenden Hitzewallungen und die psychischen Problemkreise dieser Lebensphase einerseits, der Östrogen- und Progesteronmangel andererseits können Schlafstörungen verursachen. In mehreren gut fundierten wissenschaftlichen Untersuchungen konnte nachgewiesen werden, dass die Östrogen- und Progesteronersatztherapie diese Ein- und Durchschlafstörungen deutlich vermindern kann. Wenn mildere, pflanzliche Therapieformen gewünscht werden, dann kann die Frau auch hier auf einige Rezepte der Klostermedizin zurückgreifen.

Schlafqualität bedeutet Lebensqualität und beeinflusst Ihre Lebensspanne. Ihr Schlaf sollte Ihnen daher im wahrsten Sinne des Wortes heilig sein.
Verzichten Sie auf Aktivitäten, die die Schlafqualität negativ beeinflussen. Bereiten Sie sich vielmehr freudig auf Ihre wohlverdiente Ruhe vor, indem Sie unter Berücksichtigung der schlafhygienischen Vorschläge Ihr persönliches Schlafritual entwickeln. Betrachten Sie den Schlaf als Belohnung für die Leistungen des Tages.

Letztlich ist die Kultur des Schlafes, wie sie die Menschen Europas seit Jahrhunderten auch in Anlehnung an die Zyklen der Natur praktiziert haben, ein hervorragendes Beispiel abendländischer Lebensrhythmik, des Schwerpunktes dieses Buches!

Regula Sancti Benedicti, Kapitel 33, „Ob die Mönche Eigentum haben dürfen“

„Vor allem aber ist dieses Laster mit seiner Wurzel aus dem Kloster herauszuschneiden (Kap. 33, 1). Keiner nehme sich heraus, ohne Erlaubnis des Abtes etwas wegzugeben oder in Empfang zu nehmen (Kap. 33, 2) oder etwas selbst zu besitzen, überhaupt nichts, weder Buch, noch Täfelchen, noch Griffel, nein, überhaupt nichts“ (Kap. 33, 3).

Diese fast emotional vorgetragene Empfehlung richtet sich nicht gegen den Besitz, sondern dagegen, dass man ihm seine Seele verkauft!

Leistung, die letzten Endes auch zum Besitz führt, ist mit dem christlichen Gedankengut nicht unvereinbar, sondern entspricht in vielem auch dem christlichen Auftrag, sich die Erde untertan zu machen. Soziologen meinen, dass der Wohlstand Amerikas und der hohe Leistungswille letztendlich auch auf jene christliche Sekten zurückzuführen waren, für die Arbeit, Verpflichtung, Leistungsdenken und Eigentum wichtige Ideale waren. Nicht gegen die Leistung und gegen die damit auch verbundenen Besitzerwerbungen spricht sich Benedikt aus, sondern gegen die Verabsolutierung des Besitzes. Er spricht gegen die „Goldene-Kalb-Mentalität", wie man sie heute in weiten Teilen Asiens und Europas findet: Der Mensch wäre letzten Endes nur das, was er hat. Der einzige Sinn menschlicher Existenz wird auf Kapital, Dividenden und Besitz reduziert. Auch der Christ soll Eigentum erwerben und es nicht anderen überlassen – er soll mit dem Eigentum umgehen können –, allerdings aber auch eine innere Distanz zu den Gütern der Welt entwickeln. Er soll sich auch ihrer erfreuen und sie auch benützen, allerdings mit der Mentalität, die man an einer anderer Stelle in der Offenbarung findet: *„Dann fünf Zeichen. Der Herr hat es gegeben, der Herr hat es genommen, der Name des Herren sei gepriesen."*
Die Relativierung des materiellen Besitzes trägt nicht nur zur inneren Ruhe eines Menschen bei, sondern könnte auch eine Entkrampfung der mondialen Gesellschaft bewirken, die offensichtlich zum Dauertanz um das „Goldene Kalb" unterwegs ist.
Besitzlosigkeit hat im Christentum ein lange Tradition, die im Entstehen so genannter Bettelorden mündete. Auch heute noch ist das Gelübde der Armut ein wesentliches Zugeständnis, das angehende Ordensleute zu geben haben. Allerdings war die Stellung ausgesprochener Bettelorden in der Kirche des Mittelalters immer umstritten, da Orden, die das Armutsgelübde weniger streng auslegten, um ihre weltlichen Güter fürchteten. Letztendlich fußten diese wiederkehrenden Dissonanzen auf der Frage, ob Jesus Christus nun besitzlos war oder nicht. Dieses Thema war immer wieder Gegenstand hitzigen theologischen Disputs.

Die wahre Selbstverwirklichung und die tiefen Freuden des Lebens orientieren sich am „Sein" und nicht am „Haben".

Auch die Bibel kennt das Problem „Geld" zur Genüge. Viele Stellen belegen, dass die Menschen der Antike mit Geld nicht viel anders umgegangen sind als heutzutage. Das Wort „Geld" kommt mehr als 150 Mal im Alten und Neuen Testament vor; dazu kommen noch andere Ausdrücke wie „Mammon" oder „Silberlinge". Oft steht die Bibel auf der Seite der Ärmeren und warnt vor den Gefahren des Geldes. „*Wer Geld liebt, wird vom Geld niemals satt, und wer Luxus liebt, hat nie genug Einnahmen – auch das ist Windhauch. Mehrt sich das Vermögen, so mehren sich auch die, die es verzehren. Was für ein Erfolg bleibt dem Besitzer?*" (Koh 5,9). Und das weisheitliche Buch Jesus Sirach ermahnt: „*Ein treuer Freund ist nicht mit Geld oder Gut zu bezahlen, und sein Wert ist nicht hoch genug zu schätzen* (6,15) ... *Denn viele lassen sich mit Geld bestechen, und es bewegt sogar das Herz der Könige*" (8,2). Andererseits schreibt der Evangelist Matthäus im Neuen Testament im Gleichnis vom anvertrauten Geld: „*Du bist ein schlechter und fauler Diener! Du hast doch gewusst, dass ich ernte, wo ich nicht gesät habe, und sammle, wo ich nicht ausgestreut habe. Hättest du mein Geld wenigstens auf die Bank gebracht, dann hätte ich es bei meiner Rückkehr mit Zinsen zurückerhalten. Darum nehmt ihm das Talent weg und gebt es dem, der die zehn Talente hat! Denn wer hat, dem wird gegeben, und er wird im Überfluss haben; wer aber nicht hat, dem wird auch noch weggenommen, was er hat. Werft den nichtsnutzigen Diener hinaus in die äußerste Finsternis! Dort wird er heulen und mit den Zähnen knirschen*" (Mt. 25,14–30). Die Bibel nimmt also auch in Fragen des Vermögens eine ausgewogene Stellung ein. Jeder ist aufgefordert, seine Begabungen zu nutzen. Und wenn dies zu Wohlstand führt, ist der Tüchtige zu belohnen, nicht zu bestrafen. Aber mit zunehmendem Reichtum – das ist die zweite Botschaft – steigt auch die Verantwortung.

Das, was wir heute aus dem 33. Kapitel der Benediktsregel und ihrem Armutsgebot für uns entnehmen können, hat in erster Linie mit dem heute allgegenwärtigen Karrierestreben zu tun. Nach aktuellen Umfragen sind bei Männern die größten berufsbedingten Stressfaktoren mit rund 45 % der allgegenwärtige Zeitdruck, auf Platz zwei schwere körperliche Arbeit mit rund 30 % und auf Platz drei Konflikte am Arbeitsplatz mit 15 %. Frauen geben ebenfalls Zeitdruck als wichtigsten Stressfaktor an, danach aber folgt mit 25 % die Doppelbelastung Beruf und Haushalt. Dennoch sollen Ehrgeiz und Fleiß als Tugend gelten; in der Bibel wird der Tüchtige belohnt. Aber auch in diesem Punkt ist die Einhaltung des benediktinischen Grundsatzes der Mäßigung sehr empfehlenswert. Berufliches Vorankommen und Selbstverwirklichung sind zu

begrüßen, solange ihnen nicht alles andere untergeordnet wird. Dies ist das Fazit aus dem 33. Kapitel der Benediktsregel für die heutige marktwirtschaftlich orientierte Zeit. Dauerhaftes Glück hängt nämlich nur in geringem Maße mit Vermögen oder beruflicher Stellung zusammen. Bedenke man hierzu den weisen Satz: *„Der verlässlichste Weg, seine Freiheit zu vergrößern, ist, seine Ansprüche zu verkleinern."*
Diese Lebensweisheit ist umso bemerkenswerter, da viele Wirtschaftskapitäne und Manager einhellig die Meinung vertreten, dass für sie nicht Einkommen, Macht oder Befehlsgewalt die Qualität des eigenen Lebens ausmachen, sondern vielmehr die persönliche Freiheit, auf die sie oft verzichten müssen. Dem, der diese Gedanken nicht nachvollziehen kann, sei hier nochmals gesagt, dass auch sein letztes Hemd keine Taschen hat. Der große Michelangelo Buonarroti, *homo universalis*, der wahrscheinlich in der glücklichen Lage war, zu ahnen, dass seine Werke ihn selbst überdauern würden, hat zu diesem Punkt treffend formuliert:
„Alles endet, was entsteht.
Alles, alles rings vergeht,
Denn die Zeit entflieht.
Und die Sonne sieht,
dass alles rings vergeht,
Denken, Reden, Schmerz und Wonne;
Und die wir zu Enkeln hatten,
Schwanden wie bei Tag die Schatten,
Wie Dunst im Windeshauch.
Menschen waren wir ja auch,
Froh und traurig, so wie ihr,
Und nun sind wir leblos hier,
Sind nur Erde, wie ihr seht.
Alles endet, was ensteht.
Alles, alles rings vergeht."

Meist lohnt es nicht, sich zum Zwecke der Bereicherung an irdischen Gütern unter Druck zu setzen!

Wenn Menschen nichts anderes besitzen als Häuser, Bankkonten und Autos, dann ist es verständlich, dass für sie diese materiellen Güter zum Zentrum ihres Lebens werden und dass sie keinen Ausweg aus dem materiellen Korsett finden können. Ein Ausweg bestünde allerdings

darin, sich Güter zu schaffen, die von Motten und Rost nicht zerstört werden können. Sei es ein Spezialwissen, die Kenntnis von Sprachen, Einblicke in Kultur, Musik und Malerei oder das Bemühen, das Geschehen der Welt zu begreifen (Ideologie im aristokratischen Sinn). Oft macht dies glücklicher als Häuser und Güter, die man besitzt, deren Wertdividende man zwar kennt, zu deren Tradition, Geschichte und Geistigkeit man jedoch keinen Zugang hat.
Dem Erbe des Abendlandes entspricht es nämlich viel mehr, den Besitz mit Intellekt und Kultur zu vermehren als nur raffgierig zu fordern, ohne das Geringste beizutragen. Leider ist eine solche Haltung den Bürgern Mitteleuropas in den letzten 30 Jahren indoktriniert worden!

Essen und Trinken halten Leib und Seele zusammen

Wenden wir uns nun einem gänzlich anderen, aber ebenso alltäglichen und wichtigen Thema zu: dem Essen und Trinken. In den folgenden vier Kapiteln werden wir nun erfahren, welche Ernährungsvorschriften Benedikt vorgibt, welches Maß des Getränks er für sinnvoll erachtet, und auch, wann die Mönche essen sollen.

Die Küchen der Klöster sind reich an Geheimnissen und guten Rezepten. Nicht gegen das Essen, gegen das Genießen oder gegen das gute Kochen hat sich Benedikt gewandt, ganz im Gegenteil, für ihn war es nur wichtig, auch in diesem Bereich Maß zu halten.

Unrichtige Ernährung ist ein zentrales Problem unserer Zeit, denn im Gegensatz zur Zeit Benedikts vollbringt heute kaum jemand mehr schwere körperliche Arbeit. Vieles haben uns Maschinen und Computer abgenommen. Wenn wir aber weniger Brennstoff verbrauchen, müssen wir unsere Ernährung umstellen bzw. weniger zu uns nehmen. Die meisten Menschen tun das nicht, und daraus folgt die Tatsache, dass ernährungsassoziierte Erkrankungen einen hohen epidemiologischen Stellenwert in den westlichen Industriegesellschaften haben und die Gesundheitssysteme extrem belasten.

Überernährung ist heute das zentrale Gesundheitsproblem der westlichen Industriegesellschaften.

Vor allem aber sind Übergewicht und die daraus folgenden metabolischen Störungen gewichtige Faktoren, die Ihr Leben verkürzen. Für detaillierte Beschreibungen zu diesem Thema verweisen wir auf das Fastenkapitel in der Behandlung des liturgischen Jahres (siehe Seite 176). Trotzdem soll auch an dieser Stelle noch einmal eindrücklich darauf verwiesen werden, dass Überernährung, vor allem was Fette betrifft, Übergewicht, Bluthochdruck, Herzinfarkt, Alterszuckerkrankheit, erhöhte Harnsäurewerte und Schlaganfall einen zusammengehörigen Problemkreis bilden. Das eine bedingt das andere. In der heutigen Medizin wird dieser erst seit ungefähr 20 Jahren relevante Komplex als „metabolisches Syndrom" bezeichnet. Die oben genannten Symptome dieses Syndroms stellen heute sowohl bei Frauen als auch bei Männern die drei häufigsten Todesursachen in unserer Gesellschaft. Im Gegensatz zu unseren genetischen Gegebenheiten und Prädispositionen, die uns in die Wiege gelegt wurden und die wir zurzeit kaum ändern können, ist die Ernährung beeinflussbar.

Lesen wir nun bei Benedikt nach.

Regula Sancti Benedicti, Kapitel 31, „Vom Cellerar des Klosters und seinen Eigenschaften"
„Als Cellerar des Klosters wähle man einen aus der Gemeinschaft, der erfahren genug ist, von reifem Charakter, nüchtern und kein Vielesser, nicht hochmütig, nicht unüberlegt und nicht unsensibel, nicht träge und nicht verschwenderisch, sondern gottesfürchtig" (Kap. 31, 1).
Wenn Benedikt über Speis und Trank schreibt, dann wäre das Wort „Angemessenheit" wohl am treffendsten. Nichts verabscheut er so sehr wie Unmäßigkeit, und Unmäßigkeit ist auch jenes Laster, das unserer Gesundheit und unserer ohnehin beschränkten Lebensspanne schadet. Der Bruder Cellerarius ist der vom Abt beauftragte Mitbruder, der Tisch, Küche, Keller und Vorräte zu verwalten hatte, also an der „Quelle" saß. Hierfür war nur ein Bruder geeignet, der über ein hohes Maß von Standfestigkeit verfügte, um Unmäßigkeit gleich an der Quelle zu ersticken.

Regula Sancti Benedicti, Kapitel 39, „Vom Maß der Speisen"
„Für die tägliche Hauptmahlzeit, ob sie zur sechsten oder neunten Stunde erfolgt, reichen nach unserer Meinung für jeden Tisch zwei gekochte

Speisen, entsprechend den unterschiedlichen Bedürfnissen (Kap. 39, 1). Wer vielleicht von der einen Speise nicht essen kann, bediene sich von der anderen Speise (Kap. 39, 2). Zwei gekochte Speisen also sollen für alle Brüder genügen. Ist jedoch frisches Obst oder Gemüse vorhanden, so soll ein drittes Gericht gereicht werden (Kap. 39, 3). Ein gut gewogenes Pfund Brot genüge im Tage, unabhängig davon, ob eine Mahlzeit stattfindet oder ein Mittag- und ein Abendessen (Kap. 39, 4). Wenn der Arbeitsanfall groß sein sollte, steht es dem Abt frei, etwas mehr zu gewähren, sofern dies angemessen und zuträglich ist (Kap. 39, 6). Vor allem ist Unmäßigkeit zu vermeiden; bei einem Bruder komme es nie zur Völlerei (Kap. 39, 7), denn nichts verträgt sich weniger mit einem Christen als die Unmäßigkeit (Kap. 39, 8). Der Herr sagt ja: Nehmt euch in Acht, auf dass nicht die Unmäßigkeit euer Herz belaste (Kap. 39, 9). Alle sollen außerdem vollständig darauf verzichten, vom Fleisch vierfüßiger Tiere zu essen, mit Ausnahme sehr schwacher Kranke (Kap. 39, 11).

Angemessenheit heißt aber auch, auf den tatsächlichen Kalorienbedarf einzugehen. Bei schwerer Arbeit stand es dementsprechend dem Abt frei, den hungrigen Mönchen mehr Nahrung zu gewähren. Das meist karge Leben der Mönche und ihre periodisch eingelegten Fastenzeiten machten es möglich, gelegentlich auch einmal zu „genießen“. So kam es, dass in Klöstern eine bisweilen hervorragende Küche mit großer Tradition entstand. Ebenso begannen die Mönche, Weinbau zu betreiben, Kräuterschnäpse zu brennen und Bier zu brauen. Bis in die heutige Zeit werden in manchen Klöstern hervorragende Weine gekeltert und anerkannte Biere gebraut, die die Mönche gerne als „Fastenbrot“ in Gebrauch nahmen. Interessant ist, dass Benedikt bewusst unterschiedliche Vorlieben und Bedürfnisse berücksichtigt, indem er zwei verschiedene Gerichte servieren lässt. Wohl hat auch er schon bei seinen Mönchen beobachtet, dass *Essen Leib und Seel` beisammen hält*!

Beim Essen gilt: weniger ist mehr.

Doch auch hier steht – wie über allem – das Gebot der Mäßigung. „Der Herr sagt ja: Nehmt euch in Acht, dass nicht die Unmäßigkeit euer Herz belaste!“ Dieser Satz ist eins zu eins in die moderne Medizin und Ernährungswissenschaft zu übernehmen. Ein Internist der heutigen Zeit wird ihn wahrscheinlich zu jeder Sprechstunde mehrere dutzend Mal seinen übergewichtigen Patienten predigen. Bemerkenswert in diesem Zusammenhang sind noch zwei weitere Aspekte, die von Benedikt aufgegriffen wurden. Erstens wusste auch er schon um die Wichtigkeit von Obst und frischen Gemüsen in der täglichen Kost, und so hob er diese Nahrungsbestandteile gesondert hervor. Zweitens schlug er seinen Mönchen vor, auf den Verzehr von Fleisch, welches von vierbeinigen Tieren stammt, zu verzichten. Auch heute noch – oder besonders heute – wäre es für viele Menschen ein großer gesundheitlicher Gewinn, weniger Schweine- oder Rindfleisch zu verspeisen. Umgekehrt gestattet Benedikt aber den Genuss von Geflügel und Fisch. Auch diese Empfehlung finden Sie in modernen ernährungswissenschaftlichen Empfehlungen wieder: mehr Gemüse, mehr Obst, mehr Fisch, mehr Geflügel.

Regula Sancti Benedicti, Kapitel 40, „Vom Maß des Getränks"
„Unter Rücksichtnahme auf die Unzulänglichkeiten der Schwachen glauben wir, dass für jeden eine Hemina Wein ausreicht im Tag (Kap. 40, 3). Wem aber Gott die Kraft gibt, sich vollständig zu enthalten, der wisse, dass er einen besonderen Lohn erhalten wird (Kap. 40, 4). Erfordern Ortsverhältnisse, Arbeit oder Sommerhitze jedoch mehr, steht dies in der Entscheidung des Obern; doch achte er in allem darauf, dass nicht Übersättigung oder gar Trunkenheit vorkommen (Kap. 40, 5). Zwar lesen wir, der Wein sei überhaupt nicht für Mönche geeignet; weil sich die Mönche unserer Zeit davon aber nicht überzeugen lassen wollen, sollten wir uns wenigstens dazu verstehen, nicht bis zur Sättigung zu trinken, sondern zurückhaltend zu sein (Kap. 40, 6); denn: Der Wein bringt selbst die Weisen zum Verfall" (Kap. 40, 7).
Was den Wein betrifft, geht Benedikt pragmatisch vor. Obwohl er auch hier auf Mäßigung setzt, will er ebenso Freude zulassen und geht den Mittelweg, indem er die tägliche Menge Wein auf maximal eine Hemina beschränkt. Eine Hemina ist der lateinische Ausdruck für 0,247 Liter; den Mönchen war also der Genuss von höchstens einem Viertel Liter Wein erlaubt. Dies entspricht bei einem durchschnittlichen Wein einer zugeführten Menge von rund 20 Gramm Alkohol. Ungefähr 20 Gramm Alkohol sind auch in einem „großen" Bier enthalten. Nach dem britischen *Health Education Council* 1994 wird die Harmlosigkeitsgrenze für Männer bei 24 Gramm reinen Alkohols (entspricht 0,6 Liter Bier oder 0,3 Liter Wein) täglich und für Frauen bei 16 Gramm Alkohol pro Tag (entspricht 0,4 Liter Bier oder 0,2 Liter Wein) angesetzt. Die Gefährdungsgrenzen, bei der organische Schäden unausweichlich sind, liegen sowohl bei Männern als auch bei Frauen um das 2,5fache höher. Auch

das *National Institute on Drug Abuse* der Vereinigten Staaten von Amerika empfiehlt: „Generally, moderation means no more than one drink a day for women and no more than two drinks a day for men. Because of their body chemistry and composition, women are more sensitive to alcohol's effects than are men. A drink is defined as 12 ounces (oz.) of beer, 5 oz. of wine or 1.5 oz. of 80-proof distilled spirits.“ 12 oz. entsprechen in unseren Einheiten 0,35 Liter, 5 oz. Wein entsprechen rund 0,15 Liter.

Männer: maximal zwei Drinks pro Tag, Frauen: maximal ein Drink pro Tag.

Es ist erstaunlich, wie sehr sich die Empfehlungen Benedikts und der heutigen Wissenschaft, zwischen denen 1500 Jahre liegen, decken! Interessanterweise hat die moderne Medizin aber mehrere Jahrzehnte gebraucht, um sich der benediktinischen Empfehlung von maximal einem Viertel Liter Wein täglich anzunähern. Noch in den 60er-Jahren des 20. Jahrhunderts wurden Harmlosigkeitsgrenzen angegeben, die viel zu hoch lagen und im Laufe der folgenden Jahre graduell herabgesetzt wurden. Allerdings wird heute von der Weltgesundheitsorganisation geraten, auch unter Einhaltung der oben genannten Grenzmengen zumindest zwei alkoholfreie Tage pro Woche einzuhalten.
Dass übermäßiger Alkoholkonsum schädlich ist, war Benedikt selbstverständlich bekannt, und so sprach er das Verbot der Trunkenheit aus. Wer jedoch zur Enthaltsamkeit imstande ist, so schreibt Benedikt, indem er ein Zitat des Paulus bringt, der werde „einen besonderen Lohn erhalten“. Ein langes Leben vielleicht? Durch das Erlauben des Weingenusses, aber das Beschränken der zugeführten Menge handelt Benedikt auch aus heutiger medizinischer Sicht richtig, denn das Kapitel Wein ist differenziert zu betrachten. Ein „Zuviel“ bewirkt große gesundheitliche Schäden, ein „Wenig“ kann von tatsächlichem Nutzen sein. Überschreitet man die oben genannte Tageshöchstdosis auf Dauer, so nimmt primär die Leber Schaden, denn der Alkohol ist ein Hepatotoxin, ein Lebergift. In der Leber existieren auf unterschiedlichen zellulären Ebenen drei verschiedene Alkoholentgiftungssysteme, die Alkohol zu Acetaldehyd und schließlich Essigsäure abbauen. Das Intermediärprodukt Acetaldehyd ist verantwortlich für den beißenden Geruch von Betrunkenen und die unangenehmen Folgen der Alkoholvergiftung, nämlich

Kopfschmerz, Sodbrennen und Übelkeit. Bei Überbelastung der hepatischen Alkoholentgiftungssysteme entsteht zellulärer und subzellulärer Leberschaden, ein Krankheitsbild, das über die alkoholische Fettleberhepatitis bis zum Endstadium, der Leberzirrhose, voranschreiten kann. Diese Form des Leberversagens ist ein lebensgefährlicher Zustand, der freilich vermieden werden kann, wenn wir das benediktinische Höchstmaß, nämlich die eine Hemina Wein pro Tag, nicht überschreiten. Übermäßiger Alkoholkonsum ist außerdem schädlich für die Psyche, wo psychotische und depressive Zustände begünstigt werden, und für das Nervengewebe. Durch Schädigung der anti-apoptotischen Bcl-Genfamilie wird die Regenerationsfähigkeit von neuronalen Stammzellen geschädigt, ein Effekt, der beispielsweise auch für die blutbildenden Stammzellen des Knochenmarks gilt. Zudem werden ca. 25 % aller weltweit auftretenden Fälle von Speiseröhrenkrebs dem Alkohol zugeschrieben, ganz zu schweigen von seiner bekannten Assoziation mit Unfällen und Gewalttaten.

Hormone und Alkohol: eine riskante Kombination.

Ein weiterer Risikofaktor des Alkohols betrifft vor allem die Frau. Alkohol steigert signifikant das Brustkrebsrisiko, denn Alkohol wirkt als Enzyminduktor der Östrogensynthese im Brustdrüsengewebe. Dadurch können lokal am Ort des Risikos unphysiologisch hohe Hormonspiegel entstehen, die heute mit der Entstehung von Brustkrebs in Verbindung gebracht werden. Dieser Effekt ist vor allem dann ausgeprägt, wenn sich die entsprechende Frau Hormone exogen zuführt. Daher ist Frauen, die in den Wechseljahren Hormone einnehmen oder zu Verhütungszwecken die Pille anwenden, vom Alkoholgenuss strikt abzuraten! In diesem Szenario übertreffen die negativen Auswirkungen des Alkohols potentielle Vorteile bei weitem, was im Übrigen auch bei Kindern und Jugendlichen der Fall ist. Bei Heranwachsenden sind bis dato keinerlei gesundheitlichen Vorteile nachgewiesen, die einen Alkoholkonsum rechtfertigen würden. Nimmt eine Frau Hormone über längere Zeit (> 5 Jahre) ein, trinkt sie regelmäßig Alkohol und ist dazu übergewichtig, dann steigert sich das Brustkrebsrisiko noch einmal deutlich. In diesen Fällen sollte man zumindest das Kapitel 48 der Benediktsregel befolgen, welches zur täglichen regelmäßigen körperlichen Betätigung rät. Körperliche Aktivität kann nämlich die negativen endokrinen Folgen des Alkoholeinflusses auf das Drüsengewebe der Brust zum Teil aufheben.

Vom Brustkrebs

Das Mammakarzinom ist die häufigste bösartige Erkrankung überhaupt. In der Bundesrepublik Deutschland ist pro Jahr mit 40.000 Neuerkrankungen und 17.000 Todesfällen zu rechnen. Die Wahrscheinlichkeit, an Brustkrebs zu erkranken, nimmt mit dem Alter kontinuierlich zu. Weltweit gesehen existieren starke geographische Unterschiede: Besonders häufig sind Mitteleuropäerinnen, Skandinavierinnen, Engländerinnen und US-Amerikanerinnen betroffen. Selten dagegen tritt der Brustkrebs im fernöstlichen Raum, in Südeuropa und in Lateinamerika auf. Wenn aber z. B. Japanerinnen ihren Lebensmittelpunkt in die Vereinigten Staaten verlegen, so steigt das Brustkrebsrisiko auf das Risiko gebürtiger US-Amerikanerinnen an. Diese Beobachtung ist im Prinzip ermutigend, denn sie impliziert, dass vor allem Umweltfaktoren, Lebens- und Ernährungsgewohnheiten für die Entstehung von Brustkrebs verantwortlich sind – und diese können wir beeinflussen. In der Tat sind nur rund 5–10 % aller Neuerkrankungen durch genetische Prädispositionen bedingt. Unter diesen Umständen fällt vor allem das frühe Erkrankungsalter (< 40 Jahre) und die familiäre Häufung auf. Über 90 % aller erblichen Mammakarzinome sind durch Mutationen im BRCA-1 oder BRCA-2 Gen bedingt. Frauen, die Mutationen in diesen beiden Genen aufweisen, haben ein ca. 85%iges Risiko, Brustkrebs zu entwickeln, und ein ca. 70%iges Risiko, an Eierstockkrebs zu erkranken. In solchen Fällen wird sogar die prophylaktische Entfernung der Brüste und/oder der Eierstöcke erwogen.

Risikofaktoren des Mammakarzinoms

Genetik	Umwelt	Fortpflanzung	Morphologie
BRCA –1/2	fettreiche Ernährung	keine Kinder geboren	Eierstockkrebs
Brustkrebs in der Familie	Alkohol	spätes 1. Kind	Brustkrebs
Alter > 40 Jahre	Bestrahlung	frühe 1. Blutung	Gebärmutter-krebs
weiße Hautfarbe	Brusttrauma	späte Menopause	atypische Tumore

Aus dieser Übersicht wird eines klar: Wenn man in den westlichen Industrieländern lebt, wenige oder keine Kinder geboren hat und weißer Hautfarbe ist, sollte man fettarm essen, Sport betreiben und Alkohol meiden. Eine besondere Bedeutung scheint der Sojabohne zuzukommen. In jenen asiatischen Ländern, in denen der Pro-Kopf-Sojaverzehr besonders hoch ist, tritt der Brustkrebs am seltensten auf. Auch Inhaltsstoffe des Hopfens scheinen das Wachstum von bösartigen Zellen hemmen zu können. Eine im deutschsprachigen Raum beliebte und traditionelle Speise, das Sauerkraut, ist in dieser Hinsicht ebenfalls sehr zu empfehlen. In mehreren wissenschaftlichen Studien konnte gezeigt werden, dass die bei der Vergärung des Weißkrauts zu Sauerkraut entstehenden Isothiocyanate das Tumorwachstum von Karzinomen der Brust hemmen. Darüber verfügen diese Substanzen auch bei Darm-Lungen- und Leberkrebs über eine gewisse Wirksamkeit. Ob Hormone Brustkrebs auslösen können, wird derzeit heftig diskutiert. Aus Sicherheitsgründen und angesichts der neuesten Daten muss für die Hormonersatztherapie der Grundsatz „So kurz wie möglich, so niedrig dosiert wie möglich“ gelten. Als bedeutende Vorsorgeuntersuchung gilt die Mammographie, die ab dem 50. Lebensjahr jährlich durchgeführt werden sollte, in besonderen Risikokonstellationen auch schon früher. Am wichtigsten aber ist die Selbstuntersuchung, die jede Frau selbst und einfach vor dem Spiegel machen kann. In jeder frauenärztlichen Praxis werden Sie diesbezügliche Anleitungen vorfinden.

Auch der Mann hat ein Organ, welches durch Alkohol Schaden nimmt: die Prostata. Eine der häufigsten Altersbeschwerden des Mannes ist die ab dem 50. Lebensjahr einsetzende Prostatavergrößerung. Durch Alkohol wird dieser Prozess beschleunigt; Männer, die unter Prostatabeschwerden leiden, sollten sich vom Alkohol fernhalten.

Von der Prostatavergrösserung

Bei der gutartigen Vergrößerung der Vorsteherdrüse handelt es sich um eine Störung, die so häufig ist, dass jeder über 70-jährige Mann davon betroffen ist, allerdings sind nur rund die Hälfte aller Prostatavergrößerungen behandlungsbedürftig. Meist macht sich die Erkrankung um das 60. Lebensjahr bemerkbar, indem Probleme beim Urinieren, Restharnbildung und Sexualprobleme auftreten. Der Harnstrahl wird dünner, man hat des Gefühl, die Blase nicht restlos entleert zu haben.

Dadurch erhöht sich auch der Zwang zur nächtlichen Blasenentleerung und die Infektionshäufigkeit steigt. Eine Gewebeentnahme aus dem betroffenen Areal durch den Urologen kann dann klären, ob es sich um eine gut- oder bösartige Wucherung handelt. Bei der Entstehung der Prostatavergrößerung gilt ein Ungleichgewicht zwischen männlichen und weiblichen Hormonen als ausschlaggebend, aber auch Ernährungs- und Umweltfaktoren sowie erbliche Faktoren spielen eine wichtige Rolle. Selbiges gilt für das Prostatakarzinom, das ebenfalls sehr häufig bei alten Männern auftritt. Symptomlose, klinisch nicht manifeste Prostatakarzinome werden erst bei der Autopsie entdeckt. Ihre Inzidenz ist mit ca. 40 % bei den 50-Jährigen und ca. 50 % bei den 80-Jährigen sehr hoch! Häufig betroffen sind Angehörige der weißen und schwarzen Rassen, selten jedoch Asiaten. Auch hier scheint – wie beim Brustkrebs – der Sojabohne eine besondere Bedeutung zuzukommen. In jenen asiatischen Ländern, in denen der Pro-Kopf-Sojaverzehr besonders hoch ist, tritt das Prostatakarzinom seltener auf. Außerdem ist aus renommierten Untersuchungen bekannt, dass die Verabreichung der Vitamine E und Folsäure die Wahrscheinlichkeit senkt, an einem Prostatakarzinom zu erkranken. Eine Studie des berühmten National Cancer Institute in Bethesda, Florida, hat außerdem ergeben, dass Männer mit hohem Konsum an Allium-Gemüsen wesentlich seltener an dieser „Männerplage" erkranken. Zu den Allium-Gemüsen zählen Bärlauch, Knoblauch, Schnittlauch und Zwiebel – unter diesen sind Frühlingsjungzwiebel und Knoblauch am effektivsten. Traditionellerweise werden in Mitteleuropa auch Kürbiskerne gegen Prostatabeschwerden eingesetzt. Auch die in Tomaten enthaltenen Lycopene können eine gewisse Schutzwirkung entfalten. Aus anderen geographischen Breiten stammen die in den US-Südstaaten beheimatete Sägepalme sabal serrulata und der in Afrika vorkommende Baum pygeum africanum. Beide Pflanzen hatten in der traditionellen Medizin dieser Kontinente, bei den Medizinmännern der Indianer und der afrikanischen Stämme, einen fixen Platz. Negativ wirken sich jedoch jene Risikoverhaltensweisen aus, die Ihnen bereits bekannt vorkommen müssten: Übergewicht, fettreiche Ernährung, mangelnde Bewegung, Alkohol und Rauchen.

Nahrungsmittel, die sich günstig auf die Prostata auswirken:
Vitamin E/Folsäure – Tomaten – Knoblauch – Zwiebel – Bärlauch
Schnittlauch – Kürbiskerne – Soja – Leinsamen
Als Vorsorgeuntersuchung gilt die alljährliche Untersuchung durch den Mastdarm, die vom Urologen durchgeführt wird. Sie sollte ab dem

50. Lebensjahr regelmäßig vollzogen werden. Daneben können Ultraschalluntersuchungen und urodynamische Messungen durchgeführt werden. Die Bestimmung des prostata-spezifischen Antigens (PSA) aus dem Blut wird ebenfalls häufig durchgeführt; seine prognostische Bedeutung für das Prostatakarzinom ist allerdings umstritten. Werte bis 4 ng/ml gelten als unbedenklich.

In vino veritas?

Bezüglich potenzieller gesundheitlicher Vorteile des Weins gibt es, wie bereits erwähnt, eine gute und eine schlechte Nachricht. Es stimmt, mäßiger Weinkonsum kann sich positiv auf das Herz-Kreislauf-System auswirken – ein Umstand, der als „französisches Paradoxon“ bezeichnet wird. Die schlechte Nachricht aber ist, dass dazu minimale Mengen ausreichen würden. Bekanntlich sind die Franzosen keine Kostverächter, und in wenigen anderen Ländern nimmt gutes Essen einen so wichtigen sozialen Stellenwert ein wie in Frankreich. Allerdings ist in diesem Land auch der Pro-Kopf-Weinkonsum der höchste – jedermann kennt die hervorragenden Weine aus der Gegend von Bordeaux und aus Burgund. Auf Grund dieser Konstellation ist trotz üppiger und reichhaltiger Kost die Rate an Erkrankungen der Herzkranzgefäße, allen voran des Herzinfarkts, wesentlich niedriger als beispielsweise in Großbritannien – das „französische Paradoxon“. In letzter Zeit mehren sich aber auch Stimmen, die das „französische Paradoxon“ mehr auf die dortige Ernährung als auf den Rotwein zurückführen, denn der Verzehr von Meeresfrüchten ist in Frankreich sehr hoch. Interessant ist auch eine weitere epidemiologische Erkenntnis: Auf der sonnigen Mittelmeerinsel Sardinien gibt es Regionen, in denen Männer häufiger als sonstwo über 100 Jahre alt werden. So starb der Sarde Antonio Todde, der älteste Mann der Welt und Guinessbuch-Rekordhalter, im Januar 2002 unmittelbar vor seinem 113. Geburtstag. Gefragt nach seinem Geheimnis antwortete er: „Du musst einfach deinen Bruder lieben und jeden Tag ein gutes Glas Rotwein trinken.“ Die mysteriösen sardischen Methusalems lockten schon das renommierte naturwissenschaftliche Magazin *Science* auf die Fährte. Dieses schlussfolgerte, dass wohl eine Mixtur aus gesundem agrarischem und stressfreiem Lebensstil, genetischen Gründen und nicht zuletzt dem Rotwein für dieses Phänomen verantwortlich sein dürfte.

Rotwein für das Herz, aber nicht zu viel.

In der Tat ist der sardische Rotwein reichhaltiger an bioaktiven Inhaltsstoffen wie Polyphenolen als andere europäische Rotweine. Das Geheimnis des Rotweins liegt in den Schalen der roten Weinreben. Hier finden sich wertvolle pflanzliche Hormone, so genannte „Phytohormone“, die antioxidativ und protektiv auf die Blutgefäße wirken. Die bekannteste Substanz aus diesem Kreis ist das Resveratrol, welches bereits als Nahrungsergänzungsmittel in Kapselform erhältlich ist. Ein weiterer Vorteil des Rotweins besteht darin, dass der Alkohol oder andere Inhaltstoffe die Thrombozytenaggregation hemmt. Das heißt, die Verklumpung der für die Blutgerinnung wichtigen Blutplättchen wird gehemmt, ein Effekt, der, allerdings in wesentlich stärkerem Ausmaß, auch durch das bekannte Medikament Aspirin® ausgelöst wird. Wenn sich Blutplättchen in den Herzkranzgefäßen verklumpen, sodass ein Gefäßverschluss droht, bahnt sich ein Herzinfarkt an. Weil in der Rotweinproduktion der Rebsaft mit den gepressten Schalen eingeweicht wird, finden sich die bioaktiven Substanzen der Schale auch im Wein wieder. Bei der Weißweinproduktion entfällt dieser Schritt; gefäßprotektive Wirkungen des Weißweins sind bis dato nicht nachgeweisen. Weitere Vorteile des Alkohols bestehen in der Hebung des „guten“ HDL-Cholesterins und der Senkung des „bösen“ LDL-Cholesterins. Eine wichtige Interferenz existiert weiters zwischen dem Rotwein und dem Protein Endothelin-1, das an der Enstehung der Gefäßverkalkung maßgeblich beteiligt ist. Das bekannte Wissenschaftsmagazin *Nature* hat in dieser Hinsicht mehrere Rotweine untersucht und fand heraus, dass Weine aus Argentinien und Chile der Sorte Cabernet Sauvignon besonders bioaktiv sind. Aber auch der französische Cabernet Sauvignon oder der italienische Chianti waren im oberen Drittel dieser Skala zu finden. Zusammenfassend lässt sich eine Publikation der berühmten *Mayo Clinic* zitieren, die davon spricht, dass mäßiger Rotweinkonsum das Herzinfarktrisiko um 30–50 % reduzieren kann und möglicherweise auch das Schlaganfallrisiko. Ein Übermaß an Alkohol jedoch birgt unproportional viele Risken in sich.

Halten Sie sich in punkto Weinkonsum strikt an das benediktinische Höchstmaß: nicht mehr als ein Vierterl Wein täglich! Trinken Sie bevorzugt Rotwein. Vielleicht finden Sie einen guten Rotweinproduzenten aus Sardinien oder Argentinien; die dortigen Rotweine scheinen besonders bioaktiv zu sein.

Was den medizinischen Wert von so genannten „harten" Alkoholika betrifft, so ist äußerste Vorsicht geboten. Viele dieser Getränke, vor allem auch die heutigen Modealkoholika, haben keinerlei medizinischen Nutzen, sondern schaden der Gesundheit. Eine Ausnahme bilden möglicherweise verschiedene hochwertige, aus Heilkräutern gebrannte Klosterliköre. Aber auch hier gilt, mehr noch als bei Wein und Bier, die Dosis möglichst gering zu halten. Die Produktion von Kräuterbränden und -likören hat in Klöstern eine lange Tradition. Der bekannteste dieser Liköre ist wohl der in der Renaissancezeit erstmals in der französischen Abtei Fécamp gebrannte „Bénédictine", der heute in keiner gut sortierten Hotelbar fehlt.

Wie gesund ist Bier?

Große Tradition entwickelten die Klöster aber auch in der Bierbrauerei, obwohl Benedikt zwar namentlich auf Wein, nicht aber auf Bier eingeht. Vor allem aber für Klöster nördlich des Alpenhauptkammes war der Erwerb von Wein kostspielig, wenn die klimatischen Verhältnisse den Eigenbau nicht zuließen. In diesen Fällen hatte man Bier offensichtlich schon frühzeitig als nähr- und vitalstoffreiches Nahrungsmittel erkannt, und so wurde im Idealplan des Klosters St. Gallen aus dem Jahre 820 für jedes Kloster eine eigene Brauerei vorgesehen. Realisiert wurde dieser Plan nur in wenigen Fällen; die brauereilosen Klöster verpflichteten aber häufig Bauern aus der Umgebung zum „Bierdienst". Das in den frühen Klöstern gebraute Bier war vermutlich das „Konfent-Bier", ein wenig alkoholisches, nährstoffreiches Bier, welches vornehmlich während der Fastentage als „Fastenbrot" konsumiert wurde. Denn es galt der Leitsatz: *„Liquidum non frangit ieiunium"* – Flüssiges bricht das Fasten nicht! In den „Benedictiones ad Menses" des Abtes Ekkehart (um 1000) wird auf das Starkbier der Segen des unbesiegten Kreuzes gesprochen und im Jahre 1614 schließlich sprach Papst Paul V. in den „Rituale Romanum": *„Herr, segne dieses Bier, das durch deine Gnade aus dem Korn des Getreides hervorgegangen ist, das dem Menschengeschlecht ein Heilmittel sei."* Als älteste Brauerei der Welt gilt heute das vom heiligen Corbinian im Jahre 725 gegründete Kloster Weihenstephan bei Freising in Bayern, das vermutlich unter Abt Arnold um 1040 das Braurecht erhielt. In Belgien sind heute vor allem die Trappistenbiere bekannt, die in den Trappistenklöstern von Notre Dame de Scourmont in Forges-les-Chimay, Orval, Rochefort, Westvleteren und Westmalle gebraut werden. Im deutschsprachigen Raum haben viele unter dem Namen „Klosterbräu" gebraute Biere nichts mehr mit Klöstern zu tun, allerdings gibt es auch Gegenbeispiele, wo noch die Mönche das Sagen haben: die Klosterbrauerei Andechs in Bayern oder Österreichs letzte und einzige Stiftsbrauerei des Prämonstratenserklosters Schlägl.

Wie ist Bier in medizinischer Hinsicht zu beurteilen? Zunächst ist zu bemerken, dass über Bier wesentlich weniger wissenschaftlich publiziert wurde als über Rotwein. Klar ist aber, dass auch im Bier eine Reihe bioaktiver Substanzen vorhanden sind, vor allem B-Vitamine und Spurenelemente, und auch sonst die positiven Aspekte des Rotweins beim Bier nicht ausgeschlossen sind. Die Effekte des Alkohols sind bei allen alkoholischen Getränken dieselben, im Guten wie im Schlechten. Bei Frauen, vor allem wenn sie Östrogene einnehmen, sei auch hier auf das gesteigerte Brustkrebsrisiko hingewiesen. Günstig scheint sich moderater Biergenuss hingegen auf das Risiko, Magengeschwüre oder Gastritis zu entwickeln, auszuwirken. In einer Studie der *Universität Ulm* wurde nachgewiesen, dass der Konsum von 1/2 Liter Bier täglich das Risiko, mit dem auslösenden Bakterium Helicobacter pylori infiziert zu sein, deutlich senkt. Bierliebhaber zitieren auch oft verschiedene Studien, die mäßigen Bierkonsum mit höherer Lebenserwartung assoziieren. Aber selbst in diesen wahrscheinlich nicht ganz objektiven Erhebungen ist von mäßigem Konsum die Rede; für die positiven gesundheitlichen Auswirkungen alkoholischer Getränke reichen minimale Dosen!

Aus Sicht der Hormonlehre ist schließlich noch der im Bier enthaltene Hopfen zu nennen. Seine Inhaltsstoffe haben den Charakter pflanzlicher Hormone, weil sie chemisch gesehen den echten Östrogenen ähnlich sind. Diese Phytoöstrogene haben antioxidative Wirkung, allen voran die Substanz Xanthohumol kann ab gewissen Dosen das Wachstum bösartiger Zellen hemmen. Hopfen kann daher durchaus als Kandidat für die Chemoprävention beim Menschen herangezogen werden. In Apotheken gibt es aus diesem Grund eine Reihe von Präparaten auf Hopfenbasis. Einen weiteren Effekt haben die im Bier enthaltenen Phytoöstrogene: Sie bewirken eine leicht weibliche Silhouette bei Biertrinkern wie runde Hüften und Brustvergrößerung. Diesen Effekt macht sich das Fach der ästhetischen Endokrinologie zu Nutze, das mit Hormonen oder hormonähnlichen Wirkstoffen die Schönheit der Frau zu vergrößern und ihr Altern zu verzögern sucht. Hier werden hopfenhaltige Pillen verschrieben, die bei regelmäßiger Einnahme bei Frauen eine Brustvergrößerung und -straffung bewirken, eine Intervention, die wohl natürlicher – wenn auch nicht so effizient – ist als der plastisch-chirurgische Eingriff.

Hopfen für die Schönheit.

Auch für Haut und Haar haben Östrogene eine positive Wirkung und dementsprechend auch die Phytoöstrogene des Hopfens. Schon der Römer Plinius schrieb vor annähernd 2000 Jahren in Anlehnung an eine Praxis der alten Ägypterinnen: *„Sie nehmen den Bierschaum, um die Frische ihres Teints zu verbessern."* Eine weitere physiologische Wirkung des Hopfens liegt in seiner beruhigenden und schlafinduzierenden Wirkung. In den Apotheken gibt es eine Reihe von rezeptfreien Beruhigungs- und Schlafmitteln auf Hopfenbasis. Ob Bier aber als Schlummertrunk empfohlen werden kann, ist individuell unterschiedlich. Generell ist von Alkohol als Schlafmittel abzuraten, denn die stimulierende Wirkung des Alkohols übertrifft die beruhigende Wirkung des Hopfens bei weitem. In den so genannten alkoholfreien Bieren finden sich nur noch unbedeutende Dosen Alkohol. Die übrigen Inhaltsstoffe des Bieres sind in ihnen aber enthalten; zumal das alkoholfreie Pils zeichnet sich durch einen relativ hohen Hopfengehalt aus.
Letztendlich zählt auch in der heutigen Bier- und Weindiskussion der berühmte Satz des Paracelsus: *„Ob Arznei oder Gift, die Dosis macht den Unterschied!"*

Ebenso wie für Wein gilt auch für Bier: Weniger ist mehr! Bier und Bierextrakte für kosmetische Zwecke einzusetzen, macht medizinisch gesehen Sinn, denn der Hopfen enthält einige wertvolle Substanzen. Wenn Sie Bier als Schlummertrunk verwenden, steigen Sie lieber auf alkoholfreies Bier um.

Regula Sancti Benedicti, Kapitel 41, „Zu welchen Stunden die Brüder essen sollen"

„Vom heiligen Osterfest bis zu Pfingsten nehmen die Brüder zur 6. Stunde die Mahlzeit ein und abends eine Kleinigkeit. Von Pfingsten an und während des ganzen Sommers fasten sie am Mittwoch und Freitag bis zur 9. Stunde, es sei denn, die Mönche bestellen Feldarbeiten, oder die Sommerhitze ist erdrückend. An allen übrigen Tagen nehmen sie das Mahl zur 6. Stunde ein. Wenn Feldarbeiten anfallen oder die Sommerhitze unerträglich ist, soll die Mahlzeit zur 6. Stunde beibehalten werden; der Abt treffe hierfür Vorsorge. Er soll alles mit Maß ordnen und so, dass es den Seelen heilsam ist und die Brüder ihre Arbeit tun können ohne einen berechtigten Grund zum Murren. Vom 13. September bis

zum Beginn der Fastenzeit nehmen sie das Mahl immer zur 9. Stunde ein. Während der Fastenzeit bis Ostern findet das Mahl am Abend statt. Die Feier der Vesper werde so angesetzt, dass man bei Tisch kein Lampenlicht braucht, sondern bei Tageslicht mit allem fertig wird. Die Stunde der abendlichen Jause oder des Mahles werde aber auch zu anderen Zeiten so angesetzt, dass alles bei Licht ablaufen kann." (Kap. 41, 1–9)

Diese oben zitierte, aus medizinischer Sicht bedeutende Abhandlung Benedikts befasst sich mit den Zeiten, zu welchen die Mönche ihre Mahlzeiten einnehmen sollen. Benedikts Regelung ist auch in diesem Punkt an den Jahresablauf orientiert, und so beginnt er mit der Zeit um und nach Ostern, in der er zwei Mahlzeiten vorsieht. Für die Sommerzeit nach Pfingsten speiste man praktisch täglich zu Mittag, weil wegen der Zwänge der Feldarbeit häufig Dispens vom Fastenablauf des Mittwochs und Freitags erteilt werden musste. Im Winter lässt Benedikt immer bis zur Non fasten, allerdings waren zu Zeiten Benedikts im Winter die zwölf Tagesstunden viel kürzer als die zwölf Nachtstunden, sodass im Winter die Zeit zwischen dem Aufwachen und der ersten Mahlzeit kaum länger war als im Sommer zwischen Morgen und Mittag. Interessant in diesem Kapitel sind freilich die Verse 7–9, in welchen Benedikt festlegt, dass die Stunden des Abendimbisses oder des Mahles zur Fastenzeit und auch sonst so angesetzt werden sollen, dass alles bei Licht geschehe. Diese Verordnung hatte unter anderem das Ziel, die dunklen Stunden für Ruhe und Gebet freizuhalten, denn die Dämmerung mit dem Versiegen des natürlichen Lichtes nahm im christlichen Tagesrhythmus immer einen wichtigen Stellenwert ein. So schrieb Cyprian († 258), Bischof und Märtyrer in Karthago: *„Wenn die Sonne untergeht und das Tageslicht erlischt, müssen wir notwendig wieder beten; denn Christus ist das wahre Licht und der wahre Tag, darum beten wir, wenn Sonne und Licht dieser Erde verdämmern. Indem wir bitten, dass das Licht neu über uns komme, erflehen wir das Kommen Christi, der uns gnädig ewiges Licht schenken wird."* Dass die abendliche Mahlzeit zu Tageslicht zu geschehen hatte, begünstigte auch die Sparsamkeit, denn künstliche Lichtquellen wie Kerzen oder Holzspäne waren teuer. Medizinisch interessant aber ist, dass durch diese zeitliche Festlegung eine ausreichende Zeitspanne zwischen dem Abendessen und dem Schlafengehen gewährleistet wurde. Im Winter bedeutete dies eine letzte Mahlzeit vor ca. 16 Uhr nachmittags, denn danach bricht die Dunkelheit ein. Heute nennen wir den Verzicht auf das Abendessen bzw. die Einnahme zweier Mahlzeiten bis spätestens 16 Uhr „Dinner-Cancelling". In folgenden Absätzen werden wir nun auf die gesundheitlichen Vorzüge des „Dinner-Cancelling" eingehen.

Kein Abendessen?

Das Wissen über die Vorzüge des Dinner-Cancelling ist über 3000 Jahre alt. Zu dieser Zeit prägten die alten Chinesen das Sprichwort: *„Das Abendessen überlasse deinen Feinden."* In der Tat kann jedermann für sich selbst am nächsten Morgen das positive Resultat im Spiegel bewundern, der es einmal übers Herz bringt, mittags das letzte Mal zu essen. Er oder sie wird den krassen Unterschied zu jenen Morgen leicht bemerken, an deren Vorabend der Magen überfüllt wurde, eine Versündigung an Alkohol und Nikotin stattfand und daraus eine unruhige Nacht resultierte.

Der beste Protagonist dieses Konzepts war der angesehene, frühere Wiener Erzbischof Kardinal König, welcher sich weit über das 90. Lebensjahr hinaus einer robusten physischen und auffallend frischen geistigen Kondition erfreute. Naturgemäß wurde ihm oft die Frage gestellt, worauf er, trotz vieler Enttäuschungen und Belastungen, seine gute Gesundheit begründete. Auch wenn er aus einer gesunden Bauernfamilie stammte und mehrmals pro Woche körperlich aktiv war, war es vor allem eine spezielle Lebensgewohnheit, die er seit seinem 50. Lebensjahr, kurz nachdem er zum Bischof geweiht wurde, sooft wie möglich praktizierte: Wann immer es ging, verzichtete er auf das Abendessen bzw. reduzierte es auf einen gerösteten Apfel mit etwas Honig. Diese Gewohnheit des Kardinals, lange Zeit nur seinen engsten Vertrauten bekannt, entpuppte sich als wahrer Jungbrunnen.

Leider haben nur wenige Menschen die Kraft, das Weglassen des Abendessens zur Methode zu erheben und diese regelmäßig anzuwenden. Dies hat vor allem drei Gründe, denen man allerdings begegnen kann, wenn man sie kennt. Der menschliche Körper ist von seinen Gewohnheiten abhängiger, als wir glauben. Gewährt man ihm täglich am Abend ein Essen, so meldet er sich stereotyp jeden Abend wieder und verlangt mit Vehemenz die ihm „versprochene" Nahrungszufuhr – wie der Pawlow'sche Hund! Die Tatsache, dass physiologisch gesehen das Hungergefühl mitunter durch die Dehnungsrezeptoren der Magenwände ausgelöst wird, können wir für einen Trick benutzen. Bevor abends der Hungerdrang aufkommt, sollte man den Magen mit warmem Kräutertee füllen, damit die Hungermeldung an das Gehirn ausbleibt. Am besten sollte man sich zur Gewohnheit machen, zu jeder vollen Stunde einige Tassen warmen Kräutertee zu sich nehmen. Kommt zwischendurch Hungergefühl auf, so muss dieses sofort mit der Flüssigkeitszufuhr unterdrückt werden.

Das zweite Problem betrifft die Heißhungerattacken, die einen während des Fastens in der Nacht widerfahren können. Selbst wenn man einschläft, wacht man mitunter auf und entwickelt einen Heißhunger, der einen fast schlafwandlerischen Drang zum Kühlschrank hin auslöst. Schuld daran ist die durch das Dinner-Cancelling bewirkte Unterzuckerung, die im Gehirn den Befehl „Essen" auslöst. Um sich den Schlaf nicht zu verderben, kann man unmittelbar vor dem Schlafengehen ein kleines Stück Schokolade oder einen Teelöffel Honig mit warmer Milch zu sich nehmen. Dies fördert den Schlaf und stellt einen Kompromiss beim Dinner-Cancelling dar. Der zuvor erwähnte, geschätzte Kardinal König behalf sich hier, wie zuvor beschrieben, mit dem Verzehr eines gerösteten Apfels mit etwas Honig. Diese leichte Speise enthält gerade so viel Zuckermoleküle, dass der Schlaf unter der Nahrungskarenz nicht leidet.
Der große Gegner aber, und das ist das dritte Problem, heißt Berufstätigkeit. In vielen Familien wird tagsüber gearbeitet und den Geschäften nachgegangen. Zeit, sich zusammenzusetzen und das gemeinsame Mahl einzunehmen, bleibt dann oft nur noch am Abend. Auch hier muss man, wie so oft im Leben, einen Kompromiss eingehen, um das gesundheitsfördernde Dinner-Cancelling wenigstens teilweise umzusetzen. Wie es in früheren Zeiten der Mittwoch und der Freitag war, so soll man zwei Tage der Arbeitswoche wählen, an denen man mit dem Abendessen zurückhaltend ist und somit Kalorienreduktionstage einlegt. Das Wochenende eignet sich dann hervorragend, eine gemeinsame Mittagsmahlzeit zu zelebrieren, denn nach wie vor sind der Samstag und Sonntag meist von den „Störungen" des Berufsalltags befreit.
Um die Motivation für die Umsetzung des Dinner-Cancellings zu erhöhen, sollen an dieser Stelle nun einige medizinische Hintergründe erläutert werden.
Jeder von uns trägt ständig bösartige Zellen in sich, die aber vom körpereigenen Immunsystem in Schach gehalten und zerstört werden. Manchmal verstecken sich diese Krebszellen über Jahre unerkannt in unserem Körper und warten hinterhältig auf ihre „Chance". Im ständigen Zustand der (Über-)Ernährung aber ist der Körper mit seinen Stoffwechselvorgängen permanent auf das Verdauen gerichtet und wird von der vitalen Aufgabe abgelenkt, bösartige Zellen im Körper aufzuspüren und zu vernichten. Reduziert man jedoch die Kalorien, und dies ist beim Verzicht auf das Abendessen der Fall, so werden wegen des Energiesparens Zellen, die der Organismus nicht mehr benötigt, abgestoßen. Im Hungerzustand schickt der Körper bösartige Zellen in den programmierten Zelltod, der Apoptose. Eine der wenigen Möglichkeiten, das

Leben zu verlängern, besteht somit im Verzicht auf Kalorien; der Verzicht auf das Abendessen ist ein erfolgreicher Weg dazu und steht demnach auf gutem wissenschaftlichem Boden.
Eine weitere Erklärung für den lebensverlängernden Effekt des abendlichen Fastens liegt bei den so genannten Heat-shock-Proteinen. Unser Körper produziert permanent Eiweißkörper, die Muskeln aufbauen, Organe bilden, aber auch für die Bildung von Hormonen und Antikörpern unverzichtbare Voraussetzungen sind. Diese Eiweiße heißen Heat-shock-Proteine. Sie sind verantwortlich dafür, dass das endgültige Design vieler körpereigener Produkte – und diese sind die Grundlage des Lebens – die richtige Form und den letzten Schliff bekommen. Durch das abendliche Fasten steigen diese Heat-Shock-Proteine an und stellen ihre wichtige Funktion sicher.
Aber es gibt noch andere Beweggründe, die die mentale Akzeptanz des abendlichen Fastens verbessern. Sinken die verfügbaren Kalorien, so bildet der Körper verstärkt zwei Hormone, die in der Anti-Aging-Forschung einen wichtigen Stellenwert besitzen: das Melatonin und das Wachstumshormon.

Das Weglassen des Abendessens optimiert den eigenen Hormonhaushalt.

Das Wachstumshormon wird in der Hirnanhangdrüse in einer zirkadianen Rhythmik produziert. Kurz nach Mitternacht setzt der Körper die größten Mengen von Wachstumshormon frei, um dem Körper beim Aufwachen den nötigen „Push“ zu verleihen; während des Tages verringert sich die Synthese. Ein voller Magen in der Nacht verringert die Wachstumshormonfreisetzung; umgekehrt können die normalerweise in der Nacht stattfindenden Wachstumshormonspitzen noch verstärkt werden, wenn man am Abend nüchtern bleibt. Durch das Dinner-Cancelling-Konzept bringt man den Körper dazu, das kostbare Wachstumshormon von selbst freizusetzen. Dadurch kann man auf eine teure und aufwändige Spritzenkur mit Wachstumshormonpräparaten verzichten. Ähnliches gilt auch für das Melatonin, das bekanntlich in der Nacht in hohen Mengen von der Epiphysendrüse des Gehirns freigesetzt wird. Ein leerer Magen am Abend regt das Gehirn an, vermehrt Melatonin zu bilden, was mit der allgemeinen Erfahrung übereinstimmt, dass man mit leerem Magen besser schläft als mit vollem. Auch das Melatonin muss oft in der Apotheke teuer gekauft und zur Behandlung von Einschlaf-

störungen, Brustbeschwerden und morgendlichem Bluthochdruck eingesetzt werden.
Eine weitere Wirkung des Melatonins besteht darin, die Körpertemperatur während des nächtlichen Schlafes zu senken. In der Fachsprache nennt man das Absenken der Körpertemperatur und die damit verbundene Drosselung des Stoffwechsels „Hibernisation“. Manche Tiere vollziehen ihre Hibernisation in Form eines Winterschlafes, der Mensch hält seine Hibernisation tagtäglich in Form des nächtlichen Schlafes ab. Das Melatonin fördert diesen Prozess. Für die Altersforschung ist der „Winterschlaf“ deswegen so wichtig, weil sich dadurch alle Stoffwechselvorgänge verlangsamen, die Zellen teilen sich weniger und werden weniger belastet. Die Folge ist ein vermindertes Auftreten von Fehlerquellen, von freien Radikalen; außerdem werden die „Kraftwerke“ der Zellen, die Mitochondrien, geschont. Auch wenn der Vergleich wissenschaftlich nicht korrekt ist, so kann man diese Situation mit einem Auto vergleichen. Wird dieses permanent hochtourig gefahren, so ist die Defektanfälligkeit und der Verschleiß wahrscheinlicher als bei einem gemächlich gefahrenen Fahrzeug. Mit dem menschlichen Organismus ist es ähnlich: Werden die unzähligen biologischen Reaktionen der Zelle reduziert, so sinkt gleichzeitig auch die Irrtumsanfälligkeit, unser Körper hat darüber hinaus Zeit und Energie, notwendige Reparaturen innerhalb der einzelnen Organe vorzunehmen.

Versuchen Sie möglichst oft, mindestens aber 2–3-mal pro Woche, das Abendessen zu streichen. Keine Methode ist effektiver, den Alterungsprozess hinauszuschieben!

Das Dinner-Cancelling ist somit eine einzigartig effektive Methode, das Leben zu verlängern. Sie können damit zwei Fliegen mit einem Streich schlagen: Kalorienrestriktion und die Erreichung jener spezifischen, endokrinen Effekte. Leider haben nur wenige Menschen die Kraft, diese Methode wirklich in die Tat umzusetzen. Allerdings ist schon viel gewonnen, wenn Sie diese Methode nur zwei oder drei Mal pro Woche vollziehen, am besten dann, wenn Sie am Vorabend gesündigt haben. Und noch ein Vorteil: Im Gegensatz zu anderen Anti-Aging-Methoden kostet diese Technik nichts; im Gegenteil, die Ersparnis im Haushaltsbudget kann beträchtlich sein!

Regula Sancti Benedicti, Kapitel 48, „Von der täglichen Handarbeit“

„Müßiggang ist der Feind der Seele. Deshalb sollen sich die Brüder betätigen: zu bestimmten Zeiten mit der Arbeit der Hand, zu anderen Stunden mit der heiligen Lesung (Kap. 48, 1) … In den Tagen der Fastenzeit aber soll jeder ein Buch aus der Bibliothek erhalten, das er von Anfang bis Ende ganz lesen möge (Kap. 48, 15) … Vor allem aber sind zwei ältere Brüder zu wählen, die im Kloster umhergehen während der Zeit, in der die Brüder frei sind für die Lektüre (Kap. 48, 17). Sie sollen zusehen, damit sich kein Bruder findet, der aus geistiger Trägheit sich dem Müßiggang hingibt oder geschwätzig ist, statt sich der Lesung zu widmen, und auf diese Weise nicht nur sich selbst um den Nutzen bringt, sondern auch andere ablenkt (Kap. 48, 18) … Wäre einer so nachlässig oder träge, dass er nicht willens oder nicht fähig ist, etwas zu lernen oder zu lesen, dann weise man ihm eine Arbeit zu, die er tun soll, statt müßig zu sein (Kap. 48, 23). Brüdern, die krank oder von zarter Gesundheit sind, weise man eine Arbeit oder einen Beruf zu, der zu ihnen passt, damit sie sich weder dem Müßiggang ergeben, noch von der Härte der Arbeit überfordert oder zum Fortgehen veranlasst werden (Kap. 48, 24). Der Abt muss auf ihre Schwächen Rücksicht nehmen.“ (Kap. 48, 25)

Im frühen Mönchstum galt manuelle Arbeit als Verpflichtung. Ein aus Demut, Gehorsam, Mäßigung und Fleiß bestehender Arbeitsethos löste vormalige Strömungen im Mönchstum ab, die nur spirituelle Geistesarbeit zuließen. Es ermöglichte auch die vielen kulturellen, ökonomischen und wissenschaftlichen Leistungen in den Klöstern. Körperliche und geistige Betätigung ist für Benedikt besonders wichtig. Das erkennt man bereits in der Kurzformel *„ora et labora“*, mit der die Regel oft verkürzt dargestellt wird: „Bete und arbeite!“ Moderne molekularbiologische Erkenntnisse geben Benedikt von Nursia Recht. Regelmäßige Aktivität, im Angelsächsichen unter dem Begriff „exercise“ geläufig, kann erwiesenermaßen den Alterungsprozess verzögern. Freilich war Arbeit zur Zeit Benedikts wie auch jetzt in den Klöstern ein Gebot der Umstände. Die Feldarbeit sicherte den Brüdern die Lebensgrundlage; durch Handarbeit konnten außerdem Handelsgüter gewonnen werden, welche dem Kloster Einkünfte verschafften. Die Lektüre in der Bibliothek diente der spirituellen und theologischen Bildung. Interessant ist aber, wie weitsichtig zum wiederholten Male Benedikt seinen Arbeitsauftrag formuliert, indem er Ausnahmen oder Erleichterungen für jene Brüder vorsieht, die „krank oder von zarter Gesundheit“ sind. Denn Forderung ist gut, Überforderung nicht.

Handwerkliche Freizeitbetätigung beruhigt die Nerven, befreit von Stress und klärt den Geist.

Die manuelle Arbeit, das Handwerk, war für die Mönche verpflichtend. Dahinter liegt eine uralte Weisheit, dass mechanische Betätigungen eine enorme Kraft besitzen, bei Stressabbau zu helfen. Schnitzarbeiten, das Basteln an der Modelleisenbahn, die Reparatur eines Fahrzeuges – um nur einige Beispiele zu nennen –, dies alles sind willkommene Gelegenheiten zur manuellen handwerklichen Arbeit, die für das Wohlergehen des Menschen wichtig sind und die einen Teil unseres Lebens ausmachen sollten. Auch hier muss jeder Mensch seinen eigenen Weg finden. Bewährt und auch in der heutigen Zeit gut durchführbar ist die Beschäftigung mit Blumen – auch eine Art von Handwerk, die, wenn man zahlreichen Biographien vertraut, aktiv und jung erhält und mithilft, die Belastungen des Alltags zu ertragen. Große Staatsmänner wie z. B. Konrad Adenauer beschreiben in ihren Memoiren, welche Kraft sie aus dem Schneiden der Rosen schöpften. Und sei es nur die Betreuung der Blumentöpfe am Fenster oder am Balkon – es ist eine moderne Variante der Empfehlung Benedikts, ein tägliches Handwerk zu exekutieren.

Sport ja, aber maßvoll

Heute weiß man, dass mangelnde körperliche Akitvität eine Reihe von negativen Konsequenzen für die Gesundheit nach sich zieht. Ohne Bewegung verkümmern die Systeme des Körpers; jeder kann das bestätigen, der einmal einen Arm- oder Beingips tragen musste: Innerhalb weniger Wochen ist der gesamte Muskelbestand dahin. „Exercise" hingegen baut den Muskel auf und stärkt den Knochen. Ein guter Muskelaufbau schützt im Alter vor Osteoporose, Knochenbrüchen und Stürzen. Durch regelmäßige, aber nicht überfordernde Sportausübung wird weiters die Bildung des männlichen Hormons und des Wachstumshormons stimuliert. Beide Hormone spielen im Alterungsprozess ein große Rolle und werden oft auf sehr kostspielige Weise künstlich zugeführt. Fehlen diese Hormone, so können Symptome wie Müdigkeit, verminderte Leistungsfähigkeit, Libidoverlust und depressive Verstimmungen auftreten.

Erfreulicherweise hat der Fitness-Boom des vergangenen Jahrzehnts dazu geführt, dass mittlerweile weite Schichten der Bevölkerung in diesem Punkt mit Benedikt übereinstimmen. Gezielte körperliche Aktivität und Sport haben in der Gesellschaft einen hohen Stellenwert. Rund 50 % der Männer und rund 46 % der Frauen betreiben regelmäßig körperliche Aktivität.

Von der Osteoporose

Die Knochenerweichung oder Osteoporose ist ein Problem, das im Prinzip Frauen wie auch Männer trifft. Bei Frauen wird die Erkrankung allerdings schneller manifest, da sie von Beginn an eine geringere Knochenmasse aufweisen und durch den rapiden Abfall der Östrogene im Wechsel einen gewichtigen Risikofaktor ertragen müssen. Ab einem Verlust von ca. 30 % der Knochenmasse kann der ausgedünnte Knochen erstmals im konventionellen Röntgenbild gesehen werden, und ab diesem Zeitpunkt steigt auch die Knochenbruchshäufgkeit an. An erster Stelle der Knochenbrüche bei Frauen steht der Bruch der Speiche, aber auch Wirbelkörpereinbrüche treten häufig auf und verursachen chronische Rückenschmerzen. Gefürchtet ist aber vor allem die hüftnahe Fraktur des Oberschenkelhalses, die auf Grund der oft unvermeidlichen Immobilisation des betroffenen alten Menschen häufig Komplikationen nach sich zieht, welche tödlich enden können. Die Osteoporose ist auch eine große gesundheitsökonomische Belastung. Relativ einfach und billig dagegen sind jene Maßnahmen, die jeder Einzelne vollziehen kann, um den Abbau seines Knochengewebes zu verlangsamen: körperliche Aktivität, Genuss von Milch und Milchprodukten, Verringerung des Alkohol- und Tabakkonsums und der Verzicht auf phosphatreiche Lebensmittel wie Pökelfleisch oder Schmelzkäse. Alle anderen Käsesorten jedoch sind ebenso wie Milch und Joghurt auf Grund ihres hohen Kalziumgehalts sehr zu empfehlen. Jede Frau und jeder Mann sollte täglich zumindest einen Liter Milch oder zwei Becher Joghurt zu sich nehmen. Besonders kalziumreich aber ist der frisch geriebene Parmesan – eine gute Nachricht für Pasta-Liebhaber.

Risikofaktoren, die zur Entwicklung einer Osteoporose führen können: erbliche Faktoren, heller Hauttyp, zierliche Konstitution, wenig Bewegung, Rauchen, Alkohol, Östrogenmangel, wenig Milchprodukte, Schilddrüsenstörung, Androgenmangel, Nebennierenrindenstörungen, Kortisonbehandlung, Immunsuppressiva, phosphatreiche Nahrungsmittel

Als Vorsorgeuntersuchung ist die röntgenologische Knochendichtemessung anerkannt, die nach dem Wechsel alle zwei bis drei Jahre durchgeführt werden sollte. Das typische Zeichen der Osteoporose ist das gehäufte Auftreten von Knochenbrüchen oder das Auftreten von Knochenbrüchen bei nur geringen Traumen. Zur Behandlung einer bereits bestehenden Osteoporose kann eine Hormonersatztherapie herangezogen werden, aber auch die Substanzgruppe der Bisphosphonate. Ebenfalls erwiesen ist der Nutzen von Kalzium- und Vitamin-D-Zufuhr. Äußerst spannend verläuft im Moment die Entwicklung der so genannten „selektiven Östrogenrezeptor-Modulatoren", einer heterogenen Gruppe von Wirkstoffen, die ihre östrogene Wirkung nur in jenen Organen entfalten, wo ein Benefit zu finden ist, nicht aber in der Gebärmutter oder in der Brust. Ein solcher Wirkstoff ist für die Behandlung der Osteoporose bereits zugelassen und in der Apotheke auf ärztliche Verschreibung hin erhältlich.

Aus neuen Untersuchungen ist bekannt, dass tägliche Bewegung klar mit der individuellen Lebenserwartung korreliert. Schon ein täglicher Spaziergang von 1500 Metern hat hier deutlich positive Effekte. Und 1500 Meter sind beileibe nicht sehr viel!

Geistige Fitness

Auch geistige Betätigung macht sich im Alter bezahlt. Und so sollte man den benediktinischen Rat, mindestens einmal pro Jahr ein Buch vom Anfang bis zum Ende durchzulesen, befolgen und womöglich öfter beherzigen. Zur Zeit Benedikts war ein Buch, eine Handschrift, ein überaus wertvolles Gut, und der Rat, einmal im Jahr ein solches zur Hand zu nehmen, ein bildungspolitischer Meilenstein. Heutzutage sollte er raten: „Ein Buch pro Monat für jedermann!" Besser ist also, seinen Geist über dieses Mindestmaß hinaus zu trainieren. Idealerweise geschieht dies in Kombination mit körperlicher Ertüchtigung getreu dem antiken Grundsatz: *„Mens sana in corpore sano."* Heute weiß man, dass „exercise" vor allem jene Synapsen im Gehirn stimuliert, die sich im Rahmen des Alterns zurückbilden. Synapsen sind jene Verbindungen im zentralen Nervensystem, über die der Informationsfluss zwischen den einzelnen Gehirnzellen, den Neuronen, stattfindet. Je mehr ein Individuum in der Lage ist, seine Synapsen zu benutzen und durch sie neuronale Informationsbahnen auszuprägen und zu vernetzen, desto höher ist die Gehirnleistung dieses Individuums. Wenn im Alter nicht gegengesteuert wird, nimmt diese Vernetzungsfähigkeit ab und der betreffende Mensch erleidet in zunehmenden Maße Erinnerungsschwächen. Dazu kommen im fortgeschrittenen Alter dann oft noch hoher Blutdruck, eine Vielzahl kleiner „Mini"-Schlaganfälle und die Altersdemenz oder Multiinfarktdemenz entsteht. Durch vernünftige Ernährungsweise und gezielte körperliche wie auch geistige Betätigung kann man diesen Teufelskreis durchbrechen. Der Zusammenhang zwischen Gedächtnisleistung und gezielter sportlicher Aktivität ist nicht nur wissenschaftlich interessant, sondern eignet sich in hervorragender Weise zur Anti-Aging-Beratung. Die alte Weisheit „Wer rastet, der rostet!" erscheint heute durch moderne medizinische und molekularbiologische Erkenntisse bestätigt. Im Übrigen mehren sich in letzter Zeit auch Studien, die demonstrieren, dass sich durch geistige Betätigung das Risiko mindern lässt, an der Alzheimer-Demenz zu erkranken.

„Wer rastet, der rostet" gilt auch für das Gehirn.

Anhand der folgenden Checkliste können Sie feststellen, wie es um Ihre Gedächtnisleistung steht. Wenn Sie ein schlechtes Ergebnis erzielen, wissen Sie, dass Sie im Sinne des 48. Kapitel der Regula Benedicti Handlungsbedarf haben.

Testfrage	*Aktuell (Punkte)*	*Nach 4 Monaten (Punkte)*
1. *Plätze, an denen ich früher oft war, erkenne ich nicht wieder.*		
2. *Ich finde vertraute Wege nicht mehr.*		
3. *In mir bekannten Gebäuden kann ich mich nicht mehr orientieren.*		
4. *Ich verlege oft Dinge oder vergesse ihren üblichen Aufbewahrungsort.*		
5. *Ich habe das Datum meines Geburtstags vergessen.*		
6. *Manchmal erkenne ich meine Verwandten nicht mehr.*		

7. *Bekannte Gesichter erscheinen mir fremd.*		
8. *Ich finde die richtigen Worte nicht mehr.*		
9. *Während ich rede, verliere ich den roten Faden.*		
10. *Dinge, die mir erzählt wurden, bringe ich durcheinander.*		
11. *Ich muss meine Fragen immer mehrmals stellen, denn ich vergesse die Antworten.*		
12. *Ich kann einem Fernsehfilm nur noch schwer folgen.*		
13. *Ich habe Probleme, eine Zeitung oder ein Buch zu verstehen.*		
14. *Ich habe Probleme, alltägliche Arbeiten zu verrichten.*		
15. *Ich vergesse, wichtige Nachrichten zu überbringen.*		
16. *Ich kann mich an neue Situationen nicht mehr gewöhnen.*		
17. *Ich vergesse, Dinge zu tun, die ich tun wollte.*		
18. *Ich vergesse Dinge, die ich vor kurzem getan habe.*		
19. *Ich erinnere mich nicht mehr an Ereignisse in meinem Leben.*		
20. *Mir wird gesagt, ich wäre geistig oft abwesend.*		

Antworten: nie (0 Punkte), einmal in vier Monaten (1 Punkt), einmal pro Monat (2 Punkte), einmal pro Woche (3 Punkte), einmal pro Tag (4 Punkte), mehrmals täglich (5 Punkte). Je niedriger die Punktezahl ausfällt, desto besser steht es um Ihre geistige Leistungsfähigkeit. Vergleichen Sie Ihr Ergebnis mit dem eines Bekannten oder Verwandten. Eine hohe Punktezahl kann ein Warnzeichen für einen bevorstehenden Abbau des Gedächtnisses sein. Bei der Wiederholung des Tests nach vier Monaten soll die Punktezahl nicht zunehmen. Nimmt die Punkteanzahl trotzdem zu, sollten Sie einen Arzt aufsuchen.

Aktivität verlängert also das Leben. Dieses Faktum zeigt sich auch an den Bewohnern der Okinawa-Inseln (Japan), die regional gesehen die höchste Lebenserwartung der Welt haben. Nicht nur die traditionell gemüse- und getreidereiche Kost wird hierfür herangezogen, sondern auch die bis ins hohe Alter ausgeführten Tätigkeiten wie Tanzen, Spazieren, Gartenarbeit oder sanfte Kampfsportarten wie z. B. Tai Chi.

Regelmäßige geistige und körperliche Aktivität ist ein wichtiger Beitrag für Ihre Gesundheit. Marschieren Sie täglich mindestens 1,5 Kilometer!

Wenn man außerdem den benediktinischen Rat befolgt, wenigstens einmal pro Jahr ein Buch zu Ende zu lesen, zählt man hierzulande nicht nur zur „Bildungselite", sondern hat auch ein paar andere Vorteile: Wer gebildet ist, lebt im Allgemeinen gesünder. In der so wichtigen Frage des subjektiven Gesundheitsempfindens ist ein Bildungsgefälle zu beobachten: Mit steigender Bildung steigt das subjektive Wohlbefinden. Der subjektiv empfundene Gesundheitszustand ist deshalb wichtig, weil jene, die über einen subjektiv schlechten Gesundheitszustand berichten, einem höheren Sterberisiko unterliegen. Nach Antonovskys „salutogenetischem Ansatz" sind positive Lebenseinstellung, die Fähigkeit zur Stressverarbeitung und das Vertrauen, in einer verstehbaren, sinnvollen und beeinflussbaren Welt zu leben, wichtige persönliche Quellen des „Widerstands" gegen Krankheit. Auch das Körpergewicht unterliegt einem deutlichen Bildungstrend. Höher gebildete Frauen wiegen weniger als niedrig gebildete. Auch bei Männern wiegen Universitätsabsolventen im Durchschnitt weniger als Absolventen einer Pflichtschule.

Auch das so schädliche Rauchen wird immer mehr zur Domäne niedrig gebildeter Schichten. Wollen Sie auch dazu gezählt werden?

Regula Sancti Benedicti, Kapitel 49, „Von der Beobachtung der Fastenzeit"

„Ein Mönch sollte zwar unentwegt ein Leben führen, wie man es in der Fastenzeit beobachtet (Kap. 49, 1); weil aber nur wenige die Kraft dazu innehaben, raten wir, dass alle miteinander, in diesen Tagen der Fastenzeit zumindest, ihr Leben in lauterer Reinheit bewahren (Kap. 49, 2) und in diesen heiligen Tagen die Nachlässigkeit der anderen Zeiten aus-

gleichen (Kap. 49, 3) … das heißt: er entziehe seinem Leib Speise und Trank, entziehe ihm Schlaf, Geschwätzigkeit und Ausgelassenheit, und erwarte das heilige Osterfest in der Freude und Sehnsucht des Geistes" (Kap. 49, 7).

Basilius der Große schrieb, in der Urkirche gäbe es keine regelmäßigen Zeiten des Fastens, denn Männer der Kirche hätten permanent zu fasten. Dem Leib Speise zu entziehen, diente im Sinne der frühen Mönche vor allem der inneren Stärkung. Den Bedürfnissen des Fleisches zu widerstehen, stärkte die Reinheit des Herzens und auch den Keuschheitsgedanken. Weil aber jeder Mensch nach Phasen der Entbehrung wieder auf Belohnung hofft, bürgerten sich in der Kirche Zeiten des Fastens ein, denen Phasen mit gelockerten Ernährungsvorschriften folgten. So folgten der adventlichen Fastenzeit mit Weihnachten und der vorösterlichen Fastenzeit mit dem Osterfest mehrtägige Feiertage; das Fasten war somit immer auch mit der Vorfreude auf Genuss verbunden.

Als Fastentage gelten heute während der Woche der Mittwoch und der Freitag. Das Kirchenjahr legt die vorösterliche Fastenzeit als Zeit der Nahrungskarenz fest. Es ist die Zeit zwischen Aschermittwoch und der Nacht zum Ostersonntag; der strengste Fasttag im Katholizismus ist der Karfreitag. Auch in anderen Religionen wie dem Judentum oder dem Islam finden wir festgelegte Fastenzeiten, in denen die Nahrungszufuhr auf das Notwendige reduziert werden soll.

Wer fastet, lebt länger und gesünder.

Aus naturwissenschaftlicher Sicht ist zum Fasten vor allem eines zu sagen: Es verlängert erwiesenermaßen das Leben. Die konstante Verminderung der Kalorienzufuhr mit vor allem reduziertem Fettanteil wird heute einhellig von Anti-Aging-Medizinern empfohlen und steht völlig außer Streit. Kalorienrestriktion kann das Leben um bis zu 35 % verlängern, und dies ist in vielen Modellen bewiesen – vom Fadenwurm beginnend bis zum Menschen. Aus Sicht der Lebensverlängerung ist daher ein häufiges, moderates Fasten, das allerdings nicht zu Mangelernährung führen darf, absolut zu empfehlen. Das gelegentliche Fasten entspricht mehr der Menschheitsgeschichte als das Leben im Überfluss. In den vergangenen hunderttausend Jahren hatte der menschliche Organismus nie so viel Nahrung zur Verfügung wie jetzt. Dies erklärt auch, warum er mit Mangelzeiten besser umgehen kann, gegen manche Zivilisationskrankheiten aber nicht gerüstet ist: Einen hohen Cholesterinspiegel hat es in den vergangenen Jahrtausenden nie gegeben, so viel zum Essen hatten die Menschen nicht, dass die Blutgefäße durch ein Zuviel an Fetten belastet wurden. Erst in den letzten Jahrzehnten sieht sich Mutter Natur mit einem Überflussproblem konfrontiert und ist dadurch sichtlich überrascht. Aktuelle österreichische Studien haben ergeben, dass die tägliche Kalorienzufuhr auch in den letzten Jahren noch immer rasant angestiegen ist. Heute verzehrt der Durchschnittsbürger mehr Kalorien im Ausmaß eines großen Wiener Schnitzels täglich als noch vor 20 Jahren! Der jahrtausendealten Tradition, in der der Mensch steht, kommt das gelegentliche Fasten sicher entgegen, die Natur hatte es vorgesehen und unseren Körper dafür adjustiert.

Die Verringerung der Kalorienzufuhr ist gerade in Zeiten des Überflusses das Gebot der Stunde. Versuchen Sie, anhand einer Kalorientabelle Ihre Nahrungszufuhr um ein Drittel zu drosseln. Auch das Einhalten von periodischen Fastenzeiten, wie im liturgischen Jahr vorgesehen, ist eine Maßnahme zur Verlängerung Ihres Lebens.

Heute weiß man, wie der lebensverlängernde Effekt des phasenweisen Fastens funktioniert: Sinkt innerhalb der Zelle der Glucosespiegel ab, so wird ein Reparaturenzym freigesetzt, das die Gunst der Stunde nützt und an der DNA, die durch Nahrungsreduktion weniger beansprucht wird, Reparaturvorgänge vornimmt. Dabei handelt es sich um den so genannten NAD/Sir-2-Komplex. Über diesen molekularbiologischen Mechanismus verlängert man tatsächlich sein Leben, wenn es einem gelingt, tageweise am Abend zu fasten bzw. im Wandel der Jahreszeiten Fasttage tatsächlich ernst zu nehmen. Die beste Vorbereitung auf einen Tag des Höhepunktes bzw. auf ein Fest ist es tatsächlich, zwei Tage zuvor die Kalorienzufuhr einzuschränken. Dadurch wird der Geist weit und man erlebt den Tag der Freude oder den Tag des Höhepunktes – und sei es auch ein Kirchenfest – mit wachem und klarem Blick. Auch der Geist ist offener und weiter, als das bei vollem Bauch der Fall wäre. Und daneben hat man auch noch etwas anderes getan, man hat jene molekularbiologische Hilfestellungen stimuliert, welche die DNA reparieren und das Leben damit zu verlängern suchen. Das Fasten ist in der Tat ein Musterbeispiel abendländischer Lebensrhythmik, das sich lohnt, wenigstens phasenweise anzustreben!

Regula Sancti Benedicti, Kapitel 50, „Von Brüdern, die weit weg vom Oratorium an der Arbeit oder auf Reisen sind“

„Wenn Brüder sehr weit entfernt an der Arbeit sind und es ihnen dadurch nicht möglich ist, zur bestimmten Stunde zum Oratorium zu kommen (Kap. 50, 1) – der Abt befindet darüber, ob es tatsächlich so ist – (Kap. 50, 2), mögen sie den Gottesdienst an ihrem Arbeitsplatz feiern und die Knie in Ehrfurcht vor Gott beugen (Kap 50, 3). Auch wenn sie auf Reisen geschickt werden, übergehen sie die festgesetzte Gebetsstunde nicht, sondern feiern diese, so gut es ihnen möglich ist, für sich allein und verabsäumen nicht, den schuldigen Dienst zu leisten“ (Kap. 50, 4).
Wenn man seine Heimstätte verlässt, so kann dies der Erholung, der Abwechslung und der Freude dienen. Es kann allerdings auch eine Belastung sein. Vor allem dann, wenn es im beruflichem Stress passiert. In solchen Fällen soll man versuchen, Gewohnheiten oder Rhythmen von zu Hause mitzunehmen und sie auch am anderen Ort zu aktivieren. Das Teilnehmen an Gottesdiensten oder das Lesen einer abendlich festgesetzten Lektüre – auch in der Fremde – kann sehr hilfreich sein, Stresssituationen, die man auf beruflichen Reisen erlebt, zu reduzieren bzw. zu verhindern. In den frühen Klosterbetrieben fielen oft Arbeiten an, die in Feld oder Wald von den Mönchen an entfernten Orten zu verrichten waren. Andererseits führten Missionsreisen und Ähnliches dazu, dass Mitbrüder oft lange Reisen unternehmen mussten und nicht an den Abläufen des Klosteralltags teilhaben konnten. In diesen Fällen wurde vom Abt ein Dispens erteilt. Benedikt liegt aber dennoch am Herzen, dass auch die abwesenden Mönche ihren gewohnten Tagesablauf vollziehen – mit gewissen, durch die Reisetätigkeit bedingten Abänderungen. Auch Pachomius (gest. 347), einer der Vorväter Benedikts, ehemaliger ägyptischer Soldat und dann vom Christentum fasziniert, schreibt: *„Wer sich auf dem Schiff, im Kloster, auf dem Feld, auf der Reise oder bei einem Dienst befindet, lasse die Zeit von Gebet und Psalmodie nicht vorübergehen.“*
War jedoch zu erwarten, dass die Mönche innerhalb eines Tages wieder in ihr Kloster zurückkehren konnten – und dies lag im Ermessen des Abtes –, so waren sie verpflichtet, kein auswärtiges Essen oder sonstige auswärtige Aktivitäten zu unternehmen (Kap. 51, 1, 2, 3).

Urlaub sollte Erholung bieten, nicht zusätzlichen Stress.

Heute ist die internationale Reisetätigkeit ungebrochener denn je. Geschäftsleute fliegen emsig um die Welt und Urlaubsreisen auch in entfernte Destinationen sind für mehr Menschen denn je leistbar. Prinzipiell ist diese Entwicklung zu begrüßen, denn Reisen erweitert den Horizont und macht andere Kulturen verständlich. Allerdings bringt diese Entwicklung auch Gefahrenmomente für die Gesundheit des Reisenden mit sich: Der berüchtigte „Touristen-Herzinfarkt" in den ersten Urlaubstagen, die Reise-Thrombose oder auch „economy class syndrome" genannt, ein venöses Blutgerinnsel in den Beinen bedingt durch langes Sitzen in abgewinkelter Position, und hartnäckige Reisedurchfälle sind einige Beispiele hierfür. Auch schwere Tropenerkrankungen, manchmal sogar mit tödlichem Ausgang, sind laut Auskunft von Tropenmedizinern im Steigen begriffen. Die Schuld dafür trägt in den meisten Fällen der Reisende selbst durch unvernünftige oder leichtsinnige Verhaltensweise. Dabei gibt das einschlägige Kapitel in der Benediktregel auf ganz einfache Weise einige wichtige Verhaltensweisen vor, vor allem seine gewohnte Rhythmik so gut wie möglich einzuhalten! Tierärzte empfehlen gemeinhin, wenn Haustiere auf Reisen mitgenommen werden, dem Tier sein eigenes Körbchen oder seine eigene Decke mitzunehmen, um das Tier nicht gänzlich fremden Eindrücken auszusetzen. Mit dem Menschen würde es sich in diesem Punkt nicht viel anders verhalten, doch was machen wir? Durch weite Flugreisen kehren wir unseren Tag-Nacht-Rhythmus um, im All-inclusive-Club essen und trinken wir über alle Maßen in der Angst, etwas bereits Bezahltes nicht konsumiert zu haben, und die üblichen Ruhephasen fallen weg. Sobald wir uns an die fremde Kost gewöhnt haben, sobald der Schlaf-Wach-Rhythmus wieder im Lot ist, geht es wieder in das Flugzeug und nach Hause, wo wir unsere übliche Tätigkeit „voller Elan" mit „vollem Jetlag" wiederaufnehmen. Und das soll erholsam sein? Leider passt diese Verhaltensweise haargenau zum Lifestyle der „fun generation"; die „young urban professionals", kurz Yuppies, wollen überall am Globus zur gleichen Zeit sein. Doch lange wird jene Generation dieses Tempo nicht durchhalten können: Das besorgt zum einen Teil die wirtschaftliche und finanzmarktliche Entwicklung der letzten Jahre, zum anderen Teil wird das wohl oder übel der Körper tun, solange der eigene Lebensstil nicht überdacht wird. Wenn jemand, der dem Stress der Zeit tagtäglich ausgesetzt ist, eine Urlaubsreise tut, der soll sie dazu nützen, wozu sie gedacht ist: zur Erholung!

Auch Geschäftsreisenden nützen die folgenden Ratschläge, die von Reisemedizinern von heute wie auch von Benedikt gegeben werden:

Ihre An- und Abreisebedingungen sollten möglichst einfach sein. Nichts ist anstrengender als langes Sitzen, womöglich eingeengt, viele Koffer bei mehrmaligem Umsteigen und nächtliche Abfahrts- oder Abflugszeiten. Zugegebenermaßen ist komfortables Reisen auch eine Frage des Budgets, aber jeder muss im Rahmen seiner Möglichkeiten entscheiden, was er will: Erholung im Rahmen eines bescheideneren Reiseziels oder Reisemaximierung zu Lasten der Gesundheit.

Bei Langstreckenflügen – vor allem in der Economy Class – sollten Sie immer wieder Fußgymnastik betreiben und öfters aufstehen, um die Folgen des langen, abgewinkelten Sitzens zu unterbrechen. Außerdem sollte man reichlich trinken – aber keinen Alkohol. Ältere Personen oder Personen mit Neigung zu Blutgerinnseln sollten vor Antritt einer lange Reise mit ihrem Arzt über eine blutverdünnende Therapie während der Reisetage sprechen.

Unter „first night effect“ versteht man Schlafstörungen in der ersten Nacht am Urlaubsziel, die durch den Wechsel in ein ungewohntes Bett entstehen. Ihre Unterkunft in den Urlaubstagen sollte ohnehin eher komfortabel sein, aber auch in diesem Fall empfiehlt es sich, einen Ruhetag nach erfolgter An- und Abreise einzuschalten. Diese Methode baut auch den Reisestress der ersten Tage ab – jeder kennt die verstärkte Herzinfarktgefahr in dieser Phase.

Wie Benedikt fordert, sollten auch Sie Ihren gewohnten Lebensrhythmus nach Möglichkeit nicht ändern. Es mindert das Urlaubserlebnis keinesfalls, seine gewohnten Schlaf-, Wach- und Essenszeiten beizubehalten.

Beibehaltung der Essensgewohnheiten heißt auch, im Urlaub nicht viel weniger oder viel mehr zu verzehren als sonst. Auch übermäßiger Alkohol ist gerade in einer Zeit, die der Erholung dienen soll, nicht ratsam. In einer fremden kulinarischen Umgebung lassen Sie außerdem Vorsicht walten; der Darm benötigt unter solchen Umständen mindestens drei Monate zur Umstellung.

Vergessen Sie bei Reisen in exotische Länder nicht, sich über Tropenkrankheiten und andere gesundheitliche Risken beraten zu lassen. Die Folgen mangelnden Wissens können schneller und weitreichender sein, als Sie denken.

Benedikt gibt das Motto für Reisende vor: Behalten Sie Ihren angestammten Rhythmus nach Möglichkeit bei und vermeiden Sie gerade in einer Zeit, die der Erholung dienen soll, Exzesse in Ihrer Lebensweise.

Conclusio

Orientieren Sie Ihren Lebensstil an der Benediktsregel. Es wird Ihrem Körper und Geist gleichermaßen wohltun, denn diese kurze Regel ist für Anfänger geschrieben, wer immer sie sein mögen, wie Benedikt in Kapitel 73 erwähnt. Denn *„dann wirst du schließlich unter Gottes Schutz die oben erwähnten, herausragenden Höhen der Lehre und der Tugend erreichen."*
Mit Kapitel 4 der Regel „*Quae sunt instrumenta bonorum operum*" („Mit welchen Instrumenten das Gute getan wird") nimmt Benedikt zu Beginn seines Werkes eine Art Zusammenfassung vorweg. Lassen wir hier abschließend noch einmal einige seiner Ratschläge Revue passieren, ausgewählt auf Grund ihrer Relevanz zur Medizin. Sie dienen der Lebensverlängerung in Gesundheit.

Links sehen Sie die Worte des Benedikt von Nursia, rechts die heutige „Übersetzung":

(12) Kein genießerisches Leben führen.	(= Manchmal sollten Sie Ihren Konsumdrang zurückstutzen.)
(13) Das Fasten schätzen.	(= Wer seine Kalorienzufuhr drosselt, lebt länger.)
(20) Sich vom Treiben der Welt zurückziehen.	(= Legen Sie bewusst Phasen der Stille und Einkehr ein.)
(22) Nie im Zorn handeln.	(= Negative Emotionen schaden vor allem Ihnen selber und Ihrer Gesundheit.)
(23) Nie auf Rache sinnen.	(= Rache trifft selten den, dem sie gilt.)
(24) Nicht Falschheit im Herzen tragen.	(= Aufrichtigkeit stärkt Ihr Selbstbewusstsein.)
(26) Nie von der Liebe lassen.	(= Positive Emotionen unterstützen Ihr Wohlbefinden und nützen Ihrer Umgebung.)
(35) Kein Trinker sein.	(= Beim Alkohol gilt: weniger ist mehr.)
(36) Nicht unmäßig im Essen sein.	(= Verzichten Sie auf das Abendessen.)
(37) Nicht schlafsüchtig sein.	(= Wer auf Dauer zu lang oder zu kurz schläft, verkürzt sein Leben.)

(38) Nicht faul sein.	(= Mit regelmäßiger Betätigung erhalten Sie Ihre körperliche und geistige Leistungsfähigkeit.)
(39) Nicht kritiksüchtig sein.	(= Kritiksüchtig nach außen heißt auch kritiksüchtig nach innen.)
(52) Das viele Reden ablehnen.	(= Bewahren Sie Ihre innere Ausgeglichenheit.)
(56) Sich oft zum Gebet niederwerfen.	(= Lernen Sie die Meditation.)
(73) Hat man sich mit jemand entzweit, vor Sonnenuntergang wieder Frieden schließen.	(Für alle Menschen ein guter Vorschlag.)

Dies ist der Inhalt eines Rucksackes, mit dem sich der Christenmensch aufmachen sollte – in die virtuelle Wall Street zur Börse der Ideologien. Es gibt noch andere Rucksackinhalte, die Christen oder auch Anhänger anderer Religionsgemeinschaften mitbringen werden, allerdings hängt es letztlich davon ab, ob es Menschen auch in der Jetztzeit gibt, die diese Regeln ernst nehmen, sie umsetzen und damit glücklicher werden – im Sinne der aristotelischen Ethik.

Was wir von den Zehn Geboten für ein langes Leben lernen können

Jeder hat bereits einmal von den „Zehn Geboten" gehört. Einige von uns mussten sie auch im Religionsunterricht lernen. Dennoch haben viele Menschen die Zehn Gebote bereits vergessen, oder kennen nur mehr auszugsweise das eine oder andere Gebot. Die christlichen Kirchen des deutschsprachigen Raumes haben das vergangene Jahr 2003 zum „Jahr der Bibel" erklärt. Dies könnte unter anderem Motivation sein, sich mit dem auflagenstärksten Buch aller Zeiten, der Bibel, auseinander zu setzen. Dort sind auch die Zehn Gebote nachzulesen.

Im nun folgenden Kapitel sollen die Zehn Gebote nicht im theologischen Sinn analysiert oder dargelegt, sondern auf ihren gesellschaftlichen und medizinischen Hintergrund hin untersucht und geprüft werden. Jene Gebote, die ganz konkrete Empfehlungen für das menschliche Handeln in Bezug auf Gesundheit und Lebensführung darstellen, bieten eine wunderbare Grundlage, aus dem Blickwinkel des heutigen medizinischen Wissens betrachtet zu werden. Das, was gemeinhin als gute Empfehlung für das Seelenheil erscheint, ist in der Tat ein überaus nützlicher und auch „gesunder" Rat, bei dessen Befolgung wir einen Vorteil für unsere physische und psychische Gesundheit finden können. Letztendlich finden sich auch deutliche Parallelen zum humanistische Weltbild des alten Kontinents, welches das Zusammenleben der Menschen Europas prägen sollte. Die Zehn Gebote gehören damit zur Kultur unseres Kontinents.

Im Evangelium nach Matthäus können wir die Frage eines reichen jungen Mannes, die er an Jesus Christus stellte, nachlesen: *„Meister, was muss ich Gutes tun, um das ewige Leben zu gewinnen?"* Die Antwort wird von Jesus gegeben, indem er ihm rät, die Zehn Gebote zu befolgen (Mt 19,16–19). Im Neuen Testament ist durch diese Frage an Christus zweifellos das ewige Leben im Reich Gottes gemeint, aber gestatten Sie, dass wir die Frage des jungen Mannes für unser Buch etwas umformulieren, sodass diese wie folgt lautet: „Was müssen wir *uns Gutes* tun, um ein *langes* und vor allem *gesundes Leben* hier auf *Erden* zu führen?" Die Antwort fällt genauso aus wie vor 2000 Jahren: „Halten auch Sie die

Zehn Gebote und nützen Sie die Hinweise, die in ihnen verborgen liegen, um gesund, zufrieden und seelisch stark ein langes und gesundes Erdenleben zu führen!“

Lesen Sie hier nochmals die Zehn Gebote, die dem auserwählten Volk auf dem Heiligen Berg Sinai offenbart wurden (Exodus 34;28; Deuteronomium 4;13).

1 Du sollst an einen Gott glauben.
2 Du sollst den Namen Gottes nicht verunehren.
3 Du sollst den Tag des Herren heiligen.
4 Du sollst Vater und Mutter ehren, auf dass es dir wohlergehe und du lange lebst auf Erden.
5 Du sollst nicht töten.
6 Du sollst nicht Unkeuschheit treiben.
7 Du sollst nicht stehlen.
8 Du sollst kein falsches Zeugnis geben wider deinen Nächsten.
9 Du sollst nicht begehren deines Nächsten Frau.
10 Du sollst nicht begehren deines Nächsten Gut.

Die Zehn Gebote bringen die Forderung der Zuwendung zu Gott und dem Nächsten zum Ausdruck. Die ersten drei Gebote beziehen sich vor allem auf die Liebe zu Gott, die sieben weiteren auf die Liebe zum Nächsten. Im Laufe der Geschichte wurden die Gebote verschieden eingeteilt und nummeriert. Im Katechismus der katholischen Kirche wird die vom heiligen Augustinus vorgenommene Einteilung wiedergegeben. Sie ist auch die der lutherischen Bekenntnisse. Die griechischen Väter haben eine etwas andere Einteilung vorgenommen, die sich in den orthodoxen Kirchen und den reformierten Gemeinschaften findet.
Es wird zunächst auf jene Gebote eingegangen, deren Empfehlungen für die Menschen mit den heutigen Erkenntnissen der Naturwissenschaft und Soziologie belegt werden können. Sie können uns Hilfestellung für ein Leben in psychischem und physischem Einklang sein.

Das dritte Gebot

Es gibt eine Zeit, Steine zu sammeln, und es gibt eine Zeit, Steine zu werfen. Es gibt eine Zeit, zu arbeiten, und es gibt eine Zeit, zu denken. Unterschiedliche Formen der Arbeiten gibt es seit der Antike. Die „Praxis“ bedeutete der Antike sehr viel, sie war die Betätigung im öffentlichen Leben, in der Verwaltung, in der Politik. Die „Poiesis“ war das künstlerische Schaffen, ebenfalls eine faszinierende Arbeit. Die höchste Ebene menschlicher Betätigung war jedoch die des Nachdenkens, der Meditation und der damit möglichen Zurechtfindung in unserer Welt. Sie wurde von den Griechen „Theoria“ bezeichnet. Für den Nicht-Gläubigen ist der Tag des Herrn der Tag der Theoria, des Nachdenkens, der Meditation und des Friedens von den Beleidigungen, Belastungen und Aufregungen der Woche.

Das dritte Gebot geht auf den Sabbath/Sonntag als den ersten Tag der Woche ein und ruft uns auf, ihn zur Ruhe und Erholung zu nützen. Was sagt nun der Katechismus der katholischen Kirche zum Sonntag? *„Achte auf den Sabbath: Halte ihn heilig, wie es dir der Herr, dein Gott, zur Pflicht gemacht hat. Sechs Tage darfst du schaffen und jede Arbeit tun. Der siebte Tag ist ein Ruhetag, er ist dem Herrn, deinem Gott geweiht. An ihm darfst du keine Arbeit tun: du, dein Sohn und deine Tochter, dein Sklave und deine Sklavin, dein Rind, dein Esel und dein ganzes Vieh und selbst der Fremde, der in deinen Stadtbereichen Wohnrecht hat. Dein Sklave und deine Sklavin sollen sich ausruhen wie du“* (Deuteronomium 5,6–21).

Auch in den Psalmen wird des Sonntages folgendermaßen gedacht: *„Dies ist der Tag, den der Herr gemacht hat; wir wollen jubeln und uns an ihm freuen“* (Ps 118,24). Wie lässt sich das Empfohlene nun in das heutige Leben integrieren?

Ein regelmäßiges Leben und ein geregelter Wochenablauf sind für das Wohlbefinden des Menschen unerlässlich. Der Grieche Basilius, Ahnherr des östlichen Mönchtums, erkannte bereits, dass Ruhe der erste Schritt zur Heilung ist. Den Sonntag als arbeitsfreien Tag zu genießen, ist nicht selbstverständlich. Jahrhundertelang war es üblich, tagein, tagaus, sieben Tage in der Woche, der oft schweren körperlichen Arbeit nachzugehen. Die „freien Tage“ waren an einer Hand abzuzählen. Es ist tatsächlich eine Errungenschaft unserer Zeit, dass den im Arbeitsprozess stehenden Menschen ein oder zwei Ruhetage in der Woche zustehen. Es muss nicht unbedingt der Sonntag sein, sondern ein Tag, der gemäß Ihrem Arbeitsablauf als Ruhetag in Frage kommt.

Stichwort Hibernisation

Ein medizinisch sehr interessantes Konzept der Ruhe und Erholung findet sich hinter dem Wort „Hibernisation". Dieses Wort leitet sich vom lateinischen *hibernus* ab und bedeutet „winterlich" oder „Winter". Es ist dabei nichts anderes gemeint als jenes Verhalten, das manchen Tieren eigen ist, nämlich einen Winterschlaf oder eine Winterruhe zu halten. Selbstverständlich ist der Mensch nicht dazu berufen und auch von Seiten seines Stoffwechsels nicht dazu in der Lage, sich in einen länger dauernden Winterschlaf zu begeben. Dennoch, das energetische Konzept des Winterschlafes ist bestechend. Um Ruhe zu finden, ist es nicht unbedingt notwendig, den ganzen Winter hierfür zu benützen, es reicht oft schon ein Tag in der Woche, den man dazu verwendet. Das Christentum gibt uns eine Hilfestellung dazu, und wir sollten unsere Ruhetage nicht für andere Zwecke missbrauchen.

Aus der Wärmelehre, der Thermodynamik, kennen wir das Prinzip der Entropie. Sie werden fragen: „Was hat Entropie mit Gesundheit und langem Leben zu tun?" Zuerst einmal eine Definition: Entropie beschreibt ein Maß für die Irreversibilität der in offenen Systemen (z. B. einem lebenden Organismus) ablaufenden thermodynamischen Prozessen und für eine dabei erfolgte Energieentwertung. Der dritte Hauptsatz der Wärmelehre besagt, dass die Entropie null ist am absoluten Nullpunkt der Temperatur. In einem abgeschlossenen System nimmt die Entropie bei irreversiblen Prozessen stets zu, während sie für reversible Vorgänge konstant bleibt. Gemäß dem 2. Hauptsatz der Wärmelehre können in der Natur nur die irreversiblen oder natürlichen Prozesse von selbst ablaufen, bei denen vom System Entropie mit der Umgebung ausgetauscht wird oder im System selbst produziert wird. Dieses Prinzip legt die Richtung eines Prozessablaufs fest, und die Entropiezunahme ist ein Maß für die Nichtumkehrbarkeit eines Prozesses. Leben ist Energiefluss, ist Thermodynamik und Elektronenfluss, deshalb entsteht beim Leben Entropie. Dies bedeutet für unseren Organismus: Je leistungsfähiger unser Stoffwechsel arbeitet, desto mehr Energie und Wärme wird produziert und desto „ungeordneter" ist das System Mensch. Das bedeutet weiters, dass der Organismus fehleranfälliger wird, je hochtouriger er „gefahren" wird. Auch der Umkehrschluss ist in diesem Zusammenhang zulässig und führt uns zurück zum Thema „Hibernisation" oder Winterschlaf.

Je weniger Leistung ein System, der Organismus, erbringt, desto weniger Energie wird gebildet und umso weniger Fehler entstehen.

„Fehler" im Organismus bedeuten gestörte Funktionsabläufe in Organen und auf Zellebene. Die Irrtumswahrscheinlicheit bei der zu jeder Zeit im Körper stattfindenden Zellerneuerung und Zellreparatur steigt sprunghaft an. Können Sie nun nach dem Prinzip der Entropie erkennen, wie wichtig es ist, dem Körper Ruhe, Erholung und hin und wieder ein kleines Nickerchen zwischendurch zu gönnen?

Hören Sie auf Ihren Körper, er sagt Ihnen, wann Sie Ruhe und Erholung brauchen! Eine kleine Siesta oder ein Mittagsschläfchen sind wahre Quellen der Erholung zwischendurch.

Zur Ruhe gehört auch der regelmäßige Schlaf als Quelle der Kraft, und wir haben zu diesem Thema noch viel im Kapitel über die Schlafempfehlungen des heiligen Benedikt erfahren (siehe S. 35). Die Wissenschaft bringt immer wieder Beweise, dass Ruhe und Erholung Geist und Körper gegen die Mühen und Ärgernisse des täglichen Lebens stärken und widerstandsfähig machen. Es sind vor allem die diskreten hormonellen Veränderungen, die die Regeneration der Zellen ermöglichen. Der Körper ist in der erstaunlichen Lage, jene Botenstoffe zu bilden, die die Selbsterneuerung des Organismus bewerkstelligen. In Phasen der Ruhe und Entspannung wird die Ausschüttung der bekannten Stresshormone Cortisol und Prolaktin gedrosselt, sodass die Abnützung des Organismus verlangsamt werden könnte. So wichtig es ist, dass wir in Zeiten der Anspannung reichlich Cortisol zur Verfügung haben, um „schlagkräftig" genug zu sein, umso schlechter ist es, permanent mit Cortisol überflutet zu werden. Wir alle kennen die Auswirkungen des Cortisols bei gestressten Menschen. Die Haut wird fahl, der Puls ist erhöht, und auf der Haut entstehen oft so genannte Stressflecken. Cortisol ist auch dafür verantwortlich, dass unser Herz-Kreislauf-System auf Hochtouren arbeitet und somit Gefahr läuft, geschädigt zu werden, wenn dieser Zustand längere Zeit anhält. Viele Menschen kennen das Gefühl der Überforderung, wenn das Herz schnell schlägt, der Puls laut pocht, Migräne entsteht und der Kopf rot anläuft. Cortisol hat einen im Körper vorkommenden, physiologischen Gegenspieler, und der heißt Dehydroepiandrosteron oder kurz DHEA. Dieses Hormon ist in den letzten Jahren in Mode gekommen und wurde als Jungbrunnen hochgejubelt. Jeder Mensch bildet DHEA in seiner Nebennierenrinde. Es ist eine wichtige Vorläufersubstanz für die Bildung weiterer Hormone. Wird nun überproportional Cortisol in der Nebennierenrinde gebildet, so mangelt es dem Körper an DHEA und die positiven Effekte, die DHEA im Körper bewirkt, bleiben aus. DHEA wirkt nämlich stimulierend auf das Immunsystem, reguliert den Fett- und Muskelan- und abbau und wirkt positiv auf das Gehirn. All diese günstigen Einflüsse unterbleiben, wenn der gestresste Organismus unter Cortisol-Dominanz steht. Kommt der Körper allerdings regelmäßig zur Ruhe, stellt sich das notwendige Gleichgewicht zwischen Cortisol und DHEA automatisch ein. Weitere Substanzen, die in Phasen der Ruhe und Erholung ausreichend und zu unserem Nutzen ausgeschüttet werden, sind das Wachstumshormon und das Melatonin. Über diese Hormone haben wir schon einiges im Kapitel über die Regel des heiligen Benedikt erfahren (siehe S. 25). Er kannte wohl noch nicht die biologischen Hintergründe, aber er hat in erstaunlich fortschrittlicher Weise bereits seinen Mönchen gelehrt, wie wichtig es ist, zu ruhen.

Was für ein Nutzen für das tägliche Leben lässt sich nun aus dem Gesagten ziehen? Eine unmissverständliche Botschaft lautet:

Der Mensch soll sich Ruhephasen gönnen.

Die Zeit der Arbeit soll von einer Zeit der Erholung und Entspannung gefolgt sein. Nur der ausgeruhte Mensch ist in der Lage, kreativ und offen für Neues zu sein. Er ist auch leistungsfähiger in seinem Beruf und findet daran mehr Freude und Erfüllung. Leider stellen sich heute viele Menschen die Frage: „Was fange ich mit meiner Freizeit an?“ Ist es nicht bereits so weit, dass man von *Freizeitstress* sprechen muss? Man wüsste nicht, was man alles gleichzeitig tun sollte, wohin man nicht überall reisen sollte und was man nicht alles erleben sollte. Das Angebot, seine Freizeit zu verbringen und zu gestalten, ist so vielfältig, dass selbst die Planung der Freizeit viele Menschen überfordert. Aber geht das alles nicht am eigentlichen Zweck, der Erholung und Regeneration von Körper und Seele, vorbei? Ist es nicht vielfach so, dass die Menschen heute müder und abgespannter vom „Erlebnisurlaub“ zurückkehren, als sie zwei Wochen zuvor ihre Arbeitsstelle verlassen haben? Viele brauchen heutzutage schon Urlaub vom Urlaub, und das allein deshalb, weil der eigentliche Sinn des Urlaubs nicht erkannt wird.

Das „Burn-out-Syndrom"

Ein weiteres, modernes Phänomen ist das „Burn-out-Syndrom". Es ist dies der englische Begriff für „Ausgebranntsein". Ausgebrannt zu sein ist nichts anderes als eine Folge von chronischer Überlastung und Übermüdung. Darum sollten wir die Empfehlung, uns wenigstens einen Tag der Woche zur Erholung und Ruhe zu gönnen, nicht missachten.

Im angesehenen medizinischen Fachjournal *The Lancet* wurden immer wieder eigene Beiträge zu diesem Thema verfasst. Darin wird das Burn-out-Syndrom wie folgt definiert:

„What started out as important, meaningful and challenging work becomes unpleasant, unfulfilling and meaningless. Energy turns into exhaustion, involvement turns into cynicism, and efficacy turns into ineffectiveness." – „Was anfänglich als wichtige, bedeutende und herausfordernde Arbeit begonnen hat, erscheint plötzlich als unbefriedigend und bedeutungslos. Die Energie verpufft in Überforderung, Engagement wird zu Zynismus, und aus Effizienz wird nur mehr Ineffizienz."

Die Begeisterten und Idealisten sind diejenigen Menschen, die in höchstem Maße vom Burn-out-Syndrom gefährdet sind. Was einmal „gebrannt hat, kann auch ausbrennen". Oft fehlt diesem Typus Mensch die notwendige Objektivität zu unterscheiden und zu erkennen, was machbar ist und was nicht. Engagement im Beruf ist prinzipiell wünschenswert, aber zu glauben, dass es ohne einen nicht mehr geht, ist ein Zeichen von Burn-out, ebenso wie das Unvermögen, delegieren zu können. Betroffene Menschen finden weder für sich selbst noch für die Familie Zeit und lassen auch oft die entsprechenden Bedürfnisse vermissen. Die nicht vorhandenen Erholungsphasen machen sich zunehmend bemerkbar, sodass der Betroffene nicht mehr auf seine Mitmenschen eingehen kann. Viele fühlen sich dann als Versager. Das wiederum führt zu Schuldgefühlen und kann bis zur Entfremdung von sich selbst, der Depersonalisation führen. Der betroffene Mensch reagiert auch gegenüber seinen Arbeitskollegen und den Familienmitgliedern sehr negativ und zynisch und zieht sich oftmals zurück. Der nächste Schritt im Teufelskreis des Burn-out-Syndroms ist vorgegeben: Die Depersonalisation führt zu abnehmender Motivation und Leistungsfähigkeit, die psychosomatischen Beschwerden mehren sich und werden unter Umständen mit Alkohol und Beruhigungsmitteln „betäubt". Am Ende kann sogar das Vollbild der Depression stehen. Viele Fehler in der Berufswelt enstehen schlicht und einfach aus Überforderung und Übermüdung. Autounfälle, Bahnkatastrophen und Flugzeugabstürze oder medizinische Fehler sind oft das Resultat überlasteter, „ausgebrannter" Menschen und weniger ihrer Unwissenheit. In der Presse wird dann ein solcher Fehler als menschliches Versagen bezeichnet und dem Verursacher Inkompetenz vorgeworfen.

Lassen Sie es in Ihrem Leben nicht bis zur völligen Erschöpfung kommen, Sie gefährden sich selbst und Ihre Umwelt.

Der erste Schritt zum Ausbruch aus diesem Teufelskreis ist – wie so oft im Leben – die Selbsterkenntnis. Diese Einsicht setzt allerdings Ehrlichkeit zu sich selbst voraus. Die notwendige Unterstützung für den Prozess der Selbstfindung kann in der eigenen Familie liegen oder auch in Hilfe von außen. Dabei ist eines sehr wichtig: den Mut zu haben, sich abzugrenzen und auch einmal „Nein" zu sagen. Ein wahrer Meister der Selbsterkenntnis war Ignatius von Loyola, der Ordensgründer der Jesuiten. Meditative Selbsterforschung ist Teil jesuitischer Lebensweise und die Jesuiten sind noch heute für ihre Geistesschärfe berühmt. Das Sich-vor-Augen-Führen von Wesenszügen und Schwächen im Sinne des Ignatius von Loyola kann helfen, dem Burn-out-Syndrom vorzubeugen und soll daher an dieser Stelle nicht unerwähnt bleiben.
Gehen Sie nun die folgende Checkliste durch und überprüfen Sie, ob Sie Burn-out-gefährdet sind.

Selbsttest für Burn-out-Syndrom

1) Meine Arbeit laugt mich aus.
2) Ich bin „fertig" am Ende eines Arbeitstages.
3) Ich fühle mich schon erschöpft, wenn ich morgens aufstehe.

4) Es verlangt von mir Kraftaufwand, mit Menschen zu arbeiten/zusammenzuarbeiten.
5) Ich empfinde mich ohne psychische und physische Reserven für meine Arbeit.
6) Ich befürchte, dass meine Arbeit mich innerlich verhärtet.
7) Ich bin enttäuscht von meinem Beruf.
8) Ich denke, dass ich beruflich zu viel arbeite.
9) Es bedeutet für mich zu viel psychische Belastung, mit Menschen zu arbeiten.
10) Ich bin am Ende meiner Fahnenstange angelangt.

Wenn Sie mehr als 5 Fragen mit „Ja" beantworten können, sind Sie schon an der Grenze Ihrer Belastbarkeit angelangt und sollten Ihre Lebensführung und/oder Ihre Arbeitsweise überdenken.

Was das Arbeiten und Ruhen anbelangt, kann sich der moderne Mensch auch an der Regel des heiligen Benedikt ein Vorbild nehmen. Benedikts Formel *„ora et labora“*, „bete und arbeite“, ist ohne Übertreibung bis heute ein erfolgreiches Programm, sein Arbeitsleben zu gestalten. Wenn man sich an *„ora et labora“* hält, hat man eine sehr spezielle Form des Zeitmanagements, des Controllings und mentalen Trainings gefunden. Der große Heilige von Montecassino, Benedikt, war in vielem erfolgreich, und er hat wohl auch einen der erfolgreichsten Slogans der „Arbeitsgeschichte“ formuliert. *„Müßiggang ist der Feind der Seele“*, und er unterstrich dabei nur seine wichtigsten Empfehlungen. Und in der Tat, die Mönche waren fleißige Menschen. Allerdings hielt der heilige Benedikt nicht viel von mehr als 6 Stunden Arbeit pro Tag, umso mehr aber von der Regelmäßigkeit, seine Aufgaben zu erledigen. In einem Kloster wird niemand zu einem *Workaholic*, dem beugt schon die Vielzahl von Gebeten vor. Ganz anders in der heutigen Zeit, die voll ist von gestressten Managern, die nervös getrieben von ihren Terminkalendern von einem M*eeting* zum nächsten hetzen. Ein regelmäßiger Tagesablauf, an dem sich der Körper orientieren kann, geht dabei verloren.
Arbeit kann viel bedeuten: Sicherheit für sich und seine Familie, Zufriedenheit mit seiner Tätigkeit, Freude am Schaffen und Wirken und Genugtuung, anderen zu helfen. Aber es kann sich auch ins Gegenteil umkehren. Heutzutage findet man viel öfter arbeitsgeplagte Menschen als solche, die durch ihre Arbeit glücklich und zufrieden sind. Dabei macht Arbeit glücklich und hält gesund. Es gibt groß angelegte Unter-

suchungen, die aufzeigen, dass Menschen, die mit ihrer Arbeit und an ihrem Arbeitsplatz glücklich sind, ein stabileres Immunsystem haben und seltener krank werden. Sie haben auch statistisch belegt weniger Depressionen und zeigen weniger Missbrauch von Suchtmitteln wie Alkohol und Nikotin und anderen Medikamenten. Arbeitende Menschen, die zufrieden sind, haben auch meist ein intaktes Familienleben und stabilere Freundschaften. Es gibt auch tatsächlich Messbares: Blutdruck und Puls sind bei regelmäßiger und zufriedenstellender Arbeit im Normbereich, es werden weniger Stresshormon Cortisol und andere gefäßschädigende Substanzen gebildet. Die Magensäureproduktion läuft nur dann auf Hochtouren, wenn sie tatsächlich zum Verdauen gebraucht wird. Zusammengefasst kann man sagen, dass Arbeit im Grunde zufrieden machen soll und damit zu einem gesunden Leben beitragen kann. Allerdings ist auf Ruhe und Regelmäßigkeit zu achten.
Das Gebot zur Ruhe und zum Nachdenken gibt es auch in anderen Kulturen: Im Buddhismus ist die Meditation – verbunden mit einer bestimmten Körperposition – ein integraler Bestandteil der Philosophie. Es entspricht der Sabbat-Ruhe, welche die Christen aus dem Alten Testament übernommen haben.

- Erkennen Sie den Sinn von Urlaub und Erholung und nützen Sie die Zeit auch für sich und Ihre Familie.
- Vermeiden Sie es, müde und abgeschlagen aus dem Urlaub zurückzukehren.
- Füllen Sie die arbeitsfreie Zeit mit Aktivitäten aus, die Körper und Seele entlasten und nicht belasten.
- Nützen Sie mindestens einen Tag pro Woche zur Erholung und Entspannung.
- Erkennen Sie rechtzeitig Übermüdungserscheinungen und berufliche oder familiäre Überlastungen.
- Leben Sie Ihren Kindern Erholung und Entspannung vor, so lernen sie am Beispiel der Eltern.
- Gleiten Sie aber nicht in Lethargie und Müßiggang ab – „carpe diem" würde der Lateiner sagen.

Das vierte Gebot

Ohne dass man es merkt, ist das vierte Gebot, sei es durch die biotechnologische Forschung, sei es durch wahnwitzigen Egoismus, in Gefahr.

Das Jahr 2010 ist von der WHO als jenes Jahr berechnet worden, in dem es zu einem explosionsartigen Ansteigen der über 85-Jährigen in den G7-Staaten kommen wird. Die Alterspyramide verschiebt sich dramatisch, es wird viel mehr ältere als jüngere Menschen geben. Wenn nicht vorgearbeitet wird, ist Gefahr in Verzug, dass der Generationenvertrag von einer wilden und auch nicht mehr utilitaristisch denkenden Jugend gekündigt wird, die nicht bereit ist, für die immer größer werdende Schar alter Menschen, die sich in einem pensionsähnlichen Zustand befinden, zu sorgen. Die Radikalität, mit der dieses Gebot in Frage gestellt wird, scheint in den asiatischen Ländern höher zu sein als in den europäischen.

Das vierte Gebot wendet sich ausdrücklich an die Kinder und betrifft ihre Beziehung zu Vater und Mutter, denn diese ist die grundlegendste aller Beziehungen. Es schließt auch die Verwandtschaftsbeziehungen mit den übrigen Familienmitgliedern ein. Es verlangt, den älteren Verwandten und Vorfahren Ehre, Liebe und Dank zu erweisen. Im weiteren Sinne schließt dieses Gebot auch die Pflichten von Eltern, Lehrern, Vorgesetzten, Behörden und Regierenden mit ein, all jener also, die über andere Menschen oder über eine Gemeinschaft Autorität ausüben. Es wird auch auf die Familie als die Urzelle des gesellschaftlichen Lebens eingegangen. Sie ist die natürliche Gemeinschaft, in der Mann und Frau zur Hingabe der Liebe und zur Weitergabe des Lebens berufen sind. Die Autorität, die Beständigkeit und das Gemeinschaftsleben innerhalb der Familie bilden die Grundlage von Freiheit, Sicherheit und Brüderlichkeit innerhalb der Gesellschaft. Die Familie ist die Gemeinschaft, in der man von Kind auf lernt, sittliche Werte zu achten und Freiheit richtig zu gebrauchen. Das Familienleben ist eine Einübung in das gesellschaftliche Leben. Die Familie soll so leben, dass ihre Mitglieder lernen, sich um Junge und Alte, um Kranke, Behinderte und Arme zu kümmern und sich ihrer anzunehmen. Es gibt zahlreiche Familien, die zeitweilig nicht im Stande sind, diese Hilfe zu leisten. Dann ist es Sache anderer Personen oder Familien, subsidiär auch Sache der Gesellschaft, für die Bedürfnisse dieser Menschen zu sorgen. *„Ein reiner und makelloser Dienst vor Gott, dem Vater, besteht darin: für Waisen und Witwen zu sorgen, wenn sie in Not sind, und sich durch jede Befleckung durch die Welt zu bewahren“* (Jak 1,27). So viel zur Theorie.

Die Realität des „alten“ Kontinents sieht anders aus. Wenn sich in gar nicht allzu langer Zeit Europa in einen Geschichtspark verwandelt haben wird, kommt die Stunde des vierten Gebotes auf diesem Kontinent.

Es ist unwahrscheinlich, dass eine immer kleiner werdenden Schar von berufstätigen Menschen willens bleibt oder in der Lage sein wird, die finanzielle Solidarität für die immer mehr werdenden Bewohner eines pensionären Jurassic Parks zu übernehmen.

Europa – der greise Kontinent

1950 hatte das nichtkommunistische Europa noch doppelt so viele Einwohner wie die USA, nach vorsichtigen Schätzungen wird die USA die um Osteuropa erweiterte Europäische Union im Jahre 2040 überflügeln, nach weniger vorsichtigeren bereits um 2030. Entscheidend sind jedoch nicht die absoluten Zahlen, sondern die Trends und die Altersverteilung – wie das sehr vorsichtige Wirtschaftsjournal *The Economist* berichtet. Der einschneidende Abfall der europäischen Bevölkerungszahl ist im Jahr 2025 zu erwarten, was eine schrumpfende Wirtschaft, einen zurückgehenden Konsum und einen sinkenden Wert von Kapital mit sich bringt. Heute ist das Durchschnittsalter der europäischen Bevölkerung 35,5 Jahre, im Jahre 2050 werden es 52,7 Jahre sein. Ob sich die Jugend dort – auch psychologisch gesehen – überhaupt noch zu Hause fühlt und nicht in Kontinente der Gleichaltrigen auswandern wird – so zum Beispiel in die Vereinigten Staaten, wo das durchschnittliche Lebensalter im gleichen Jahr 2050 mit 36,2 berechnet ist – bleibt abzuwarten. Natürlich werden Besucher ab und zu in diesen Altenpark der Vorzeit zurückkehren. Ähnlich wie man heute Wüstenrandgebiete oder einsame Bergtäler besucht. Das Zentrum des jugendlichen Lebens wird allerdings woanders sein, und die Frage ist berechtigt, wer sich um die verbliebenen Alten sorgen wird können.
Die niedrigen Geburtenraten in ganz Europa, am niedrigsten in den südromanischen katholischen Ländern, wo die Frauen immer noch am schlechtesten stehen, sind so etwas wie gelebter Pessimismus, eine Haltung, die sich gut mit jenem Selbstverwirklichungsstreben verträgt, die das mitnehmen will, was der Tag noch bietet.
Kulturen sind in der von uns überblickbaren Geschichte immer wieder in ähnlicher Weise zu Grunde gegangen, und wir dürfen nicht in Traurigkeit verfallen, dass nun auch für Europa die Glocken zu läuten beginnen. Allerdings sind dies auch die Alarmglocken für das vierte Gebot, denn der Alterskonflikt, der in frühen Kulturen brutal gelöst wurde, steht nun auch in Europa am Programm. Das überalterte und langsam

sich entleerende Europa wird – wie eine deutsche Zeitung es formulierte – zu einem wunderschönen Geschichtspark werden, in dem arbeitseifrige Amerikaner und Asiaten Erholung und Besinnung suchen, ähnlich wie die Römer der Kaiserzeit nach Griechenland reisten, wo sie ein entleertes und von Seuchen geplagtes Sparta und Delphi, mit Geschichtsbüchern im Gepäck und Versen auf den Lippen, besuchten. „*Wo immer wir eintreten, treffen wir auf irgendeine Geschichte*", schrieb schon Cicero über die in sich zusammengesunkenen Ostländer.
Demographische Entleerungen gab es auch im Italien der Spätrenaissance und im Spanien des 17. Jahrhunderts nach dem Ende der Goldströme aus Südamerika. Damals gab es noch keinen Generationenvertrag. Die anstehenden Probleme zwischen Jung und Alt wurden entweder aus religiösen Gefühlen geregelt oder der Brutalität der Geschichte überlassen. Im Unterschied zu damals, als Seuchen, Pest und massive wirtschaftliche Veränderungen demographische Großveränderungen verursachten, ist es heute in Europa die zur Ideologie gewordene Überzeugung, dass Selbstverwirklichung und Reproduktion nur bedingt vereinbar sind – was zu einem demographischen Kollaps führt, der nicht unbedingt melancholisch beklagt werden muss, der allerdings den Generationenvertrag, so wie er sich jetzt stellt, hinterfrägt, ja sogar unnötig macht. Vielleicht ist auch nicht zu viel Pessimismus angesagt, denn wenn Europa viel Raum und wenig Menschen bietet, dann könnten sich von irgendwo schon junge Leute finden, die bei künftigen Flutkatastrophen die 80- und 90-Jährigen des großeuropäischen Jurassic Parks aus ihren Häusern tragen und bergen. Da es nicht anzunehmen ist, dass Einwanderungswellen von Amerika nach Europa stattfinden werden, ist der weitere Zustrom der an Jugend reichen, sonst aber armen islamischen und afrikanischen Ländern nach Europa ein vermutliches Szenario und muss nicht aus ethnischen, wohl aber aus ideologischen Gründen andiskutiert werden. Besitzt die kollektive Geistigkeit dieser Kulturen, die über kurz oder lang Europa übernehmen werden, Begriffe wie Solidarität, Altruismus und Verantwortung für gesundheitlich und sozial Schwache, geistige Güter, die sich in Europa die Menschen unter großen Opfern nach jahrhundertelangen Kämpfen angeeignet haben und die in der unsrigen Geistigkeit akzeptiert sind?

Werden die nach Europa Einwandernden unsere Geistigkeit, unsere Solidarität und unseren Humanismus teilen?

Der medizinisch-gesellschaftliche Hintergrund, den das vierte Gebot beschreibt, ist nicht nur für die Zukunft Europas, sondern auch für die heutige Zeit interessant. Ein Faktum ist nämlich, dass die Zahl der Alleinerzieher zunimmt und der Wert des Familienverbandes in Frage gestellt wird. Die althergebrachte Konstellation einer Familie, bestehend aus Vater, Mutter und Kindern, wird immer häufiger vom modernen Konglomerat der „Patchwork-Familie“ ersetzt. Durch Scheidung und Wiederverheiratung von Frauen und Männern, die oftmals selber schon Kinder haben, durch erneute Zeugung „gemeinsamer“ Kinder entsteht eine Art heterogener Großfamilie, die allerdings nicht natürlich gewachsen ist, sondern eben „zusammengestückelt“ wurde. Das Konfliktpotenzial bei solchen Familienbanden ist höchstwahrscheinlich um einiges höher als in der traditionellen Familienform.

Der Stellenwert der Familie

Im angesehenen wissenschaftlichen Fachblatt *The Lancet* wurden in einer Studie Kinder allein erziehender Eltern untersucht. Dabei kam – trotz größter Bemühungen allein erziehender Elternteile – Erschreckendes zu Tage: Die Kinder aus solchen Konstellationen sind doppelt so häufig von psychischen Störungen betroffen wie jene Kinder, welche mit Vater und Mutter aufwachsen. Auch haben Kinder von Alleinerziehenden eine doppelt so hohe Selbstmordrate und werden 3- bis 4-mal häufiger von Drogen abhängig. Die schwedischen Epidemiologen des *National Board for Health and Welfare* haben im Rahmen ihrer Untersuchung Daten von 65.000 Kindern von Alleinerziehern und Daten von 920.000 Kindern, die mit Vater und Mutter groß werden, untersucht. Eine der Hauptursachen für die erhöhte psychische Labilität dieser Kinder sehen die Forscher in sozioökonomischen Faktoren. Ein alleinerziehender Elternteil ist oft wirtschaftlich nicht in der Lage, in der heutigen Konsumgesellschaft seinem Sprössling all das zu bieten, was die Gesellschaft „fordert“. Wir alle wissen, welch einem Konsumationsdruck bereits Grundschüler ausgesetzt sind. Kann nun der alleinerziehende Vater oder die allein erziehende Mutter seinem/ihrem Kind nicht alles sofort und jetzt kaufen, so fühlt sich das Kind bald benachteiligt und von der Klassengemeinschaft verachtet.
Interessant ist auch eine Entwicklung, der wir in der nächsten Zukunft vermehrt ausgesetzt sein werden. Es wird nämlich zukünftig Kinder geben, die mehrere Väter und Mütter haben können. Die moderne

Medizin mit den Methoden der künstlichen Befruchtung macht dies möglich. Im Extremfall könnte ein solches Szenario wie folgt aussehen: Eine Frau spendet ihre Eizellen. Diese werden befruchtet, um sodann als Embryo einer weiteren Frau eingesetzt zu werden. Diese Frau, auch Leihmutter genannt, trägt nun das Kind aus, bringt es zu Welt, damit das Neugeborene von einer dritten Frau adoptiert werden kann. *„Mater semper certa est“* (Die Mutter ist immer sicher) sagt eine lateinische Weisheit. Allerdings wird dieser Spruch durch die modernen Möglichkeiten in Frage gestellt.
Bei den „Vätern“ ist es nicht ganz so kompliziert, denn da gibt es nur zwei Möglichkeiten, einen leiblichen Vater zu haben: Entweder es ist jener Mann, der mit der Mutter das Kind gezeugt hat, oder es handelt sich um einen anonymen Spender der Samenzellen. Beim Vater ist „nur“ die genetische Abstammung für das „Vatersein“ wichtig, denn das Austragen und Gebären, das bei Frauen für das Kriterium „Muttersein“ maßgeblich ist, fällt beim Mann weg.

Stabile Familienverhältnisse sind wichtig. Besonders Kinder brauchen Stabilität und Sicherheit in ihrer Familie.

Die gesellschaftspolitischen Konsequenzen sind derzeit noch etwas unübersichtlich, da vielerorts die gesetzlichen Rahmenbedingungen fehlen. Die Medizin ist hier schon wieder einen Schritt weiter, und es ist Aufgabe der gesetzgebenden Kräfte eines jeden Landes, die entsprechenden juristischen Bedingungen zu schaffen.
Allerdings wird die Gesetzgebung den ständig neuen Entwicklungen der Medizin permanent hinterherlaufen müssen; ob Gesetze à la longue in einer komplizierter werdenden biologischen Welt tatsächlich alle Missstände verhindern werden können, bleibt abzuwarten. Den besten Schutz vor Missbrauch bietet hingegen die kollektive Überzeugung der Menschen, dass Grenzen dann nicht überschritten werden dürfen, wenn sie anderen schaden. Dies in der Schule zu vermitteln wäre die beste Lebensversicherung für die alte Generation.
Ideologien kommen über Nacht, sie sind nicht immer klar erkennbar und schleichen sich mitunter auf leisen Sohlen ein. In der heutigen politischen Landschaft Mitteleuropas wird es oft schwer, anhand von Ideologien die einzelnen Parteien zu differenzieren. Beim vierten Gebot fallen – dem subtilen Beobachter – Unterschiede auf. Zwei Ideologien wer-

den zurzeit für das Gemeinwohl – was das vierte Gebot betrifft – vertreten: Einerseits hat die konventionelle Familie oder Partnerschaft mit Kindern nach wie vor ihre Anhänger. Sie zu unterstützen heißt, die Urzelle des Staates zu stärken und zu subventionieren – so die Meinung der einen. Die anderen hingegen überlassen die Prägung, die Erziehung und den Unterricht präferenziell der Gesellschaft. Sie soll die Nestwärme ersetzen, die früher Familien den Kindern gewährten. Deswegen ist es nicht sinnvoll – so die oft vertretene Meinung der anderen – zu viel öffentliches Geld für die Familienerziehung der Kinder flüssig zu machen, besser wäre es, Kinderversorgungsstellen, Krippen und Horte zu schaffen, um der Frau die Berufstätigkeit zu ermöglichen, was auch der Wirtschaft nicht schadet, sondern im Gegenteil hilft. Dazu kommen noch weitere Stimmen, die in der letzten Zeit immer lauter erklingen: Partnerschaft gibt es auch unter gleichgeschlechtlichen Menschen. Sie mögen in der gleichen Weise – auch was die Kindererzeihung betrifft – in die Gesellschaft integriert werden.

Ein großer Freilandversuch, allerdings nicht der genetischen Art, findet mit aller Diskretion statt: Das Familienbild wird ummodelliert, die Erziehung und die Kinder der Gesellschaft, den Lehrern und den Gleichaltrigen überlassen. Die Zweigeschlechtlichkeit einer Partnerschaft wird relativiert und als *ein* Modell von mehreren präsentiert. Man wird sehen, welche Richtung die Entwicklungen der nächsten Jahre nehmen, allerdings muss jetzt schon festgestellt werden, dass das Risiko dieses Experimentes größer ist als so manche molekularbiologischen Versuche. Denn die Nestwärme, die Mutter-Kind-Beziehung und auch die Elternbeziehung, ist über Jahrmillionen von der Evolution gebildet, etabliert und bewacht worden. Welche Auswirkungen es haben wird, wenn dieser alte und mit der Autorität von Jahrmillionen ausgestattete Weg verlassen wird, das abzuschätzen vermag niemand. Allerdings ist es hochinteressant, dass in einem Zeitalter, wo bei jeder Tomate gefragt wird, wie natürlich sie sei, man keine Hemmungen hat, Lebensweisen über Bord zu werfen, hinter denen die ganze Autorität der Natur und der Evolution steht.

Wir wollen auch hier wiederum versuchen, die Ratschläge der Kirche mit dem möglichen Fazit für unser Leben in Einklang zu bringen. Die Kirche hat schon lange erkannt, dass die Beziehung zu den Eltern etwas sehr Wertvolles ist. Eltern haben die schwierige Aufgabe, die leiblichen und geistigen Bedürfnisse ihres Kindes zu stillen, und prägen damit das Kind für das weitere Leben. Dass auch der Mensch jenem Phänomen, das der österreichische Nobelpreisträger Konrad Lorenz bei den Graugänsen als Prägung beschrieben hat, unterliegt, ist unbestritten. Graugänse erkennen jene Bezugsperson, der sie in den ersten Lebenstagen begegnen, von der sie Nahrung und den entsprechenden Schutz bekommen, als Elternteil an und vertrauen diesem ihr Leben lang. Bei jedem Säugetier, das eine Großhirnrinde besitzt, ist dies der Fall, beim *homo sapiens* ist es nicht anders. Wir unterliegen auch einem Prägungsvorgang, der in frühester Kindheit stattfindet. Eltern müssen dem Kind Vorbild sein. Was das Kind von seinen Eltern vorgelebt bekommt, wird als richtig anerkannt und auch nachgeahmt. Dies ist auf alle menschlichen Verhaltensmuster zutreffend, sowohl im Positiven als auch im Negativen. Wächst ein Kind mit einem alkoholabhängigen Elternteil auf, so ist der Alkoholexzess für den jungen Menschen fast etwas Normales. Das Kind wird in diesem Zustand keine Abnormität sehen. Ebenso verhält es sich beim Stehlen, Lügen, Ehebrechen und vielem mehr. Auch der Übergenuss an Nahrung, der zur Fettleibigkeit führt, wird, wenn man in jungen Jahren nichts anderes als Völlerei miterlebt hat, als Normalität angesehen und resultiert wiederum in Fettleibigkeit der Nachkommenschaft. Es ist also nicht egal, was man zu Hause vorgelebt bekommt. Selbst bei Tieren gilt das Kriterium, ob sie aus einem „guten Stall" kommen, als hohes Gut. Angesichts des heutigen Zeitgeists scheint der „gute Stall" von Generation zu Generation unwichtiger zu werden.

Das Dilemma der Altenpflege

Im vierten Gebot bekommen wir auch den Auftrag, älteren Familienmitgliedern entsprechende Nächstenliebe, Respekt und Verantwortung entgegenzubringen. Das klingt im ersten Moment selbstverständlich, denn jeder von uns wird meinen, dass er ohnehin „nett" zu Oma und Opa wäre. Das mag im Einzelfall auch durchaus zutreffen. Aber betrachten wir die Aufforderung in einem etwas größeren Zusammenhang, so bedeutet dies, dass wir den Auftrag haben, für die ältere Generation auch wirtschaftlich und gesundheitlich zu sorgen. Das Ganze nennt sich im terminus technicus „Generationenvertrag". Dieser „Vertrag", das ist ja immer wieder in den Medien zu hören, beginnt allmählich gewaltig ins Wanken zu geraten. Den zahlenmäßig immer weniger werdenden jungen und arbeitenden Menschen stehen Jahr für Jahr immer mehr Menschen gegenüber, die in ihren Ruhestand treten möchten. Die Unfinanzierbarkeit des Pensionssystems wird für die junge Generation ein immer größeres Problem und betrifft alle Länder Europas. Die Breite der

Palette an Solidarleistungen erreicht bereits ein nicht mehr zu finanzierendes Ausmaß, sodass sich ein jeder von uns Gedanken machen sollte, wie er auch auf eigenen Füßen stehend die Jahre der Pension finanziell bestreiten kann. Die Selbstverständlichkeit, dass alte, kranke Menschen im Kreise der Familie betreut werden, ist nur bei ganz wenigen Realität. Dramatisch sinkt auch die Bereitschaft der jungen arbeitenden Generation, die Pflege alter Familienmitglieder zu übernehmen. Zum einen haben sie selber einen Beruf, der sie zeitlich sehr fordert, und zum andern haben junge Menschen kaum eine Beziehung zu ihrem alten Großelternteil, da dieser ja nie in einem gemeinsamen Haushalt gelebt hat. Damit die junge Generation in späteren Jahren einmal für einen kranken und gebrechlichen alten Menschen mit entsprechender Zuneigung sorgen kann, ist auch eine bestimmte Form der Prägung notwendig, erworben im Familienverband. Der mitteleuropäische Begriff von Individualethik hat viele Aspekte – ein Detail besteht zweifellos auch darin, dass die wirksamste Hilfe und Zuneigung für Menschen durch Menschen selbst erfolgt. Dass es allerdings Kulturen gibt, in denen auch das der Maschine übergeben wird, soll in die multikulturelle Diskussion um das vierte Gebot einfließen.
Während in Japan die Lebenserwartung kontinuierlich steigt, sinkt auf der anderen Seite in vielen Familien der Platz in den engen Häusern, die Alten mitzuversorgen, gleichzeitig sinkt auch dramatisch die Bereitschaft, dies zu tun. Offenbar mit der asiatischen Geistigkeit vereinbar ist eine Alternative aus dem Dilemma: Maschinen und Sensoren übernehmen die Seniorenpflege – und könnten mitunter auch für Europa als Vorbild angedacht werden.
Für rund 250.000 Yen pro Monat (knapp 2.000 Euro) wurde 80 betagten Japanern mit einem Durchschnittsalter von 82,5 Jahren bereits dieser „Prototyp“ angeboten. Vielfältige elektronische Helfer, allesamt von *Matsushita*-Technikern entworfen, bekannt durch Marken wie *Panasonic* aus der Nähe von Osaka, haben bereits den sozialen Dienst aufgenommen. Ein lückenloses System von Infrarotsendern und Bewegungsmeldern, das ohne aufdringliche Videokameras auskommt, verrät dem Pflegepersonal, wer sich gerade wo aufhält. Die Betten der dementen Bewohner sind mit Gewichtssensoren ausgestattet, sodass man im Kontrollraum bemerkt, wenn einer von ihnen aus dem Bett fällt. Geistern nachts Greise über die Flure, werden sämtliche Außentüren automatisch verriegelt. Am stillen Örtchen wiederum kontrollieren Bewegungsmelder, dass niemand zu lange sitzen bleibt. Schmale Sensorbänder, die im Schritt getragen werden und auf Nässe reagieren, mahnen das Windel-

wechseln ein. Gleichzeitig ermittelt das System auch den Urinier-Rhythmus.

Über jeden Bewohner wird ein elektronisches Dossier geführt, das auf eine CD gebrannt und den nahen Verwandten zur Verfügung gestellt wird, die sich dann am Computer ein Bild darüber machen können, wie es Oma und Opa geht.

Um den Besuch der Angehörigen reduzieren zu können, ohne dass die Alten in eine Depression kommen, wurden von Matsushita Computer entwickelt, die mit menschenähnlicher Gestik und mit Mikrophonen ausgestattet sind. Dem Roboter, der dem beliebten Wombat des örtlichen Zoos nachempfunden wurde, hat man nicht nur die Aufgabe vermittelt, Zuneigung zu symbolisieren, sondern auch das Gehirn der Senioren in Trab zu halten. Über ein Kontrollzentrum wird objektiviert, ob Oma und Opa noch konditioniert sind, sich ausreichend mit dem „Menschenersatz“ zu unterhalten.

Berichten zufolge sind diese Roboter ein guter Ersatz für Enkelkinder. Die Heimbewohner konnten gar nicht genug davon bekommen, und die Ingenieure meinen, es sei nun an der Zeit, mit der Massenproduktion solcher Roboter zu beginnen. Denn die Maschinenliebe tut angeblich den Alten besser als die Einsamkeit: Jene Senioren, denen der Teddybärcomputer die Zeit vertrieb, hatten mehr Immunzellen im Blut. Eine Vision für Europa?

- Der Wert einer intakten Familie für die psychische und physische Gesundheit der Kinder kann nicht hoch genug eingeschätzt werden.
- Erziehung heißt Beispiel geben. Bemühen Sie sich als Elternteil, Ihren Kindern ein gutes Beispiel zu sein.
- Schaffen auch Sie ein angenehmes Klima am Arbeitsplatz. Jeder von uns trägt dazu seinen Teil bei.
- Gehen Sie mit Freude Ihrer Arbeit nach. Arbeit ist ein Teil Ihres Lebens – Freizeit ein anderer.
- Sorgen Sie rechtzeitig selbst für Ihre Zeit als Pensionist vor. Das soll kein Werbespruch einer Versicherungsgesellschaft sein, sondern trifft den Ernst der Lage.

Das fünfte Gebot

Das fünfte Gebot ist eines der schwerwiegendsten, unumstößlichsten und wird dennoch so oft gebrochen, der Bruch mit dem Gebot oftmals sogar glorifiziert.

„Das menschliche Leben ist heilig, weil es von seinem Beginn an der Schöpfermacht Gottes bedarf und für immer in einer besonderen Beziehung zu einem Schöpfer bleibt, seinem einzigen Ziel. Nur Gott ist der Herr des Lebens von seinem Anfang bis zu seinem Ende: Niemand darf sich, unter keinen Umständen, das Recht anmaßen, ein unschuldiges menschliches Wesen direkt zu zerstören“ (DnV inter. 5) – so legt hingegen der katholische Katechismus wohl zu Recht dar. In der Bergpredigt erinnert der Herr an das Gebot: *„Du sollst nicht töten“* (Mt 5,21) und fügt das Verbot des Zornes, des Hasses und der Rache hinzu. Christus verlangt sogar von seinem Jünger, auch die andere Wange hinzuhalten und seine Feinde zu lieben (Mt 5, 44).

Ein Problem besteht heute zunehmend in der stillen Duldung, der Glorifizierung von Verstößen gegen das fünfte Gebot.

Verstöße gegen das fünfte Gebot werden im Großen vollzogen; die Tageszeitungen berichten tagtäglich darüber. Verstöße können aber auch im Kleinen, Alltäglichen stattfinden und sind deswegen nicht minder gefährlich, denn sie unterminieren die Moral einer Gesellschaft.

Gewalt im Alltag

Eine jüngst veröffentlichte Studie ist so aktuell und so herausfordernd, dass sie, in das fünfte Gebot reichend, hier erwähnt werden soll. Können, dürfen oder müssen sich Kinder in den frühesten Jahren Brutalität im Fernsehen und anderen elektronischen Medien ansehen, so führt dies bereits in der frühen Adoleszenz zu einer erhöhten Gewaltbereitschaft, häufigeren Gewalttaten und öfter zu Kriminalität. Diesen Punkt muss unsere Gesellschaft in besonderer Weise ernst zu nehmen beginnen, wenn sie verhindern möchte, dass Egomanen und Aggressoren den Ton in den nächsten Generationen angeben. Klarer als mit einer prospektiven Untersuchung dies der Fall war, kann wohl nicht demonstriert werden, dass die Brutalität von Menschen formbar ist und in den ersten Lebensjahren offensichtlich entscheidend moduliert werden kann. Das Verbot für Gewalt im TV, vor allem das Verbot für jene elektronischen Spiele, mit denen andere Menschen zerstört, getötet und deshonoriert werden können, muss auf die Tagesordnung von Ethikkommissionen. Wie die Graugänse von der Mutter den Gang und die Futtersuche erlernen, eignen sich die Menschenkinder über Print- und elektronische Medien jene Verhaltensmuster an, mit denen man treffsicher das fünfte Gebot übertreten und den Mitmenschen beleidigen kann.

Das Tötungsverbot in der Naturwissenschaft

Neben dieser offensichtlichen Problematik ist das fünfte Gebot auch auf brandaktuelle Fragen, die sich aus dem naturwissenschaftlichen Fortschritt ergeben, anwendbar. Im Katechismus der katholischen Kirche ist nachzulesen, dass das menschliche Leben von Anbeginn der Empfängnis an absolut zu achten und zu schützen ist. Schon im ersten Augenblick seines Daseins sind dem menschlichen Wesen die Rechte der Person zuzuerkennen, darunter das unverletzliche Recht jedes unschuldigen Wesens auf das Leben (DnV 1,1). Auch die Psalmen gehen auf das ungeborene Leben wie folgt ein: „*Noch ehe ich dich im Mutterleib formte, habe ich dich ausersehen, noch ehe du aus dem Mutterschoß hervorkamst, habe ich dich geheiligt*" (Jer 1,5; Ps 22, 10–11). „*Als ich geformt wurde im Dunkeln, kunstvoll gewirkt in den Tiefen der Erde, waren meine Glieder dir nicht verborgen*" (Ps 139,15).

Der Katechismus sagt somit, dass der Embryo schon von der Empfängnis an wie eine Person behandelt werden muss. Er ist wie jedes andere menschliche Wesen im Rahmen des Möglichen zu schützen, zu pflegen und zu heilen. Weiters wird im Katechismus auch auf die vorgeburtliche Diagnostik, die Präimplantationsdiagnostik, eingegangen. Hier ist zu lesen: „*Die vorgeburtliche Diagnostik ist sittlich erlaubt, wenn sie das Leben und die Versehrtheit des Embryos und des menschlichen Fötus achtet und auf den Schutz und die Sorge für den einzelnen Embryo ausgerichtet ist, ... aber sie steht in schwerwiegender Weise im Gegensatz zum Moralgesetz, falls sie – je nachdem wie die Ergebnisse ausfallen – die Möglichkeit in Erwägung zieht, eine Abtreibung durchzuführen. So darf eine Diagnose nicht gleichbedeutend mit einem Todesurteil sein.*"

Sogar die viel diskutierte Zeugung von Embryonen für weitere medizinische Zwecke und Verwendungen wird im Katechismus besprochen: *„Es ist unmoralisch, menschliche Embryonen zum Zwecke der Verwertung, als frei verfügbares biologisches Material herzustellen."*

Mit diesen klaren Aussagen legt sich die christliche Tradition eindeutig fest, und es ist auch dem heutigen Wissenschaftler klar, dass das menschliche Leben bereits vor der Geburt beginnt. Allerdings scheiden sich über das genaue „Wann" neuerdings die Geister. Und die katholische Lehre könnte in diesem Punkt möglicherweise von der Geschwindigkeit des Erkenntniszuwachses der Naturwissenschaften überholt worden sein.

Ein innerkirchliches Gespräch, wann das Leben nun wirklich beginnt, wäre sinnvoll. Die Lehrmeinung hat sich in der Vergangenheit hauptsächlich an den Genen orientiert – dies ist allerdings zu wenig, wie man heute weiß.

Die Definition des Beginns menschlichen Lebens mit der Vereinigung von Ei- und Samenzelle könnte ins Wanken geraten. Tatsächlich ist bekannt, dass wesentlich später in der Frühschwangerschaft molekulare Signale der Mutter durch die Gebärmutter hindurch dem Embryo nicht nur mitgeteilt, sondern diese auch in sein Genom eingeschleust werden. Es scheint also im Menschwerdungsprozess eine dritte, maternale Komponente zu geben, die vor wenigen Jahren noch unbekannt war. Allerdings wäre damit der Punkt des Beginns menschlichen Lebens nicht bei der Befruchtung der Eizelle, sondern später anzusetzen. Haben Ahnungen den großen Katecheten des Katholizismus, Augustinus, vor Jahrhunderten dazu bewogen, den Beginn menschlichen Lebens ebenfalls weit später anzusetzen als die Kirchenmeinung dies heute tut? Klar ist, dass sich die Frage nach dem Beginn des Lebens ebenso wie die Frage nach dem Ende immer nur am aktuellen Wissensstand orientieren kann. Dieser ändert sich laufend. Dass sich die Amtskirche um den Embryonenschutz bemüht, ist sinnvoll und in unseren Breiten auch wichtig. Schließlich hängt das kollektive Bewusstsein, wie man mit Leben umgeht, auch davon ab.

Im Lichte dieser Tatsache soll zwar keiner völligen Freigabe der Embryonenforschung das Wort geredet werden, aber auch die radikale Ablehnung dieser Forschungsrichtung ist zu hinterfragen.

Allerdings müssten die Fernrohre der vatikanischen Sternwarte auch jene galaktischen Katastrophen registrieren, die in Verletzung des fünften Gebotes auf uns zukommen und die zu thematisieren die Weltkirche offensichtlich nicht in der Lage ist. Zu den Detonationen gehören das sekündliche Verhungern von Kindern und Menschen, das wirtschaftliche Aufgeben ganzer Kontinente und die Verabsolutierung des ökonomischen Gewinns als oberste Maxime unseres Handelns.

Sind der Kirche die furchtbaren globalen Verletzungen des fünften Gebotes in ihrer Tragweite überhaupt bekannt und bewusst?

Einen wichtigen Stellenwert im Christentum nimmt auch der Umgang mit Todkranken und Schwerkranken ein, und auch über Euthanasie wird im Katechismus der katholischen Kirche Auskunft gegeben: *„Menschen, die versehrt oder geschwächt sind, brauchen besondere Beachtung. Kranke oder Behinderte sind zu unterstützen, damit sie ein möglichst normales Leben führen können. Die direkte Euthanasie besteht darin, dass man aus welchen Gründen und mit welchen Mitteln auch immer dem Leben behinderter, kranker oder sterbender Menschen ein Ende setzt. Sie ist sittlich unannehmbar. Selbst wenn voraussichtlich der Tod unmittelbar bevorsteht, darf die Pflege, die man gewöhnlich einem kranken Menschen schuldet, nicht abgebrochen werden. Schmerzlindernde Mittel zu verwenden, um die Leiden des Sterbenden zu erleichtern, selbst auf die Gefahr hin, sein Leben abzukürzen, kann sittlich der Menschenwürde entsprechen, falls der Tod weder als Ziel noch als Mittel gewollt, sondern bloß als unvermeidbar vorausgesehen und in Kauf genommen wird. Die Betreuung des Sterbenden ist eine vorbildliche Form der Nächstenliebe; sie soll aus diesem Grund gefördert werden.“*

Die Sterbebegleitung ist der humanere Weg – verglichen mit der Sterbehilfe – und sollte in Europa vermehrt andiskutiert werden.

Niemand darf gegen seinen Willen getötet werden, aber darf ein hoffnungslos kranker, schwer leidender Mensch auf eigenen Wunsch getötet werden? Auch wenn die christliche Tradition hier klar und deutlich Stellung bezieht, ist die Frage der Euthanasie eine der ethisch schwierigsten. Jeder weiß, dass für so manchen Kranken der Tod eine Erlösung sein müsste. Umgekehrt ist bekannt, wie oft sich das menschliche Gehirn irrt und so mancher „hoffnungslose Fall" auf wunderbare Weise sich erholt hat. Wie fatal wäre hier die Ausübung der Euthanasie gewesen! Aber wie viel anderes Leid könnte man durch ihre Anwendung beenden? Wie steht es um die Verhinderung von Missbrauch, wenn alle Schranken geöffnet werden würden? Würde der Mensch die Möglichkeiten der Euthanasie für eigene Zwecke entfremden – wie schon so oft in seiner Geschichte? Im Zweifel sollte man sich an der sicheren Variante orientieren. Und diese wäre, die Tötung von Menschen zu tabuisieren.

- **Am Morden sind noch alle Hochkulturen dieses Planeten zerbrochen.**
- **Gewaltverherrlichung in den Medien steigert die Gewaltbereitschaft in der Gesellschaft.**
- **Von Kindern, die mit Gewalt groß geworden sind, ist wieder nur Gewalt zu erwarten.**
- **Im Zweifelsfall ist für das Leben zu entscheiden.**

Das sechste Gebot

Die Erotik ist das Erscheinen des Geistes im Körper – wie Platon es formulierte – und dient der gegenseitigen Kommunikation; Sexualität ist die vornehmste Art, miteinander Kontakt zu halten und zu verkehren. Die Herausforderung unserer Zeit, was dieses Gebot betrifft, ist die „Kommunikationsreduktion". Aus dem Zwiegespräch und dem Dialog der Sexualität wird einseitige egoistische Befriedigung. Die alte Weisheit, dass man selbst dann den höchsten Grad der sexuellen Befriedigung erreicht, wenn dies auch dem Partner zuteil wird, ist nicht nur verloren gegangen, sondern wird gänzlich ad acta gelegt. Nicht die Reproduktion und der Altruismus – der eigene Genuss scheint die wahre Aufgabe sexueller Aktivitäten zu sein. Daran liegt die große Gefahr in der menschlichen Humanität, und auch hier ist das Christentum wieder gefragt. Die Pervertierung sexueller Freuden kann täglich, beinahe in jedem Journal, nachgelesen werden.

Und so erntet man Spott, noch bevor das erste Wort gefallen ist, wenn man über das sechste Gebot spricht. Trotzdem soll es hier artikuliert werden.

Im sechsten Gebot erfahren wir viel über Zweigeschlechtlichkeit, Ehe und Fruchtbarkeit. Bereits im Alten Testament ist ausführlich über die Erschaffung von Mann und Frau im Paradies nachzulesen. Adam und Eva erhielten auch die explizite Anweisung, sich zu vermehren.
„Gott schuf also den Menschen als sein Abbild. Als Mann und Frau schuf er sie" (Gen 1,27). *„Seid fruchtbar und vermehret euch"*, werden wir in der Genesis aufgefordert (Gen 1,28). Der Katechismus der katholischen Kirche ergänzt: *„Jeder Mensch, ob Mann oder Frau, muss seine Geschlechtlichkeit anerkennen und annehmen. Die leibliche, moralische und geistige Verschiedenheit und gegenseitige Ergänzung sind auf die Güter der Ehe und auf die Entfaltung des Familienlebens hingeordnet. Die Harmonie des Paares und der Gesellschaft hängt zum Teil davon ab, wie Gegenseitigkeit, Bedürftigkeit und wechelseitige Hilfe von Mann und Frau gelebt werden. Beide Geschlechter besitzen die gleiche Würde und sind, wenn auch auf verschiedene Weise, Bild der Kraft und der zärtlichen Liebe Gottes. Die eheliche Vereinigung von Mann und Frau ahmt die Freigebigkeit des Schöpfers leiblich nach."*

Im Buche Genesis als auch beim Evangelisten Matthäus ist nachzulesen: *„Der Mann verlässt Vater und Mutter und bindet sich an seine Frau, und sie werden ein Fleisch"* (Gen 2,24). *„Sie sind also nicht mehr zwei, sondern eins"* (Mt 19,6). Es wird auch der Rat gegeben: *„Was Gott verbunden hat, das darf der Mensch nicht trennen"* (Mt 19,6). *„Ihr habt gehört, was gesagt worden ist: Du sollst nicht die Ehe brechen"* (Mt 5, 27–28).

Vom Standpunkt der Evolution ist die Erhaltung der Art das wichtigste Gut des menschlichen Geschlechtes. Sexualität dient der Reproduktion. Dass die geordneten Formen für das Überleben unserer Gattung essenziell sind, liegt auf der Hand. Deswegen soll man sich meditativ ausführlich mit diesem Thema beschäftigen. Zwar fällt auch der Gerechte sieben Mal am Tag – aber sieben Mal erhebt er sich wieder. Keiner ist ein Heiliger. Dies kann aber nicht die Rechtfertigung dafür sein, dass ein sexbesessener Hedonismus unseren Planeten in das reproduktive Chaos führt.

Im Katechismus der katholischen Kirche wird weiter ausgeführt: *„Die Fruchtbarkeit ist eine Gabe, ein Zweck der Ehe, denn die eheliche Liebe neigt von Natur aus dazu, fruchtbar zu sein, denn jeder eheliche Akt sollte von sich aus auf die Zeugung menschlichen Lebens ausgerichtet sein.“* Auch auf die Möglichkeit der Familienplanung wird eingegangen: *„Ein besonderer Aspekt dieser Verantwortung betrifft die Empfängnisregelung. Aus berechtigten Gründen wollen die Eheleute für Abstände zwischen den Geburten ihrer Kinder sorgen. Es ist an ihnen, zu prüfen, ob ihr Wunsch nicht auf Egoismus beruht, sondern der angebrachten Großmut einer verantwortlichen Elternschaft entspricht. Wenn die beiden wesentlichen Gesichtspunkte der liebenden Vereinigung und der Fortpflanzung beachtet werden, behält der Verkehr in der Ehe voll und ganz die Bedeutung gegenseitiger und wahrer Liebe, und seine Hinordnung auf die erhabene Aufgabe der Elternschaft, zu der der Mensch berufen ist.“*

Kinder werden in der Bibel schon immer als ein Geschenk Gottes betrachtet, und das Unvermögen einer Frau, schwanger zu werden, beschäftigte schon die Menschen des Alten Testamentes.
Die Heilige Schrift und die kirchliche Überlieferung sehen in kinderreichen Familien ein Zeichen des göttlichen Segens und der Großzügigkeit der Eltern. Keine Kinder bekommen zu können, ist für Eheleute ein schweres Leid. *„Herr, mein Herr, was willst du mir schon geben? Ich gehe doch kinderlos dahin …“* (Gen 15,2). *„Verschaff mir Söhne! Wenn nicht, sterbe ich“*, ruft Rachel ihrem Gatten Jakob zu (Gen 30,1).
„Forschungsarbeiten zur Behebung der Unfruchtbarkeit sind zu ermutigen“, schlägt auch der Katechismus der katolischen Kirche vor, vorausgesetzt, dass sie *„im Dienst der menschlichen Person stehen, ihrer unveräußerlichen Rechte sowie ihres wahren und ganzheitlichen Wohls gemäß dem Plan und dem Willen Gottes.“* Entsprechend dem wissenschaftlichen Fortschritt der heutigen Zeit wird auch auf moderne Techniken der Fortpflanzungsmedizin eingegangen. Weiters wird auf das Evangelium hingewiesen, wo nachzulesen ist, dass *„körperliche Unfruchtbarkeit kein absolutes Übel ist. Eheleute, die, nachdem sie alle berechtigten medizinischen Hilfsmittel ausgeschöpft haben, weiterhin an Unfruchtbarkeit leiden, werden sich dem Kreuz des Herrn anschließen, dem Quell aller geistlichen Fruchtbarkeit. Sie können ihren Großmut zeigen, indem sie verlassene Kinder adoptieren oder anspruchsvolle Dienste an anderen erfüllen.“*

Die kirchliche Glaubenskongregation wird in Zukunft eine weitere Aufgabe haben: Sie wird zu klären haben, ob es tatsächlich die Befruchtung ist, die den individuellen Menschen begründet. Nach dem derzeitigen medizinischen Wissensstand führt die Befruchtung alleine keineswegs zu einem fertigen Menschen.

Für alle Weltreligionen nimmt die Fruchtbarkeit des Menschen eine zentrale Stellung ein. Und in der Tat ist es auch ein Urbedürfnis des Menschen, sich fortzupflanzen. Wie weit sind wir heute auf diesem hochinteressanten Gebiet der Fruchtbarkeitsforschung und der Erforschung der menschlichen Sexualität tatsächlich? Können wir die Hintergründigkeit der Sexualität im naturwissenschaftlichen Sinne beschreiben? Was ist bei unerfülltem Kinderwunsch machbar? Wo hat die Medizin ihre Grenzen? Diesen Fragen werden wir auf den nächsten Seiten ausführlich nachgehen und versuchen, Antworten zu finden.

Sexualität und Molekularbiologie

Sehr interessante Aspekte tun sich bei der Erforschung der menschlichen Sexualität auf. Welche Erkenntnisse haben wir diesbezüglich gewonnen? Mit der Natur der menschlichen Sexualität befassen sich Forscher, seit es die Sexualität gibt. Auch die Reproduktionsmediziner, die ja direkt beim Entstehen von neuem Leben im Labor dabei sein dürfen, befassen sich damit, aber sie sehen die Welt – so wie andere Zeitgenossen auch – durch die Brille ihrer Disziplin, sie betrachten das Leben unter den Auspizien der Fortpflanzung. Obwohl sich die Kirche schlussendlich der Auffassung nähert, dass die sexuelle Betätigung auch der gegenseitigen Erfreuung von Mann und Frau dient, steht für den Naturwissenschaftler außer Zweifel, dass die Evolution etwas anderes als reinen Lustgewinn vorhatte: nämlich durch die Reize der Sexualität das Überleben der Art zu sichern. Wie die sexuelle Betätigung tatsächlich umgesetzt werden soll und welche Kopulationsformen angenommen werden können, darüber entscheidet ebenfalls Mutter Natur – kühl und ohne Emotionen. Es ist der Selektionsvorteil, der darüber wacht, ob innerhalb einer Art Begattung kreuz und quer und mehrmals am Tag stattfindet, oder ob sich so etwas wie ein monogamer Zug durchzusetzen beginnt. Es existieren Arten, die keineswegs die evolutionären Höhen des Homo sapiens besitzen, in denen aber eine längere Partnerschaft und sexuelle

Treue für das Wohl und das Überleben der Nachkommen von Vorteil ist. Diese Gattungen bevorzugen Zweisamkeit und eine solidarische, eheähnliche Gemeinschaft. Man findet dies vor allem bei Vögeln, aber auch bei einigen niedrigen Säugern und bei manchen Primaten. Auch der Homo sapiens scheint sich zu jener Gruppe durchgerungen zu haben, die sich den Überlebensvorteil von einer geordneten Sexualität und einer – zumindest partiell andauernden – Monogamie verspricht. Für die Natur gibt es einen wichtigen Auftrag, dem es nachzukommen gilt: Die Aufzucht der Kinder darf unter keinen Umständen in Frage gestellt werden. Um der Reproduktion und um des Selektionsvorteils der Nachkommen willen stellte sich beim Homo sapiens eine sexuelle Solidarität ein, die eine zeitliche Kooperation als sinnvoll erscheinen ließ. Das war die Wiege der Monogamie.
Dafür hat die Evolution auch einen Stoff benützt, der in unterschiedlichen Lebensphasen und Lebenssituationen einmal mehr, einmal weniger lang ausgeschüttet wird. Diese Substanz trägt den Namen Oxytocin und ist ein Hormon der Hirnanhangsdrüse. Die Menge des produzierten Oxytocins und seine Rezeptoren im Gehirn korrelieren mit monogamischem Brutverhalten und monogamischer Partnerschaft. Obwohl Sexualität und Monogamie keineswegs einander bedingen, so haben sie doch einiges gemein: Beide dienen der Reproduktion, beide stehen im Interesse des Kindes, und beide reichen weit hinein in die personale Dimension der menschlichen Existenz.

Die Stabilität einer Partnerbeziehung hilft damit letzten Endes der Erhaltung der Art, und deswegen wurde sie von der Natur positiv interpretiert. Dass eine lang dauernde Partnerschaft im Idealfall auch besondere Befriedigung und Glück bescheren kann, liegt auf der Hand.

Es gibt drei Situationen im Leben des Homo sapiens, wo Oxytocin in höchsten Konzentrationen ausgeschüttet wird: Das ist bei der sexuellen Erregung von Mann und Frau, bei der Geburt eines Kindes und während der Zeit des Stillens. Es sind dies Lebenssituationen, in welchen eine Bindung zu einem bestimmten Menschen aufgebaut werden soll. Im ersten Fall ist es der Mensch, mit dem man gerade Sex hat. Wissenschaftlich ist erwiesen, dass es nicht nur bei der Frau, sondern auch beim Mann während des Orgasmus zur Ausschüttung von Oxytocin kommt. In weiterer Folge bewirkt Oxytocin die Freisetzung des so genannten

Nerve Growth Factors, der Assoziationsbrücken im Gehirn bildet. Nerve Growth Factor ist – wie der Name sagt – ein Faktor im Gehirn, der Nerven zum Wachsen anregen kann. Dies bedeutet, dass es bei jeder sexuellen Vereinigung, bei der es zur Ausschüttung von Oxytocin und Nerve Growth Factor kommt, auch zu einer „Bindung“ an den Menschen kommt, mit dem man soeben Sex hat. Die Natur verfolgt damit eigentlich nur ein Ziel: den Nachkommen, die aus dieser sexuellen Vereinigung entspringen, ein Elternpaar zu geben, das für sie da ist und das eine sichere Aufzucht ermöglicht. Es ist wissenschaftlich erwiesen, dass es bei der Frau zu signifikant höheren Dosen an Oxytocin-Ausschüttung kommt als bei Männern. Ob sich davon die häufigere männliche Untreue ableiten lässt, sei dahingestellt.
Bei der Geburt und beim anschließenden Stillakt finden wir dasselbe Verhalten der Natur. Oxytocin und Nerve Growth Factor werden vermehrt gebildet, um eines sicherzustellen: Das Kind soll von seiner Mutter angenommen werden, und es soll die sprichwörtliche Mutter-Kind-Bindung entstehen. Wie wir also sehen, gibt es tatsächlich ein Substrat „in re“, das für die Etablierung von zwischenmenschlichen Verbindungen verantwortlich zu sein scheint. Die personale Dimension, die sich nun aus der Tatsache der Oxytocin- und Nerve Growth Factor-Ausschüttung ergibt, ist für alle Beteiligten oft nicht zu erkennen. Die Natur hat uns leider mit keinem Sinnesorgan ausgestattet, um die direkten Hinweise von Mutter Natur auf dieser Ebene empfinden zu können.

Der Sexualakt bedeutet nicht nur körperliche, sondern auch geistige Vereinigung. Mutter Natur hat den Menschen mit dem Bindungshormon Oxytocin ausgestattet.

Eine weitere Substanz, deren Wichtigkeit beim Sexualakt erkannt wurde, heißt Prolaktin. Auch dieses Peptidhormon aus der Hirnanhangsdrüse wird zum Zeitpunkt des Eisprungs vermehrt gebildet, und man wusste bis vor kurzem noch nicht so recht, zu welchem Zweck. Nun ist man einen Schritt weiter. Es konnte nämlich nachgewiesen werden, dass Prolaktin auch eine neurotrope Wirkung hat und vor allem auf den so genannten Bulbus olfaktorius wirkt. Dies ist die „Riechregion“ im Gehirn, wo Düfte und Geruchshormone, die so genannten Pheromone, registriert und neuronal umgesetzt werden. Wir alle kennen ja Aussagen wie „diesen Menschen kann man nicht riechen“ oder Ähnliches.

Besonders bei der sexuellen Vereinigung ist es der Natur offensichtlich wichtig herauszufinden, ob man den Partner „riechen kann“ oder nicht. Denn von diesem Vorgang hängt es unter anderem ab, ob die beiden Menschen einander mögen oder nicht. Die Natur prüft offensichtlich beim intimsten Kontakt, der zwischen zwei Menschen stattfinden kann, die „Verträglichkeit“ untereinander. Interessant ist ja auch, dass Prolaktin sowie Oxytocin und der Nerve Growth Factor ebenfalls bei Geburt und Stillzeit vermehrt ausgeschüttet werden, wo auch das Riechenkönnen des Babys und damit die Liebe zum eigenen Kind mitbegründet wird. Es ist nämlich tatsächlich so, dass Sexualität nicht nur die kopulative Mechanik zweier Menschen darstellt, die gerade in diesem Moment „Lust“ aufeinander haben, sondern Sexualität bedeutet mehr: Solidarität und Verantwortung. Solidarität dem Menschen gegenüber, mit dem man Sex hat, und Verantwortung gegenüber der Nachkommenschaft, die dem Akt der sexuellen Vereinigung entspringen kann. Es bedeutet aber auch Verantwortung gegenüber jener Gemeinschaft, die sich zum Schutz der Kinder als erfolgreichste evolutionäre Überlebensstrategie herauskristallisiert hat: der Familie.
Aus der naturwissenschaftlichen Erkenntnis heraus, welche große „verbindende Macht“ den Substanzen Oxytocin, Nerve Growth Factor und Prolaktin innewohnt, ergeben sich für das Zusammenleben der Menchen viele interessante Fragestellungen. Was geht im Gehirn jener Menschen vor, die mit zahlreichen Partnern Orgasmen erleben? Ist bei diesen Menschen die „Verwirrung“ danach nicht so groß, dass sie als Endresultat überhaupt nicht mehr beziehungsfähig sind?

Die Sexualgier von heute

Wenn noch Jahrzehnte später der Chefkolumnist der *Zeit*, Fritz J. Radatz, öffentlich seine Betroffenheit darüber – graphotherapeutisch – verarbeiten muss, dass er zwölfjährig von seinem Vater gezwungen wurde, die eigene Stiefmutter zu entkleiden und sie zu beschlafen, dann stellen sich hier Mosaiksteinchen der heutigen Zeit zur Präsentation, die erahnen lassen, dass es beim sechsten Gebot um mehr geht als um Pille, Verbote und hormonelle Entlastung – das sechste Gebot ist das der Personalität und sollte unter diesem Aspekt reevaluiert werden.

Es sind nicht nur die Details, sondern auch die fehlende Betroffenheit der heutigen Generation; die Unfähigkeit, zumindest im basalen Bereich zwischenmenschliche Loyalität und Verlässlichkeit umzusetzen, wird kommentarlos, ja sogar selbstverständlich zur Kenntnis genommen. Besonders bemerkenswert ist dies auch deshalb, weil z. B. den meisten Menschen die Hormonstörung von John F. Kennedy unbekannt ist, die mit einer derartigen sexuellen Sättigungslosigkeit einhergeht – viele Zeitgenossen sehen dies als Normalfall an und sie haben nicht so Unrecht, da dies, was in seinem *„Unvollendeten Leben“* nachlesbar ist, sich täglich in Büroräumen, Schreibstuben, Gasthäusern, Hotelzimmern, ja sogar in der freien Natur beobachten lässt. Der einzige Unterschied: Die Akteure sind keine amerikanischen Präsidenten, wohl aber genauso Zeitgenossen, die über die gleichen hormonellen Steuerungsmechanismen verfügen wie Präsidenten, Minister, Erzbischöfe und Künstler. Die altruistische Humanisierung hormonell induzierter Perversionen – darauf kommt es letzten Endes im sechsten Gebot an.

Die Brutalität der Sexualität wird oft von bekannten Menschen berichtet, allerdings ereignet sie sich genauso tagtäglich im Kleinen.

Es ist einfach Lieblosigkeit, wenn drei Jahre nach seiner Hochzeit während der Schwangerschaft, die letzten Endes mit einer Fehlgeburt endete, der Kindesvater John im Mittelmeer ein „Bacchanal“ feierte, in dessen Verlauf ein ständiges Kommen und Gehen von jungen Mädchen die Regel war. Selbst die Nachricht, dass Jackie ihr Kind verloren hatte, motivierte den Ehemann zunächst nicht, seine Kreuzfahrt zu beenden, um nach Hause zurückzukehren. Erst die Gefahr, dass dies im Präsidentenwahlkampf negativ interpretiert werden könnte, brachte ihn schließlich dazu.

Das sechste Gebot beinhaltet nicht nur die personale Beziehung zum Gegenüber, sondern zieht meist weitere Kreise und betrifft die Kinder, die Familie, den Freundeskreis oder – wie im Beispiel des amerikanischen Präsidenten – eine ganze Nation. Es war der FBI-Chef J. Edgar Hoover, der auf eine Anschuldigung hinwies, dass Kennedy sich mit einem in Deutschland geborenen 27-jährigen Callgirl namens Ellen Rometsch eingelassen habe, das möglicherweise eine ostdeutsche Spionin sei. Rometsch war in der Sowjetzone aufgewachsen, wo sie kommunistischen Jugendgruppen angehörte und angeblich als Walter Ulbrichts Sekretärin gearbeitet hatte, bevor sie in den Westen floh. Sie war eine dunkelhaarige Schönheit, die – so ein Nachrichtenmagazin – Elizabeth

Taylor täuschend ähnlich war. Sie wurde Kennedy von Bobby Parker vermittelt, dessen Hauptbeschäftigung seit langem darin bestand, Senatoren und anderen hohen Regierungsbeamten Callgirls zuzuführen. Öfters in dieser Zeit stattete Rometsch dem Weißen Haus Besuche ab und nahm höchstwahrscheinlich auch an FKK-Poolpartys teil.

Und da war auch Judith Campbell Exner, der man Verbindungen zu Köpfen des organisierten Verbrechens nachwies und die sich mehr als ein Mal mit Kennedy traf.

Die immer häufiger vertretene Meinung, das sechste Gebot sei reine Privatsache, muss hinterfragt werden – in seltenen Fällen können Schicksale von Nationen davon abhängen, sehr oft hingegen die Schicksale anderer Menschen.

Die oben erwähnten Details sind Einzelheiten für Voyeure, der Hintergrund des sechsten Gebotes reicht jedoch weiter.
Macht es nun tatsächlich auch aus naturwissenschaftlicher Sicht Sinn, wie uns die Kirche schon lange predigt, nur mit einem Menschen Sex zu haben? Diese Fragen sind tatsächlich höchst interessant, jedoch derzeit nur teilweise wissenschaftlich zu beantworten. Jeder Mensch sollte versuchen, diese Fragen für sich persönlich zu klären. Da man allerdings weiß, dass Mutter Natur nichts entstehen ließ und schon gar nichts erhält, was nicht für die Gattung Mensch von Bedeutung wäre, so scheint den genannten Verbindungen Oxytocin, Nerve Growth Factor und Prolaktin offensichtlich doch eine tiefere Bedeutung zuzukommen. Es ist nur oft sehr schwierig für uns Menschen, die Werkzeuge der Natur auch richtig zu gebrauchen. Das trifft auch auf die oben genannten Hormone zu.

Die Probleme des sechsten Gebotes reichen weiter, als dies derzeit vermittelt wird und auch weiter als die vielen Kasuistiken, die uns die Regenbogenpresse täglich ins Haus bringt.

Der Untergang der Familie

Nach Platon ist Erotik – und das hat auch etwas mit diesem Gebot zu tun –, das Erscheinen des Geistes im Körper, ein hochsensibler Vorgang, der zutiefst jene Menschen trifft, die bei diesem „Erscheinen" involviert sind – die Partner und auch die aus diesem „Erscheinen" hervorgehenden Kinder. Dem hohen Genuss der dadurch möglichen „Erkenntnis" der anderen Person (beachten Sie, dass im Alten Testament „Erkennen" auch den Geschlechtsakt mitausdrückt) stehen andererseits hohe Möglichkeiten der Tragödie gegenüber – Tragödien der Paare und Tragödien der Kinder.
Es sind jene Tragödien, die sowohl bei Erwachsenen wie auch bei Kindern entstehen. Wenn im Jahr 2001 in Österreich 20.582 Ehen geschieden wurden, dann bedeutet das eine Gesamtscheidungsrate von fast 50 % – was sagen will, dass jede zweite Ehe mit einer Trennung beendet wird. 1985 lag die Scheidungsrate noch bei 30,8 %. Im Jahre 2001 erlebten immerhin 23.715 Kinder die Scheidung ihrer Eltern, während es 1971 weniger als die Hälfte, nämlich nur 11.470 waren.
Die Grundtugenden der europäischen Zivilisation, Toleranz, Solidarität, Zurücknehmen der eigenen Person und idealistische Ziele (in dem Fall die Kinder), schwinden rasant im zwischenmenschlichen Bereich – die Scheidungsrate ist ein Indikator dafür. Natürlich ist es besser, wenn sich Menschen trennen, bevor das Leben zur perpetualisierten Hölle wird, aber oft wäre die Trennung – besäße man charakterliche Kompetenz – nicht unbedingt nötig, sie ist ja oft nur die Bekämpfung eines Symptoms: Die Ehe nach der Scheidung wird erneut geschieden und aus dem gleichen Grund auch die übernächste Ehe. Dieses Karussell kann man täglich beim Aufschlagen einer Zeitung an berühmten Menschen studieren. Hier ist es nicht der einmalige Irrtum, der zu Buche schlägt, sondern eine fehlende Bereitschaft zum Dialog und zum Überdenken und Korrigieren der eigenen Position.
Die meist friktionsreiche Kraftanstrengung der Scheidung vermittelt den Kindern in diesem Zeitfenster auch nicht unbedingt Geborgenheit und Zuneigung – und das Ganze nehmen die heranwachsenden Menschen wahr angesichts einer Welt, die in Wirklichkeit die Erziehung exekutiert, denn der größte Teil der Erziehung passiert durch das, was in der Welt geschieht, und nicht durch das, was erzieherisch beabsichtigt werden soll. Die Gesetze der Welt sind eben in zunehmendem Maße die der Dominanz, der Gier, der Selbstverwirklichung und des egoistischen Denkens und Benehmens. Dies zu ändern ist unmöglich, es hat in ähnlicher

Weise ja auch in der Vergangenheit die Welt die Menschen erzogen, nur besaßen sie jene menschlichen Werte, die – von ihrer Biologie und von ihrer Professionalität – die Familie am besten vermittelt. Gibt es sie nicht mehr, so steht der heranwachsende, zu prägende Mensch (die Verhaltensforschungen von Konrad Lorenz erinnern daran) ungeschützt vor einer Welt des Brutalen.
Die Szenen einer gescheiterten Ehe gleichen sich und spielen das endemische Unvermögen von Problemlösungen wider. Die Vortrennphase ist durch ambivalente Gefühle, Streitereien oder distanziertes Schweigen geprägt. Man fühlt sich genervt, allein gelassen, halbherzige Versöhnungsversuche folgen, die keine Besserung bringen. Die Kinder spüren die Spannung und wissen dabei oft doch nicht genau, was los ist. Wenn kleine Kinder vorhanden sind, wird die wachsende Entfremdung lieber geleugnet – so lange es geht.
Nicht selten bringt eine heimliche Zweitbeziehung das Scheidungsszenario ins Rollen. Dann setzt ein mörderischer Kleinkrieg ein, noch bevor es zum Bruch kommt. Der „unschuldige" Partner ist in seiner reproduktiven Position intuitiv schwer getroffen – dies wieder ins Lot zu bringen, würde eine Intensivausbildung in menschlicher Kommunikation voraussetzen.
Die wirklichen Leidtragenden des übertretenen sechsten Gebotes sind die Kinder. In 20 % aller zerbrechenden Partnerschaften kommt es zu derartig dramatischen Konflikten, dass die Entwicklung des Kindes erheblich gefährdet ist. Frühkindliche Essstörungen sind genauso gravierende Einbußen wie reduziertes Selbstwertgefühl oder lebenslange Beziehungsunfähigkeit. Als Erwachsene befinden sich viele Scheidungskinder in einem emotionalen Dilemma – sie schwanken zwischen ihrer Sehnsucht nach Bindung und einer intensiven Angst, in Liebesdingen zu scheitern wie ihre Eltern. Tatsächlich werden überdurchschnittlich oft aus Scheidungkindern wieder Scheidungsopfer – es fehlt den Kindern eben das erfolgreiche Modell für eine gelungene Partnerschaft, das sie nur in den Prägejahren hätten miterleben können.
Die Folgen der Scheidung zeigen sich oft auch in geschlechtsspezifischer Weise: Jungen leiden häufiger als Mädchen unter Schulängsten und deren Schwierigkeiten, auf die Trennung der Eltern reagieren sie mit destruktivem Verhalten, sie bekommen Wutanfälle, quälen Tiere, lügen notorisch oder laufen weg.
Bei den Mädchen zeigen sich die emotionalen Folgen subtiler – sie behalten ihren Kummer meist für sich, leiden aber unter depressiven Gefühlen, können sich nur schlecht konzentrieren und bekommen Probleme

in der Schule. Diese Reaktionen treten vorübergehend auf und verschwinden mitunter, wenn sich diese Kinder mit der neuen Lebenssituation arrangiert haben.

Die „Pille"

Es gibt noch eine weitere interessante Frage aus diesem Gebiet zu klären. Nämlich: Was hat die „Pille" mit der Partnerwahl zu tun?
Als in den 60iger Jahren das erste Präparat zur hormonellen Verhütung für die Frau auf den Markt kam, war dies ein Meilenstein für die Freiheit und Unabhängigkeit der Frau. „Die Pille", wie sie liebevoll genannt wird, trat einen Siegeszug um die Welt an wie kaum ein Medikament davor. Selbst lebenswichtige pharmazeutische Entwicklungen, die tatsächlich über Leben und Tod eines Menschen entscheiden können, haben nicht solche Furore gemacht wie die „Pille". Erst in jüngster Zeit ist dies einem Medikament erneut gelungen, und es ist wiederum keine lebenswichtige pharmazeutische Errungenschaft, sondern nennt sich Viagra®, das Medikament gegen Impotenz.
Bei der „Pille" muss klar festgehalten werden, dass die Möglichkeit, eine ungewollte Schwangerschaft zu verhüten, die weitaus bessere Methode der Geburtenkontrolle ist, als eine bereits bestehende Schwangerschaft zu beenden. Es muss auch klar gesagt werden, dass die „Pille" genauso als Medikament einzustufen ist, wie es andere Präparate der pharmazeutischen Industrie sind. Auf die Frage „Nehmen Sie ein Medikament?" mit „Nein, nur die Pille" zu antworten, ist eine Verharmlosung der Tatsache. Mit der „Pille" sollte genauso „respektvoll" umgegangen werden wie mit anderen Medikamenten. Wenn man als Arzt einem Patienten ein Antibiotikum gegen eine Infektion verordnet, werden stereotyp die Fragen: „Wann ist das Medikament einzunehmen, darf ich Alkohol trinken, sind Nebenwirkungen zu erwarten oder besteht die Möglichkeit einer Unverträglichkeit mit anderen Präparaten?" gestellt. Selten wird bei der Verordnung der „Pille" ebenso akribisch nachgefragt, wie dies im obigen Fall geschieht. Es entsteht fast der Eindruck, als würde die „Pille" unter dem Begriff „Lifestyle"-Medikament eingeordnet werden. Von Seiten der Pillen-Anwenderin wird die „Pille" offensichtlich eben anders eingestuft als jedes andere pharmazeutische Produkt. Gerade aber darin liegen die Probleme verborgen, die manchmal bei der Einnahme der „Pille" auftreten können. Grundsätzlich ist die „Pille" ein sehr sicheres und sehr gut verträgliches Mittel, das höchst zuverlässig vor ungewoll-

ter Schwangerschaft schützt. Es ist wichtig zu wissen, dass die „Pille“ als einziges Medikament vorbeugend und in den meisten Fällen an gesunde Frauen verabreicht wird, wodurch ein besonders gutes Verträglichkeitsprofil gefordert ist. Die „Pille“ wird aber nicht immer nur als Verhütungsmittel verschrieben, sondern wird auch therapeutisch bei einigen Erkrankungen der Frau eingesetzt. Sie wirkt lindernd bei starken Regelschmerzen, verbessert bei Akne deutlich das Hautbild, kann bei der so genannten Endometriose und bei Myomen Besserung verschaffen. Sie nützt auch bei Zysten im Eierstockbereich. Wie wirkt nun ein hormonelles Verhütungsmittel? Die „Pille“ hat drei Hauptwirkungsorte: Sie unterdrückt im Eierstock die Heranreifung einer Eizelle, sie verändert die Gebärmutterschleimhaut so, dass keine Einnistung des Embryos, wohl aber eine Abbruchsblutung stattfindet, und sie verändert den Schleim im Gebärmutterhals derart, dass die Samenzellen nicht aufsteigen können. Die „Pille“ hat aber viele weitere Auswirkungen im weiblichen Körper. Die Mehrzahl der Frauen – und das muss deutlich gesagt werden – verträgt die „Pille“ ausgezeichnet. Dennoch gibt es eine Gruppe von Mädchen und Frauen, die eine Unverträglichkeit spüren und die instinktiv fühlen, dass die „Pille“ ihrem Körper nicht gut tut. Sie umschreiben dies oft mit „Ich fühle mich als Frau nicht wohl“.
Was bedeutet das aber, sich als Frau nicht wohl zu fühlen? Als Frau hat man ein anderes Körperbewusstsein als der Mann. Dies ist schon allein dadurch bedingt, dass sich jeden Monat das zyklische Verhalten der weiblichen Natur in Form der Monatsblutung bemerkbar macht. Die vaginale Blutung ist aber nur das unmittelbar sichtbare Großereignis des Hormongewitters, das sich Monat für Monat im Körper der Frau abspielt. Jede Frau erlebt von der Pubertät an bis zur Menopause jeden Monat wiederkehrend die zyklischen Schwankungen, die durch das Auf und Ab der Hormone entstehen. Die erste Woche nach der Blutung ist die so genannte Follikelphase. Zu dieser Zeit dominiert das follikelstimulierende Hormon, welches gemeinsam mit dem Östrogen den Eierstock zur Heranreifung der Eizellen anregt. Meist reift pro Monat nur eine Eizelle in einem Eierstock heran. Der Höhepunkt des Follikelwachstums ist um den 14. bis 15. Tag erreicht, wenn die Eizelle reif genug ist, um aus dem Eierstock in den Eileiter entlassen zu werden. Dieses einmalige Naturschauspiel – und es ist in der Tat faszinierend, wenn man dies zufälligerweise bei einer Bauchoperation „live“ beobachten kann – nennt man Eisprung oder Ovulation. Ab jetzt ist die Eizelle bereit, im Eileiter befruchtet zu werden. Deshalb ist es auch nötig, dass von Seiten der Frau die entsprechende Libido zu dieser Zeit vorhanden

ist, und die Natur zieht auch in der Tat alle Register, um die Libido möglichst anzukurbeln. So ist gerade zum Zeitpunkt des Eisprungs das Hormon Östrogen und besonders auch das typisch männliche Hormon Testosteron bei der Frau außergewöhnlich hoch. Auch das oben erwähnte Prolaktin steigt für sehr kurze Zeit an, um optimale Voraussetzungen für den Sexualakt und die Befruchtung zu schaffen. Zur Zeit des Eisprungs spüren viele Frauen tatsächlich eine vermehrte Libido, sie fühlen sich meist sehr wohl, ihr Teint ist glatt und strahlend, und sie sind mehr als bereit, sich mit einem Mann zu vereinigen. Das hat Mutter Natur sehr klug eingerichtet, denn für die Evolution war es nicht wichtig, ob Sex Spaß macht oder nicht, es zählt nur, dass das „Weibchen" attraktiv und bereit für das „Männchen" ist, um die Wahrscheinlichkeit einer Konzeption zu optimieren und um so die Nachkommenschaft zu sichern. Das Urkonzept der Evolution hat sich bis heute nicht geändert, nur die Menschen und ihre Verhaltensweisen haben sich verändert. Dennoch spürt man als Frau zum Zeitpunkt des Eisprungs, dass es einem meist besonders gut geht, und gerade das ist es, was manche der Mädchen und Frauen, die die „Pille" nehmen, vermissen. Der Zeit des Eisprungs folgt die so genannte Gelbkörper- oder Lutealphase. Die Hormone, die zur Mitte des Zyklus hoch waren, fallen wieder langsam ab, und das Gelbkörperhormon oder Progesteron steigt an. Es bereitet die Gebärmutter für den Fall vor, dass es zur Befruchtung gekommen ist, und damit die Einnistung des Frühembryos bevorsteht. Dazu ist es notwendig, dass vor allem die Gebärmutterschleimhaut „ordnungsgemäß" aufgebaut ist und das Wachstum des Frühembryos mit dem entsprechenden Hormoncocktail aus dem Eierstock unterstützt wird. Während der ersten Tage der Gelbkörperphase fühlen sich die meisten Frauen noch wohl, dies kann sich aber bis zum Eintritt der Regel von Tag zu Tag verschlechtern, und es kann sich sogar ein so genanntes „prämenstruelles Syndrom" entwickeln. Die Hauptsymptome dabei sind innere Unruhe, Neigung zu vermehrter Wassereinlagerung, Essenslust und vor allem ein Wechsel zwischen Traurigkeit und Aggressivität. Dieser Zustand belastet die betroffenen Frauen, denn sie merken selbst, dass sie teilweise unleidlich sind, intolerant ihrer Umwelt gegenüber und sich in ihrer Haut nicht wohl fühlen. Zugegebenerweise ist das ein Zustand, den Frauen, die die „Pille" nehmen, nicht kennen, denn mit der „Pille" hat man normalerweise kein prämenstruelles Syndrom. Tritt nun nach meist 14 bis 16 Tagen nach dem Eisprung die Regel ein, so ist auch das prämenstruelle Syndrom wie weggeblasen. Mit dem Beginn der Monatsblutung schließt sich der Kreis und ein neuer Zyklus beginnt.

Mit den monatlichen Hormonveränderungen bemerken die Frauen auch manchmal Veränderungen in den Sinnesempfindungen wie Schmecken, Hören und Riechen. Selbst der Sehsinn unterliegt monatlichen Schwankungen, was man an Augeninnendruckmessungen beweisen kann. Ein besonders interessantes Forschungsgebiet der letzten Zeit besteht darin, den Zusammenhang, der zwischen dem Geruchssinn und der Sexualität besteht, näher zu ergründen. Die Pheromonforschung der vergangenen Jahre hat sehr viel Neues zu Tage gebracht. Pheromone sind kleinste Duftpartikel, die in den Schweiß- und Duftdrüsen des Menschen gebildet werden. Pheromone werden nicht im klassischen Sinn gerochen, sondern empfunden. Wir nehmen sie nicht mit der Riechschleimhaut der Nase wahr, sondern durch feine Nervenendigungen in einer speziellen Region im Gehirn. Die Volksweisheit, dass man jemanden riechen oder nicht riechen kann, dass man den einen Menschen schmecken oder nicht schmecken kann, hat in den Pheromonen eine naturwissenschaftliche Grundlage gefunden. Jeder Mensch bildet nach seinem individuellen Muster, sprich nach seiner genetischen Konstellation, Pheromone. Männer bilden andere Pheromone, als dies Frauen tun. Besonders bei Frauen ist die Menge und Qualität der Pheromonbildung vom Zyklus und damit von den monatlichen Hormonschwankungen abhängig. Als Frau riecht man zu bestimmten Tagen des Zyklus anders und empfindet im Gegenzug auch Gerüche anders. Vom Geruchsempfinden her kann man sagen, dass die Frau zum Zeitpunkt der Ovulation die Gerüche eines Mannes anders wahrnimmt, als sie dies zum Zeitpunkt der Menstruation empfinden würde. Nimmt nun eine Frau zur Verhütung die „Pille", ist das Riechempfinden diskret verändert, bei manchen Frauen sogar leicht unterdrückt. Überlegungen betreffend Partnerwahl gehen nun sogar schon so weit, dass man glaubt, dass Frauen, die die Pille nehmen, sich für einen anderen Mann entscheiden, als sie dies ohne „Pille" tun würden. Ja, man könnte sogar noch einen Schritt weiter gehen und sagen, dass „Frau" den Mann fürs Leben möglicherweise ohne „Pille" kennen lernen sollte. Denn zu dieser Zeit ist der Geruchsinn so, wie ihn Mutter Natur vorgesehen hat, und deshalb „ehrlicher", was die Partnerwahl anbelangt. Man findet möglicherweise eher den „Richtigen".

Die Pille kann manchmal den Geruchssinn verändern und könnte dadurch die Partnerwahl beeinflussen.

Wie Sie sehen, gibt es beim Finden und Zusammenleben von Menschen einige Aufgaben, die uns Mutter Natur gestellt hat. Hat „Frau" nun nach all den biologischen Hürden endlich den Mann fürs Leben gefunden, dauert es bei der Frau oft nicht lange, bis der Wunsch nach Kindern und nach fixer Bindung an den Mann entsteht. Von Seiten der Wissenschaft gibt es auch bezüglich Ehe und Bindung an einen Partner Interessantes zu berichten.

Eheglück? Lebensglück?

Es wird schon lange vermutet, dass verheiratete Menschen länger leben. Ehepaare, die die „goldene" und „diamantene" Hochzeit feiern, sind zwar noch immer eine echte Rarität, aber fragt man diese hochbetagten Menschen nach ihrem Geheimrezept, so ist der Grundtenor immer derselbe: Zufriedenheit und Harmonie in der Partnerschaft, kein Streit und Respekt dem anderen gegenüber.
Weitere Erklärungen können unter anderem durch partnerschaftliche Sicherheit und durch bestimmte gemeinsame Regelmäßigkeiten des täglichen Lebens gefunden werden. Verheiratete Menschen sind auch oft gesünder, sie leben verantwortungsbewusster und vorsichtiger – dies gilt vor allem für die Herren der Schöpfung. Sie zeigen seltener einen „halsbrecherischen" Lebensführungsstil, und das riskante Imponiergehabe zur Eroberung eines „Weibchens" fällt weg. Die Freizeitgestaltung findet idealerweise im Rahmen der Familie statt und sticht nicht so sehr durch oftmals lebensgefährliche Sportarten wie Fallschirmspringen, Paragleiten, Bungeejumping und Rennfahren hervor. Singles kennen oft nicht die Verantwortung, die jemand hat, sobald eine Familie sein Leben bereichert. Dem Familienvater ist meist bewusst, dass er sein Leben nicht riskieren darf, da sonst seine Frau und seine Kinder bald ohne Gatten bzw. Vater dastehen würden. Ehepartner teilen auch Freud und Leid miteinander, was der menschlichen Seele in beiden Fällen sehr gut tut. Schon die Volksweisheit „Geteiltes Leid ist halbes Leid, geteilte Freude ist doppelte Freude" spiegelt das wider, was im Menschen vorgeht, wenn Leid erfahren oder Freude empfunden wird.
In einer Studie an 90 Paaren, die Forscher der *Ohio State University* gemacht haben, konnte gezeigt werden, dass Partner, die in einer glücklichen Beziehung lebten, auch gesundheitlich besser dran waren. Zur Beweisführung fügten die Forscher ihren Studienteilnehmern kleine, standardisierte Hautschürfwunden zu und beobachteten den Heilungs-

verlauf. Während sozialer Interaktionen wie Stress und Ruhephasen wurden im Wundgebiet das Stresshormon Cortisol und verschiedene andere Gewebsfaktoren gemessen. Es konnte beobachtet werden, dass unter Stress vermehrt Cortisol und andere Substanzen gebildet wurden. Bei den „glücklichen" Probanden entstanden neben der üblichen Menge Cortisol, das die Wundheilung bremst, auch vermehrt die positiven Gewebsfaktoren, die die Wundheilung beschleunigen. Dieses Phänomen ist den Histologen seit langem bekannt und lässt sich unter dem Mikroskop genau beobachten.
In einer weiteren Untersuchung konnte sogar festgestellt werden, das Stresshormone auch verlässliche Indikatoren für eine drohende Trennung waren. Alle Scheidungsanwärter hatten deutlich erhöhte Cortisol-, Adrenalin- und ACTH-Spiegel im Blut. Stress macht sich demnach auch im Gewebe, in den Gefäßen, ja im gesamten Körper bemerkbar. Stress, und bei Scheidungen ist vor allem der emotionale Stress überwältigend groß, belastet den menschlichen Organismus sehr und sollte deshalb so gut es geht vermieden werden. Bekannt ist weiters, dass Menschen nach Trennungen tatsächliche körperliche Leiden entwickeln, deren ursprünglichster Kern der Entstehung in der Psyche liegt. Die Erklärung ist unter anderem darin zu finden, dass der Organismus – eben stressbedingt – eine Heerschar von organ- und gewebeschädigenden Botenstoffen bildet, die als Endresultat ihres „Wirkens" tatsächlich ein körperliches Leiden entstehen lassen.
Stress und Kränkung machen krank, auch das ist eine Volksweisheit, deren Richtigkeit heute durch molekularbiologisches Wissen bestätigt werden kann. Stress kann sogar Krebs verursachen, das ist eine Erkenntnis, für die jeder Arzt sicherlich einige ihm bekannte Fälle nennen kann. Bereits Hippokrates stellte Überlegungen an, welch ein Zusammenhang zwischen Krebs und Psyche bestehen könnte. Er war es, der als erster den Ausdruck „Krebs" verwendete und der die Ansicht vertrat, dass in sich gekehrte, immer wieder traurig gestimmte Menschen, eben Melancholiker, vermehrt zu Krebs neigten. Er vermutete, dass die „schwarze Galle" der Melancholie bösartige Geschwüre erzeugen kann. Noch bis ins 19. Jahrhundert galt das „melancholische Blut" als Krebsursache. Die Auswirkung von Verlust und Verlassenheit, Sorge und Kummer, Kränkung und Leid auf die Krebsentstehung soll in der Tat nicht unterschätzt werden. Heute gibt es ein eigenes Forschungsgebiet, das sich nur diesen Zusammenhängen von Krebs und Psyche widmet. Es ist dies die Psychoonkologie. Sie ist ein wichtiger Teilbereich der Medizin und der Psychologie, welcher sich sowohl theoretisch-forschend als auch prak-

tisch-therapeutisch mit dem krebskranken Menschen und den durch seine Krankheit aufgeworfenen Fragen beschäftigt.
Interessant ist ferner, dass unverheiratete Männer ein erhöhtes Selbstmord- und Herzinfarktisiko haben. Auch Depressionen sind bei unverheirateten Männern häufiger anzutreffen, obwohl Männer von Natur aus nicht vermehrt dazu neigen würden.
Erstaunlicherweise gibt es zum Thema Gesundheit in der Ehe auch eine britische Studie, die Gegenteiliges – nämlich dass eine Ehe doch nicht so „gesund" sei – aufzeigte. Die besagte Studie der *Universität Nottingham* an 8.000 verheirateten Paaren brachte vor allem das erhöhte Risiko für die Entstehung von Bluthochdruck bei beiden Partnern zu Tage. Zudem traten auch Asthma, Depression, hohe Blutfettwerte und Magengeschwüre unter Lebenspartnern gehäuft auf. Die Ursache liege, so meinen die Autoren, in der gemeinsamen Lebensumwelt von Paaren. Sie teilen ihre Exposition an Hausstaubmilben (Asthma), Lebensschicksalen (Depression), ungesunder Nahrung (erhöhte Blutfettwerte), Bewegungsmangel (Bluthochdruck) und Infektionen (Magengeschwüre, möglicherweise bedingt durch den Keim Helicobacter pylori). Die gute Nachricht zu diesem Thema aber lautet, dass verheiratete Männer bei Beschwerden eher den Arzt aufsuchen, als dies ledige Männer tun. Ob sie dies von sich aus tun oder von ihrer Partnerin dazu aufgefordert werden, geht aus der Studie nicht hervor.

Menschen in einer guten partnerschaftlichen Beziehung haben eine geringere Wahrscheinlichkeit, stressbedingte Erkrankungen zu entwickeln.

In seiner Langzeitstudie an 24.000 Deutschen behauptet der Forscher Richard E. Lucas von der *Michigan University*, dass die meisten Menschen nach einer Heirat in ihrem Leben nicht glücklicher sind als zuvor. Er fand heraus, dass nach einer kurzen Phase des Glücks jenes Niveau an Lebensunzufriedenheit wieder zurückkehrt, das vor der Heirat bestand. Die Untersuchung der emotionalen Auswirkungen des Lebensstandes ergab, dass Witwen und Witwer nach einer Wiederverheiratung zu den emotionalen Gewinnern zählten. Deren Glück hielt wesentlich länger an, ebenso profitierten einsame Menschen von einer Heirat. Der Forscher schloss daraus, dass ein Mensch, der vor der Heirat zufrieden ist, sein Glück durch eine Vermählung stabilisieren kann. Anders schaut die emotionale Lage beim Verlust des Partners aus. Es drohen acht Jahre an Missmut und Traurigkeit, falls nicht erneut ein Lebensmensch innerhalb der nächsten drei Jahre gefunden wurde. Wie gesagt sind das Daten aus einer Studie, die auf den Einzelfall nicht unbedingt zutreffen müssen. Denn jeder, der heiratet, hofft doch innigst, sein Glück mit dem Menschen, den er liebt, weiter zu verbessern und nicht bloß zu stabilisieren.

Der unerfüllte Kinderwunsch

Wie schon im Alten Testament von den Frauen bitterlich beklagt wurde, stellt auch heute die Kinderlosigkeit ein großes Problem dar. Denn *„die Fortpflanzung zählt zu den elementarsten Vorgängen des menschlichen Lebens, ja, sie ist sogar biologisches Zentrum unseres Lebens"*, wird im Katechismus der katholischen Kirche festgehalten. Der Kinderwunsch, insbesonders der einer Frau, oft nicht so sehr der eines Mannes, darf nicht unterschätzt werden. Frauen tun häufig alles, um sich diesen innigen Wunsch nach einem Kind zu erfüllen. Wir konnten in den letzten Monaten immer wieder hören und lesen, welche Opfer Frauen zu bringen bereit sind, um Kinder zu bekommen. Sie scheuen sich nicht, sich selbst im „hohen Alter" einer aufwändigen Hormonbehandlung zu unterziehen, um noch jenseits der Wechseljahre Mutter zu werden. Diese und ähnliche Ereignisse sind uns ja gut aus dem Alten Testament bekannt und wurden damals wie heute als etwas Besonderes anerkannt. Das Besondere sah das Alte Testament mehr in der göttlichen Handlung als in der Natur und Biologie der Frau. Im Alten Testament ist auch von Männern zu lesen, die den innigsten Wunsch nach Nachkommen hatten und auch alles dafür taten, Kinder zu bekommen. Die damaligen Methoden der alttestamentarischen Männer lagen allerdings mehr darin, dass sie ihre unfruchtbaren Frauen verstoßen haben und sich jungen Sklavinnen zuwandten, die ihnen die ersehnten Kinder gebaren. Die Männer des Alten Testaments waren auch schon weit über ihrem hundersten Lebensjahr und zeugten noch immer Söhne und Töchter.
Dem biblischen Auftrag, sich fortzupflanzen und zu vermehren, können oft nicht alle Paare nachkommen. Es ist deshalb nicht verwunderlich, dass das Geschäft mit dem Kinderwunsch weltweit boomt wie nie zuvor. Es kommen selbst Techniken, wie sie früher nur in der Veterinärmedizin Anwendung gefunden haben, beim Menschen zum Einsatz, nur um des eigenen Kindes willen. Auch das Klonen bei aussichtslosen Fällen, bei denen alle bisherigen Techniken der Kinderwunschbehandlung scheitern, wird bereits diskutiert.

Wir müssen nämlich die Tatsache, dass bereits jedes 4. bis 5. Paar in der Europäischen Union – und ähnliche Daten gibt es auch von den USA – an ungewollter Kinderlosigkeit leidet, zur Kenntnis nehmen.

Unerfüllter Kinderwunsch ist ein wachsendes Problem unserer Zeit und die Ursachen dafür sind vielfältig.

Stress und Umwelteinflüsse sind neben dem steigenden Alter von Mann und Frau, die erstmalig an ein eigenes Kind denken, ein nicht unwesentlicher Aspekt, besonders in der industrialisierten Welt. Das Alter der Frau bei der ersten Schwangerschaft steigt derzeit etwa alle drei Jahre um 1 bis 1,5 Jahre an und liegt bereits in den meisten Ländern Europas bei rund 30 Jahren. Die durchschnittliche Anzahl der Kinder pro Familie liegt in Europa statistisch zwischen 1,1 und 1,9 Kindern, im deutschsprachigen Raum derzeit bei 1,34 Kindern.
Betrachtet man all diese Daten kritisch, stellt sich natürlich die Frage, wie lange eine Frau heute noch als fruchtbar bezeichnet werden kann. Ist es möglich, so wie im Alten Testament, dass Frauen noch viele Jahre nach der Menopause ein Kind empfangen können? Und wenn ja, mit welchen Chancen und mit welchen Methoden? Moderne Statistiken und internationale Untersuchungen in der westlichen Welt zeigen, dass zwischen 40 und 45 Jahren noch eine etwa jährliche Chance von 10 % auf eine Schwangerschaft besteht. Diese Chance sinkt nach dem 45. Lebensjahr auf etwa 3–5 %, und jenseits der 50 sind weltweit nur mehr Einzelfälle von Schwangerschaften bekannt. Möglicherweise wirkt sich neben dem höheren Alter der Paare mit unerfülltem Kinderwunsch auch die Belastung der Umwelt mit verschiedensten Schadstoffen negativ auf die Fruchtbarkeit aus.
In einer Studie, die an italienischen Mautstellen-Bediensteten durchgeführt wurde, fanden Forscher der *Universität Neapel* heraus, dass deren Spermienqualität deutlich schlechter war als bei Kontrollpersonen, die nicht den Stickoxiden und dem Blei der Abgase ausgesetzt waren. Vor allem die Mobilität der Samenzellen war reduziert. Der kausale Nachweis vieler vermuteter Ursachen wie starkes Rauchen, aber auch chronischer Alkoholgenuss und beim Mann Hitzeeinwirkung auf den Hoden, können kaum erbracht werden.
Eine Tasse Kaffee pro Tag ist der männlichen Zeugungsfähigkeit nicht abträglich. Kaffeetrinken veranlasst Spermien vielmehr dazu, schneller

zu schwimmen und verbessert somit die Samenqualität. Dieses Ergebnis wurde von brasilianischen Forschern auf der Tagung der *Amerikanischen Gesellschaft für Reproduktionsmedizin* kürzlich in San Antonio bekannt gegeben, wo allgemein der Einfluss von Drogen auf die männliche Fruchtbarkeit besprochen wurden. Dabei zeigte sich, dass Koffein auch wirklich die einzige „gute Droge“ für die Spermien zu sein scheint. Tabak und harte Drogen sind für die Spermienqualität schädlich.
Ziemlich wahrscheinlich ist der negative Einfluss von chlorierten Kohlenwasserstoffverbindungen auf die menschliche Fertilität, und wissenschaftlich gut untermauert sind die ungünstigen Folgen von Stress auf den Hormonhaushalt. Chlorierte Kohlenwasserstoffe sind chemische Verbindungen, die durch Umweltverschmutzung in die Nahrungskette des Menschen gelangen. Sie haben eine derart raffinierte chemische Struktur, dass der menschliche Organismus von ihnen in die Irre geführt werden kann. Diese Stoffe zeigen strukturelle Parallelitäten, meist mit hormonähnlichen Verbindungen, und verursachen eine Fehlprogrammierung im entsprechenden Organ. Da die Fortpflanzungsorgane bei Mann und Frau auf solche Störaktionen sehr sensibel reagieren, ist auch dieses System als Erstes irritiert. Es kann dazu führen, dass der Eierstock seine Aktivität drosselt oder gar einstellt und dass beim Mann die Samenproduktion gestört wird.
Aus dem Tierreich sind uns die Auswirkungen auf die Entwicklung der Nachkommen bekannt. Auf der einen Seite waren Alligatoren in Florida, die in den Gewässern in der Nähe eines chemischen Betriebes lebten, nicht mehr in der Lage sich fortzupflanzen, auf der anderen Seite waren die Nachkommen, die vereinzelt entstanden, genital missgebildet. Tierforscher entdeckten eigentümliche Zwitter-Alligatoren, die selbst zwar lebensfähig, aber nicht fortpflanzungsfähig waren. Es lässt sich derzeit nur schwer sagen, welche konkreten Auswirkungen chemische Verbindungen in der Gestalt von Umweltgiften letztendlich auf den Menschen haben. Sicher ist aber, dass gerade die Fortpflanzungsfähigkeit beim Menschen sehr anfälllig dafür ist und darunter leiden dürfte.

Der heutige Lebensstil ist manchmal auch der Fortpflanzungsfähigkeit abträglich.

Der klare Auftrag in der Genesis lautet aber: „*Seid fruchtbar und vermehret euch.*“ Die Gründe, warum die Amtskirche dennoch gegen die künstliche Befruchtung auftritt, sind in der Zwischenzeit zumindest teilweise aufgeklärt worden und lagen in dem Missverständnis, dass die Menschwerdung beim Geschlechtsverkehr bzw. in der Vereinigung von Ei- und Samenzelle bestünde, ein Vorgang, den der Mensch nicht beeinflussen dürfe. Dies war übrigens die gleiche Begründung, die zum Verbot der Pille führte. In der Zwischenzeit weiß man aber, dass es weder der Geschlechtsverkehr noch die Vereinigung von Ei- und Samenzelle ist, die den Beginn des menschlichen Lebens, auch nicht chromosomal gesehen, darstellen. Dadurch entspannt sich das Problem, welches manche Vertreter der Amtskirche mit der künstlichen Befruchtung immer noch haben.

Die Sorge um die Würde des Menschen hat zu einer Ablehnung der „Pille" und der künstlichen Befruchtung durch die Amtskirche geführt.

Die Fortschritte der modernen Reproduktionsmedizin sind in den letzten Jahren geradezu sprunghaft gestiegen. Immer neue und aufwändigere Techniken eröffnen weitere, noch vor kurzem nicht vorstellbare Möglichkeiten, den Wunsch nach einem eigenen Kind zu erfüllen. Konnte die Medizin vor wenigen Jahren nur etwa jedem dritten Kinderwunschpaar zu einem eigenen Kind verhelfen, so geht die Sehnsucht nach einem Kind nun bereits bei jedem zweiten betroffenen Paar nach entsprechender Behandlung in Erfüllung.
Tritt innerhalb eines Jahres keine spontane Schwangerschaft ein, spricht man per definitionem von Sterilität. Etwa 60–70 % aller Paare, die eine Schwangerschaft anstreben, erreichen dieses Ziel auch innerhalb eines Jahres. Bei jüngeren Frauen – unter 30 Jahren – sollte eine medizinische Abklärung der Unfruchtbarkeit nach entsprechender Beratung daher erst nach zwei Jahren unerfüllten Kinderwunsches begonnen werden. Über die „normale Wartezeit“ auf den Eintritt einer Schwangerschaft gibt es also unterschiedliche Auffassungen, die von einem Jahr aufwärts beginnen. Generell gilt die Formel, dass die Chance einer Schwangerschaft bei einem gesunden Paar, das nicht verhütet und zum „richtigen Zeitpunkt“, sprich Eisprung, regelmäßig Geschlechtsverkehr hat, bei 20 % bis 25 % pro Zyklus liegt. Dieser Durchschnittswert wird im Einzelfall natürlich von vielen Faktoren beeinflusst, etwa vom Alter des Paares, von der allgemeinen Lebensweise, vom Stress, der psychischen Verfassung, der vorhandenen Grunderkrankungen, von der vorangegangenen Anwendung von Verhütungsmethoden und vielem anderen mehr.

Ursachen der Unfruchtbarkeit sind in ca. 45 % der Fälle bei der Frau zu finden und in ca. 40 % beim Mann. Bei den restlichen Paaren kann oft kein wirklich fassbarer Grund für die Kinderlosigkeit gefunden werden und man spricht dann von ungeklärter Kinderlosigkeit oder „unexplained infertility".

Eine der wichtigsten Voraussetzungen für eine erfolgreiche Sterilitätsbehandlung ist eine gezielte, altersabhängige, zeitlich möglichst kurz gehaltene Abklärung. Je älter die Frau ist, je länger der Kinderwunsch besteht, desto schneller hat die Abklärung des Paares zu erfolgen, um eine erfolgreiche Therapie einleiten zu können. Nach den ersten Grunduntersuchungen bei der Frau steht die Diagnostik des Mannes jedoch an vorderster Stelle, weil die Untersuchung seiner Keimzellen sehr einfach ist. Die auf Grund der Diagnose gewählte Therapieform muss eine realistische Erfolgserwartung haben. Das Paar sollte die Therapie akzeptieren und seelisch wie auch körperlich verkraften.
Welche medizinischen Vorgangsweisen können den Eintritt einer Schwangerschaft möglich machen? Es ist meist immer notwendig, den Eierstock mit einer entsprechenden Hormontherapie zur vermehrten Produktion von Eizellen anzuregen. Wenn man nach entsprechender Vorbereitung die Samenzellen des Partners in die Gebärmutter einbringt, spricht man von „intrauteriner Insemination" (IUI). Diese Technik ist in Österreich und in vielen europäischen Ländern sowie in den USA bei Ehepaaren und bei Paaren in Lebensgemeinschaft erlaubt.
Die außerhalb des Körpers stattfindende Befruchtung von Eizellen nennt man „In-vitro"-Fertilisation (IVF) oder „künstliche Befruchtung". Es gibt verfeinerte Techniken auf diesem Gebiet, die sich „Intracytoplasmatic Sperm Injection" (ICSI) und „Testikuläre Spermaextraktion" (TESE) sowie „Mikrochirurgische Epididymale Spermatozoen Aspiration bzw. Extraktion" (MESA bzw. MESE) nennen. Letztere sind neueste Entwicklungen zur Behandlung schwerster männlicher Fruchtbarkeitsstörungen.

Die Freude, die ein bis dato unerwünscht kinderlos gebliebenes Paar durch die Geburt ihres mittels künstlicher Befruchtung gezeugten Kindes erfährt, ist unermesslich.

Die zuvor genannten Techniken, die unter dem Begriff „künstliche Befruchtung“ zusammengefasst werden, sind durch den natürlichen Alterungsprozess des weiblichen Eierstocks begrenzt. Auch mit diesen ausgereiften Techniken ist es nicht möglich, die von der Natur vorgegebene Schranke der weiblichen Fortpflanzungsfähigkeit zu überwinden. Die Wissenschaft ruht nie – schon gar nicht, wenn es um das Urbedürfnis der Menschen, die Fortpflanzung, geht. Deshalb werden ständig neue Techniken gesucht und entwickelt, um diesen Rubikon, der bei der Frau von Natur aus um das 50. Lebensjahr zu liegen scheint, zu überwinden. Es ist den Fortpflanzungsmedizinern unter anderem möglich, einer 60-jährigen Frau zu einem späten Mutterglück zu verhelfen, Frauen, die keine Eierstöcke mehr haben, eine Schwangerschaft austragen zu lassen, und Frauen, die keine Gebärmutter mehr besitzen, wohl aber noch ihre eigenen Eierstöcke, zu einem „leiblichen“ Kind zu verhelfen. Die medizinischen Möglichkeiten erlauben auch das Klonen von Menschen, so viel ist sicher.
Wie ist es nun möglich, dass Frauen jenseits der Wechseljahre, Frauen ohne Eierstöcke oder Frauen ohne Gebärmutter trotzdem Mutter werden können? In diesen Fällen, die sich in letzter Zeit häufen, handelt es sich um Kinder, die nur zum Teil oder auch gar nicht mit der „Mutter, die sie zur Welt bringt“, genetisch verwandt sind. Bei Frauen, die nach den Wechseljahren Mutter werden, handelt es sich immer um Kinder, die mit der Frau, die sie gebiert, genetisch nicht verwandt sind. Mit zunehmendem mütterlichem Alter kommt es nämlich zu Veränderungen im Eierstock, die eine Eizellreifung unmöglich machen. Der Eierstock befindet sich zu dieser Zeit schon in einem Ruhezustand, sodass dort nicht einmal nach forcierter hormoneller Stimulation eine Eizellreifung erzielt werden kann. Somit handelt es sich bei Schwangerschaften jenseits der Wechseljahre immer um Fälle, bei denen eine Eizellspende im Spiel war. Die schwangere Frau ist in diesem Fall „nur“ die Frau, in deren Gebärmutter das Kind heranwächst, und die es – immer mittels Kaiserschnitt – zur Welt bringt.
Die Eizellspende oder Oozytendonation ermöglicht auch Frauen, die keine funktionierenden oder überhaupt keine Eierstöcke mehr haben, wohl aber noch ihre Gebärmutter, ein Kind auszutragen. Diese Konstellation ist bei jungen Frauen gar nicht selten. Manchmal ist es notwendig, aufgrund von Erkrankungen der Eierstöcke, diese teilweise oder auch ganz, unter Schonung der Gebärmutter, zu entfernen. Auch bei bösartigen Erkrankungen, die eine Chemotherapie oder Strahlentherapie notwendig machen, leidet in vielen Fällen die Eierstockaktivität. Da

der Wunsch nach Fortpflanzung aber dieses ureigene Bedürfnis der Menschheit darstellt, ist es nichts Ungewöhnliches, wenn Frauen ohne Eierstöcke oder ohne Gebärmutter, aber mit Kinderwunsch ihre behandelnden Ärzte aufsuchen. Der einzige Ausweg bei nicht funktionstüchtigen Eierstöcken besteht in der Möglichkeit der Eizellspende. Die von einer jungen, gesunden Frau gespendete Eizelle wird mit den Samen des Ehepartners der Kinderwunschpatientin befruchtet, und die daraus entstehenden Embryonen werden dann in die Gebärmutter der Kinderwunschpatientin eingesetzt.

Die Eizellspende ist in Österreich sowie in Deutschland, aber auch in vielen anderen Ländern, nicht erlaubt. In einigen Ländern Europas ist diese Technik durchaus üblich und auch gesetzlich erlaubt, sodass sie von den betroffenen Frauen in Anspruch genommen werden kann. Rechtlich ist es daher einer Kinderwunschpatientin möglich, wenn die Eizellspende für sie die einzige Chance ist, schwanger zu werden, in ein Land, wo diese Technik gesetzlich erlaubt ist, zu reisen, die Behandlung dort durchführen zu lassen und sich nach Eintritt der Schwangerschaft wieder zu Hause betreuen zu lassen. Es gilt immer die gesetzliche Lage des Landes, in der die Technik zur Anwendung kommt.

Was versteht man unter Leihmutterschaft? Von Leihmutterschaft (surrogate mother) wird gesprochen, wenn eine Frau nach künstlicher Befruchtung für eine andere Frau ein Kind austrägt und zur Welt bringt. Die Eizelle kann dabei entweder von der Leihmutter, aber auch von jener Frau stammen, die das Kind in der Folge aufzieht (und somit auch die genetische Mutter ist). Auch eine unbekannte Spenderin der Eizelle kommt in Frage. Diese Möglichkeit, ein Kind zu haben, kann von jenen Frauen gewählt werden, die keine eigene Gebärmutter mehr haben und deshalb kein Kind austragen können.

Sämtliche Formen der Leihmutterschaft sind in Österreich wie auch in Deutschland verboten, in einigen nordeuropäischen Ländern und in den USA haben sich Institute auf die Vermittlung von Leihmutterschaften und die damit verbundene Beratung, Betreuung und Behandlung von Frauen spezialisiert.

Die Leihmutterschaft ist juristisches Neuland und derzeit noch unzureichend rechtlich abgesichert. Es gibt zahlreiche Konstellationen von Elternschaft und Leihmutterschaft, die nicht eindeutig klar sind. Auf diesem Gebiet haben sich die medizinisch-technischen Möglichkeiten schneller entwickelt, als man mit einer entsprechenden Gesetzgebung Rahmenbedingungen schaffen konnte. Mit Leihmutterschaft kann man auch Geld verdienen, und die Gefahr des Missbrauchs, der dadurch entstehen kann, ist oft größer, als die mit einer Schwangerschaft verbundenen medizinischen Probleme es sein können.

Der Wunsch nach einem eigenen Kind ist ein menschliches Urbedürfnis. Pathologischer Kinderwunsch kann krank machen.

Eine der neuesten Techniken der künstlichen Befruchtung nennt sich „In-vitro-Maturation“. Darunter versteht man das Heranreifen unreifer Eizellen im Reagenzglas. Bei bestimmten Erkrankungen des Eierstocks kommt es nicht zur Bildung von reifen, befruchtungsfähigen Eizellen, sodass darin die Ursache der ungewollten Kinderlosigkeit liegt. Das Krankheitsbild nennt sich Polycystisches Ovarsyndrom. Diesen Frauen kann geholfen werden, indem unreife Eizellen aus dem Eierstock entnommen und einer Reifung im Labor unterzogen werden, um dann außerhalb des Körpers mit dem Samen des Partners befruchtet werden zu können. Danach wird der sich entwickelnde Embryo wieder in die Gebärmutter der Frau eingesetzt, in der Hoffnung, dass daraus eine intakte Schwangerschaft entsteht. Mit dieser relativ neuen Methode sind bereits die ersten Patientinnen erfolgreich behandelt worden. Es ist zu erwarten, dass diese Technik sehr bald routinemäßig, zumindest bei der oben erwähnten Funktionsstörung im Eierstock, zur Anwendung kommt. Inwieweit sich diese Technik auch für andere Eireifungsstörungen bewähren könnte, lässt sich derzeit noch nicht sagen.
Eine der jüngsten Errungenschaften auf dem Gebiet der Fortpflanzungsmedizin, die sich „ovarian tissue banking“ nennt, soll noch vorgestellt werden. Darunter versteht man, jungen Frauen Eierstocksgewebe mit den darin angelegten Vorstufen der Eizellen zu entnehmen und dieses tiefzufrieren. Eine moderne Operationstechnik mittels Bauchspiegelung ermöglicht die problemlose Entnahme, und modernste Tieffriertechniken gestatten es, das Gewebe schonend einzufrieren. Man setzt diese Möglichkeit der Eierstocksgewebekonservierung vor allem bei jungen Mädchen ein, die vor einer Chemotherapie und/oder Ganzkörperbestrahlung wegen einer bösartigen Erkrankung stehen. Jahre später ist es möglich, das Eierstocksgewebe „aufzutauen“, um es entweder an seinen ursprünglichen Ort – den Eierstock – zu reimplantieren oder um direkt aus dem tiefgefrorenen Gewebe jene Eizellen zu gewinnen, die sofort für die künstliche Befruchtung verwendet werden können. Diese Technik kommt nach erfolgter Krebstherapie zum Einsatz, um auch jenen Frau-

en den Kinderwunsch zu erfüllen, die nach der Krebstherapie als geheilt gelten, aber noch kinderlos sind.
Noch einen Schritt weiter geht die autologe Eierstocktransplantation nach Tieffrierung. Dabei wird ein ganzer Eierstock mikrochirurgisch entfernt, entsprechend kryokonserviert, um Jahre später bei Bedarf aufgetaut zu werden. Der Eierstock wird dann derselben Frau, autolog, mikrochirurgisch eingepflanzt. Bei dieser Technik könnte man nicht nur die Eizellproduktion bis in späte Jahre erhalten, sondern auch die eigene Hormonproduktion über die Wechseljahre hinaus aufrechterhalten. Es muss allerdings gesagt werden, dass bei dieser Methode noch viele Fragen offen sind. Die technischen Voraussetzungen sind jedoch schon heute gegeben, und entsprechende Versuche werden an Schafen bereits erfolgreich in verschiedenen Ländern, so auch in Österreich, durchgeführt.

Fazit fürs Leben

Was können wir nun aus all dem Gesagten für das tägliche Leben gebrauchen? Wie sollen wir mit den im sechsten Gebot gegebenen Empfehlungen umgehen? Was ist dabei für ein gesundes und langes Leben wichtig? Sind Treue und Partnerschaft in der heutigen Zeit überhaupt gefragt? Es scheint so, als sei ein radikaler Wandel diesbezüglich eingetreten. Während sich die Erotik völlig entblößt, wird ein Begriff wie Keuschheit interessanterweise heute mehr tabuisiert, als es die Begriffe aus dem Bereich der Sexualität jemals waren. Auch öffentliche Obszönitäten in Taten und Worten sind keine Seltenheit mehr.
Das Scheitern von Freundschaften, Lebensgemeinschaften und Ehen ist im Gegensatz zur *stabilitas* des heiligen Benedikt zur Norm in der modernen Welt geworden. Immer weniger Paare schaffen es, ihre Liebe „über die Jahre“ zu retten. In den Partnerschaften sind anstrengende Konkurrenzverhältnisse entstanden, in denen Tag für Tag darum gekämpft wird, wer wen kontrolliert, wer Recht hat, wer das letzte Wort spricht. Was sind die gemeinsamen Ideale und Lebensvorstellungen, und wer steuert das eine oder andere für ein gemeinsames Leben bei? Unendlich schwer scheint es zu sein, eigene Ansprüche zurückzuschrauben, Provokationen zu vermeiden und die Anklagen dem Partner gegenüber einzustellen. („Du fängst doch immer damit an! Du denkst nur immer an dich! Du willst immer Recht haben! Du lässt mich nie ausreden!“) Unendlich schwer fällt es uns auch, immer wieder den ersten Schritt zu

tun und Eigenarten des anderen – auch geschlechtsspezifisch bedingt oftmals anders – zu akzeptieren. Im Zusammenleben von Menschen sind es stets die Kleinigkeiten, die Konflikte auslösen. Das christliche Gelübde der Keuschheit meint aber in diesem Sinne nichts anderes als partnerschaftliche Treue und Reinheit. Keuschheit – nicht im Sinne von Sexualität – will grundsätzlich vor Mächten warnen, die den Menschen in seiner Menschlichkeit erheblich gefährden können. Nicht jede „Unkeuschheit" enthält dabei gleich einen Sprengsatz, aber jede kann einen enthalten, kann Unheil anrichten und eine gewaltige Unordnung im Leben des Menschen hinterlassen. Denken wir nur an das Leid, das eine Familie und vor allem die Kinder trifft, wenn sich die Eltern scheiden lassen. Die Familie ist die universale Schule der Liebe. Wird die Familie geschwächt, dann wird auch die Lebensqualität in unserer Gesellschaft gemindert. Dem Einzelnen fällt es dann umso schwerer, Liebe zu lernen, um eine reife und befriedigende Beziehung aufbauen zu können. Erkenntnisse wie diese scheinen uns heute abhanden gekommen zu sein. Die Menschen, die im gemeinsamen Haushalt mit Vater und Mutter leben, werden zunehmend seltener. Und jene, denen dies zuteil wird, ob jung oder alt, kann man nur beglückwünschen. Manche Kinder haben nach diversen Teilungen ihrer Ursprungsfamilie in einem komplizierten Beziehungsgeflecht häufig zwei und mehr Väter und Mütter, einen allein stehenden „Erziehungsberechtigten" oder aber gar keine echten Eltern mehr. Zurück bleiben immer die geteilten Kinder, die zunehmend krank sind. Die Vereinzelung und Vereinsamung, das Nicht-mehr-Wissen, wohin man gehört, widerstrebt dem menschlichen Urbedürfnis nach Kontakt, Bindung und Nestwärme. Dieses gefühlsmäßige Vakuum hat nach Auffassung der modernen Psychologie zum dramatischen Anstieg von Depressionen und Ängsten bei Kindern und Jugendlichen geführt. Nach dem „golden age of marriage and family", wie Forscher das goldene Jahrzehnt der Familie in den fünfziger Jahren des letzten Jahrhunderts nannten, ist die bisherige Gemeinschaft von Kindern-Eltern-Großeltern auseinander gefallen. Die dramatische Folgen dieser Entwicklung beginnen Wirklichkeit zu werden und erfassen nicht nur die Kinder, sondern haben auch enorme gesellschaftspolitische Konsequenzen für die Alten in der Gemeinschaft. Wir haben darüber schon im vierten Gebot gesprochen.

Dass das sechste Gebot, in dem über Partnerschaft und Fortpflanzung so viel Auskunft gegeben wird, einmal für die Menschen von solcher Wichtigkeit werden wird, haben medizinische Entwicklungen vor unserer Zeit nicht ahnen lassen.

Wenn man sich die Errungenschaften auf dem Gebiet der Eierstocktransplantation ansieht, stellen sich zahlreiche Fragen, und eine ethisch noch nie da gewesene Dimension an offenen Problemen tut sich auf. Am Wiener Allgemeinen Krankenhaus, Österreichs Platz für Spitzenmedizin und Forschung, wurden einem Schaf die Eierstöcke entnommen und tiefgefroren. Sie wurden nach geraumer Zeit wieder aufgetaut und dem Schaf eingesetzt. Das wahre Wunder geschah dann ein paar Monate später, denn das Schaf wurde trächtig, und ein Jungschaf kam im darauf folgenden Frühling zur Welt. Wenn man so etwas hört, stellt sich automatisch die Frage: „Welche Ziele werden nun von der Medizin damit verfolgt? Geht es bei der Forschung in der Fortpflanzungsmedizin hauptsächlich darum, unfruchtbaren Frauen im gebärfähigen Alter zu Schwangerschaften zu verhelfen, oder geht es darum, die natürliche Grenze des gebärfähigen Alters beliebig hinauszuschieben, um auch 60-jährigen Frauen zur Mutterschaft zu verhelfen?“ Die primäre Motivation, und das steht bei den damit befassten Medizinern außer Zweifel, kommt aus dem Gebiet der Onkologie, der Krebsforschung. Junge Frauen, die sich wegen einer bösartigen Erkrankung einer Chemotherapie oder Strahlentherapie unterziehen müssen, sind immer mit der Botschaft konfrontiert, dass sie danach nicht mehr schwanger werden können. Ihre Eierstöcke stellen die Funktion ein. Sie werden durch die Chemo- oder Strahlentherapie mit einem Schlag in den Wechsel versetzt. Betroffene Frauen leiden oft unter der Botschaft der zukünftigen Kinderlosigkeit mehr als unter der Diagnose Krebs. Die Medizin hat schon lange nach Mitteln und Wegen gesucht, dieses Problem in den Griff zu bekommen. Mit der Entnahme eines gesunden Eierstockes, dem Tieffrieren des Organes und dem erneuten Einsetzen des gesunden Eierstockgewebes scheint ein gangbarer Weg gefunden worden zu sein. Dass darüber hinaus auch an die Mediziner die Frage herangetragen wurde, ob es nicht möglich sei, einer gesunden 40-jährigen Frau einen Eierstock zu entnehmen und ihr diesen dann mit 70 Jahren wieder einzusetzen, ist eine andere Sache. Ob das nun die Medizin tun soll, ist derzeit nicht zu beantworten, weil es sich hier nicht um einen Heilauftrag handelt. Noch wird ein solches Vorgehen von der Medizin abgelehnt, da keinerlei gesellschaftliche und rechtliche Rahmenbedingungen bestehen, die ein solches Vorgehen regeln würden. Anders verhält es sich mit der Fragestellung: „Kann eine 60-jährige Frau noch Mutter werden?“ Weltweit gibt es bereits Fälle, wo diese Experiment gelungen ist, denn der weibliche Organismus ist offensichtlich noch lange nach dem Wechsel in der Lage, eine Schwangerschaft auszutragen, auch wenn die Eizelle nicht die eigene ist oder der ganze Embryo gespendet worden ist. Um diese späte Schwangerschaft zu ermöglichen, ist allerdings eine entsprechend lange und intensive Hormontherapie mit nachfolgender Eizell- oder Embryonenspende notwendig. Eine Mutterschaft jenseits der Wechseljahre ist ein medizinisch aufwändiges Vorhaben und ein ethisch heiß diskutierter Punkt.

Weniger emotional, ja oft sogar als natürlich und nahezu selbstverständlich, wird eine späte Vaterschaft angesehen. Hier wird nicht hinterfragt, in welchem Alter der Mann seinem Vaterschaftstrieb nachkommt und ob er dazu körperlich überhaupt in der Lage sei. Man hat fast den Eindruck, das Zeugen von Kindern von Männern jenseits der 60 Jahre wird als Heldentat empfunden und sei das Normalste der Welt – so wie damals bei den alttestamentarischen Männern. Dass auch diese Männer und Väter Greise sein werden, wenn ihr Kind in der Pubertät ist, wird nicht oder nur zu wenig bedacht. In unserer Zeit wird so viel von Gleichstellung zwischen Mann und Frau gesprochen, man sollte auch einmal diesbezüglich kritischer nachdenken.

- Verlassen Sie sich bei der Partnerwahl nicht nur auf Ihr inneres Gefühl und den äußeren Eindruck, sondern auch auf Ihre Nase.
- Der Familienzusammenhalt war und ist wichtig.
- Geben Sie Ihren Kindern die Geborgenheit und Nestwärme, die sie benötigen.
- Sexualität ist mehr als Akrobatik im Bett.
- Fortpflanzung ist ein evolutionäres Urbedürfnis des Menschen.
- Wir müssen lernen, mit den Möglichkeiten, die uns die moderne Fortpflanzungsmedizin bietet, ethisch rechtens umzugehen.
- Arbeiten Sie jeden Tag neu an Ihrer Beziehung.

Das siebente Gebot

Das siebente Gebot verbietet, fremdes Eigentum unrechtmäßig an sich zu nehmen oder zurückzubehalten und dem Nächsten auf irgendeine Weise an Hab und Gut Schaden zuzufügen. Es schreibt Gerechtigkeit und Liebe in der Verwaltung der irdischen Güter und der Früchte der menschlichen Arbeit vor. Es verlangt in Hinblick auf das Gemeinwohl, die allgemeine Bestimmung der Güter und das Recht auf Privateigentum zu achten. Der Christ ist in seinem Leben bestrebt, die Güter dieser Welt auf Gott und die Bruderliebe hin zu ordnen.

Am sechsten Schöpfungstag bekam der Mensch die Erde und all ihre Geschöpfe, um ihm untertan zu sein, so besagt es die Schöpfungsgeschichte: *„Dann sprach Gott: Hiermit übergebe ich euch alle Pflanzen auf der ganzen Erde, die Samen tragen, und alle Bäume mit samenhaltigen Früchten. Euch sollen sie zur Nahrung dienen. Allen Tieren des Feldes, allen Vögeln des Himmels und allem, was sich auf der Erde regt, was Lebensatem in sich hat, gebe ich alle grünen Pflanzen zur Nahrung. So geschah es“* (Gen 1, 29–31). Die Güter der Schöpfung sind für das gesamte Menschengeschlecht bestimmt. Die Aneignung von Gütern ist berechtigt, um die Freiheit und Würde der Menschen zu sichern und jedem die Möglichkeit zu verschaffen, für seine Grundbedürfnisse und die Bedürfnisse der ihm Anvertrauten aufzukommen.

Kein materieller Erwerb, womöglich noch unrechtmäßig gewonnen, darf so hoch sein, dass er eine Störung der inneren Ruhe bewirken würde.

Die Ausgeglichenheit unseres Daseins hängt letzten Endes auch davon ab, ob wir mit gutem Gewissen den Tag beginnen können. Und das betrifft auch das siebente Gebot. „Gebt dem Kaiser, was des Kaisers ist, und Gott, was Gottes ist“, auch diese Worte fallen unter das siebente Gebot. Natürlich gibt es zunehmend Menschen, die keinen Zugang zu ihrem Gewissen mehr haben und für die diese Art der Argumentation möglicherweise schon hinfällig ist. Dies muss man akzeptieren, wohl aber vermutend, dass im Leben vieles zurückkommt und dass alleine das schon für den Gewissenlosen ein Grund wäre, sich an das siebente Gebot zu halten.
Der Besitz eines Gutes macht dessen Eigentümer zu einem Verwalter im Dienste der Vorsehung; er soll es nutzen und den daraus erwachsenden Ertrag mit anderen, in erster Linie mit seinen Angehörigen, teilen. Das siebente Gebot verlangt auch, auf die Unversehrtheit der Schöpfung zu achten. *„Tiere und Pflanzen und leblose Wesen sind von Natur aus zum gemeinsamen Wohl der Menschheit von gestern, heute und morgen bestimmt. Die Bodenschätze, die Pflanzen und die Tiere der Welt dürfen nicht ohne Rücksicht auf sittliche Forderungen genutzt werden. Die Herrschaft über die belebte und unbelebte Natur, die der Schöpfer dem Menschen übertragen hat, ist nicht absolut; sie wird gemessen an der Sorge um die Lebensqualität des Nächsten, wozu auch die künftigen*

Generationen zählen; sie verlangt Ehrfurcht vor der Unversehrtheit der Schöpfung. Tiere sind Geschöpfe Gottes, darum schulden ihnen auch die Menschen Wohlwollen. Gott hat die Tiere unter die Herrschaft der Menschen gestellt, somit darf man sich der Tiere zur Ernährung und zur Herstellung von Kleidern bedienen. Man darf sie zähmen, um sie dem Menschen bei der Arbeit und in der Freizeit dienstbar zu machen. Medizinische und wissenschaftliche Tierversuche sind in vernünftigen Grenzen sittlich zulässig, weil sie dazu beitragen, menschliches Leben zu heilen und zu retten." Das alles können wir im Katechismus der katholischen Kirche nachlesen.

Im siebenten Gebot wird auch – und das wissen viele Menschen nicht – auf das Wirtschaftsleben, die soziale Gerechtigkeit und das Recht auf Arbeit eingegangen. „*Der vorrangige Wert der Arbeit kommt vom Menschen selbst, der sie verrichtet und für den sie bestimmt ist; durch seine Arbeit nimmt der Mensch am Schöpfungswerk teil*", berichtet der Katechismus weiter. Es wird auf die Verantwortung des Staates und der einzelnen Unternehmer ebenso eingegangen wie auf das Problem einer gerechten Entlohnung, aber auch auf die Pflichten des Einzelnen in der Arbeitswelt. Es wird weiters die Gerechtigkeit und Solidarität zwischen den Nationen und die Liebe zu den Armen besprochen. Schon im Buch Deuteronomium im Alten Testament ist zu lesen: „*Die Armen werden niemals ganz aus deinem Land verschwinden, darum mache ich dir zur Pflicht: Du sollst deinem notleidenden und armen Bruder, der in deinem Land lebt, deine Hand öffnen.*"

In diesem letzten Satz scheint heute eine Problem zu liegen. Auch beim siebenten Gebot gibt es viele kleine Details – sowie ein grundsätzliches Problem –, mit denen sich das Christentum wird auseinander setzen müssen. Die Details kann man – wie bei den Verstößen gegen andere Gebote auch – den Tagesberichten der gedruckten und elektronischen Medien entnehmen.

Wesentlich weniger beachtet, aber nicht minder spektakulär, sind die laufenden biotechnologischen Fortschritte, die das siebente Gebot herausfordern. Wir werden uns nämlich in der Zukunft mit höchst brisanten Fragen beschäftigen müssen. Die da beispielsweise lauten:

Wem gehören Nabelschnurstammzellen?

Wie wir wissen, handelt es sich bei diesen Zellen um wissenschaftlich höchst interessantes biologisches Material, welches in Zukunft für die

Heilung von Erkrankungen besonders wertvoll werden könnte. Auf diese, wie man meinen würde, einfache Frage, dürfte es nur eine klare Antwort geben, und zwar: „Dem Kind." Wie Sie allerdings gleich merken werden, ist die Sache bei weitem nicht so einfach. Aus dieser „simplen" Frage ergeben sich nämlich interessante Detailfragen wie: „Gehören sie der Mutter, die das Kind geboren hat? Gehören sie dem Vater, der das Kind gezeugt hat? Gehören sie womöglich dem Spital, in dem das Kind das Licht der Welt erblickt hat? Oder gehören sie gar der Allgemeinheit? Der Republik? Dem Staat?" In weiterer Folge muss geklärt werden: Wer darf diese Nabelschnurstammzellen nützen, verwenden? Das Kind, aus dessen Nabelschnur sie stammen? Die Eltern des Kindes oder womöglich die gesamte Verwandtschaft? Hat jeder Bürger, der eine Nabelschnurstammzelltherapie braucht, ein Recht auf die Verwendung dieser Zellen, auch wenn er keine Stammzellen bei seiner eigenen Geburt gespendet hat? Sie sehen, die Fragen werden immer komplizierter und die Antworten ebenso. Denn Antworten gibt es teilweise noch gar nicht. Es gibt zu diesem Problemkreis ein ähnliches Setting, das jedem von uns ein Begriff ist, das Blutspendewesen. Hier ist eigentlich alles klar geregelt. Jeder Mensch, der will, kann Blut spenden, und jeder Mensch, der Blut braucht – egal, ob er Blutspenden war oder nicht – bekommt die notwendige Bluttransfusion. Der wertvolle Lebenssaft wird durch die Spende einer Einzelperson zum Allgemeingut, auf das jeder Zugriff hat, der es braucht.

Wem gehören Spenderorgane?

Schon heikler wird das Thema, wenn man an das Spenden ganzer Organe denkt. Hier sind die Fronten schon wieder nicht so klar. Theoretisch könnte jeder, der eine Organtransplantation braucht, auch eine bekommen, nur gibt es leider nicht genug Organe „auf dem freien Markt". Man ist manchmal sogar auf Familienmitglieder als Spender angewiesen. Vorwiegend handelt es sich um Bluterkrankungen, bei denen auf „passende" Familienmitglieder im Fall einer Spende zurückgegriffen wird. Nicht immer „passt" allerdings ein Familienmitglied, und leider ist an eine Spende aus dem Bekanntenkreis oft gar nicht zu denken. Dann nämlich, wenn es sich um ein großes, lebenswichtiges Organ wie Leber, Lunge oder Herz handelt. Aus diesem Grund gibt es weltweite Wartelisten von potenziellen Organempfängern, und diese warten und warten, bis ein Mensch irgendwo auf der Welt verstirbt, dessen Organ

„passt“. Korrupte Menschen sind allerdings auf eine höchst einträgliche Geschäftsmethode gekommen. Organtransplantationen lassen sich rascher organisieren, wenn man Menschen ein Organ, das doppelt angelegt ist (Niere, Augenhornhaut), einfach stiehlt und sodann um teures Geld einem Empfänger verkauft. Dieses Geschäft läuft heute unter dem Namen Organhandel, ist unmenschlich, illegal und mit Höchststrafen belegt. Im Grunde genommen handelt es sich um Raub eines Organs.
Nicht nur ganze Organe, deren Herkunft oftmals nicht nachvollziehbar ist, sondern auch Eizellen, Samenzellen und Embryonen können den „Eigentümer“ wechseln. Ganz zu schweigen von Kindern, die von der Dritten Welt an kinderlose Paare in den Industriestaaten weitervermittelt und verkauft werden.
Die medizinisch-gesellschaftlichen Auswirkungen dieser Entwicklungen sind noch abzuwarten. Noch ist alles erst im Aufkeimen, dennoch, ethischer „Sprengstoff“ liegt in der Luft. Es ist hoch an der Zeit, dass die Gesetzgebung nicht den wissenschaftlichen Errungenschaften hinterherhinkt. Aus dieser Zeitverzögerung ergeben sich gesetzeslose/freie Räume, die sehr rasch zum Missbrauch und zur Korruption verleiten lassen. Der Mensch, der Staat, die Gesellschaft brauchen Normen und Regulativa, die so schwierige Probleme reglementieren müssen. Gesetze und Normen werden zunehmend als eine Sache betrachtet, die man als Unterdrückung, Bevormundung und Entfremdung ablehnen muss. Man empfindet sogar Freude daran, wenn man über Gesetze spotten kann und sie auch noch bricht.

Das Einzige, was heute wirklich verboten zu sein scheint, ist das Verbieten.

Jemand, der versucht, etwas zu verbieten, gerät oftmals in den Ruf, der alten und überholten „Unterdrückungsgesellschaft“ anzugehören. Die offene Gesellschaft, eine große Errungenschaft der modernen Zivilisaton, braucht deshalb, wie es die Hamburger Publizistin Marion Gräfin Dönhoff formulierte, „Normen, Spielregeln, Traditionen, die das Ganze zusammenhalten“, letzlich ein „neues geistiges Fundament“, das allein durch eine „Bewusstseinsänderung der Menschen“ entstehen könne. Warum wollen wir es noch immer nicht glauben, dass das Christentum ein solches Fundament sein kann und eine solche Bewusstseinsänderung der Menschen bewirken kann?

Diebstahl wird sich in Zukunft nicht nur auf die Entwendung von erworbenem Eigentum beziehen, sondern auch auf das biologische „Gold", wie Nabelschnurstammzellen, Eizellen und Embryonen. Auch gesunde Organe unterliegen heute schon dem „Handel". Für die Menschen, die in Gesundheit alt werden wollen, sind Stammzellen die Zukunft für die Regeneration alter Organe. Stammzellen sind der Schatz, den noch nicht alle besitzen, den aber Kranke für ihre Heilung beanspruchen werden; sie werden dafür nicht nur bereit sein, viel Geld zu bezahlen, sondern auch, wenn es nicht anders möglich ist, korrupte Wege beschreiten.

Das achte Gebot

Wem soll man glauben, wer sagt wirklich die Wahrheit? Die Zeitung, das Fernsehen, der Freund, die Partei, der Staat, die Interessenvertretung? Die Frage des Pilatus, „Was ist Wahrheit?", wird immer schwieriger zu beantworten, und schwieriger wird es deshalb auch, das achte Gebot zu halten.

Das achte Gebot gehört auch zum Ehrenkodex der nicht gläubigen Menschen. Der gläubige Christ soll es peinlich beachten, auch wenn er mit einer Unwahrheit einem anderen keinen Schaden zufügen möchte oder aus der Überlegung, dass man dadurch selbst Probleme bekommen könne. Das achte Gebot muss altruistisch und nicht egoistisch befolgt werden.

Das achte Gebot verbietet, in den Beziehungen zu anderen die Wahrheit zu verdrehen. *„Du sollst nicht falsch gegenüber deinem Nächsten aussagen"* (Ex 20,16). *„Ihr habt gehört, dass zu den Alten gesagt worden ist: Du sollst keinen Meineid schwören, und: Du sollst halten, was du dem Herrn geschworen hast"* (Mt 5,33). Seine Jünger lehrte Jesus unbedingte Wahrheitsliebe: *„Euer Ja sei ein Ja, euer Nein ein Nein"* (Mt 5,37).

Der Mensch strebt von Natur aus nach Wahrheit. Er ist verpflichtet, sie in Ehren zu halten und zu bezeugen. Die Wahrheit im Sinne redlichen Handelns und aufrichtigen Sprechens heißt Wahrhaftigkeit, Aufrichtigkeit oder Freimut. Die Tugend der Aufrichtigkeit oder Wahrhaftigkeit besteht darin, dass man sich in seiner Handlung als wahr erweist, in seinen Worten die Wahrheit sagt und sich vor Doppelzüngigkeit, Verstellung, Vortäuschung und Heuchelei hütet. Eine wahrheitswidrige Aussa-

ge ist ganz besonders schwerwiegend, wenn sie öffentlich gemacht wird. Vor einem Gericht wird sie zu einem falschen Zeugnis, unter Eid wird sie zu einem Meineid. Diese Handlungsweisen tragen dazu bei, dass Unschuldige verurteilt oder Schuldige entlastet werden oder die Strafe, welcher der Angeklagte bekommt, verschärft wird. Sie beeinträchtigen in hohem Maße das Rechtswesen und die Gerechtigkeit des von den Richtern gefällten Urteils. Die Rücksicht auf den guten Ruf eines Menschen verbietet jede Haltung und jedes Wort, die ihn ungerechterweise schädigen könnten. Um nicht vermessen zu urteilen, soll jeder darauf bedacht sein, die Gedanken, Worte und Handlungen seines Nächsten so weit als möglich günstig zu beurteilen. Diese Ausführungen sind dem Katechismus der katholischen Kirche entnommen und sind aktuell wie eh und je.
Was ist Wahrheit? Auf diese Frage des Pilatus eine authentische Antwort zu bekommen, wird immer schwerer. Denn werden Dinge relativiert und bezweifelt, die sich zweifellos ereignet haben, so finden sich zahlreiche Zeitgenossen, die historisch einwandfreie Fakten als nicht historisch und wahr akzeptieren. Umgekehrt – und das ist offensichtlich fast die größere Gefahr – werden Wahrheiten „vermittelt", die oft gar keine sind und die der Instrumentalisierung von Interessen dienen. Da es auch in der elektronisch vernetzten Welt für den Einzelnen immer schwieriger wird, sich ein Bild über das, was Wahrheit wirklich ist, zu verschaffen, steht auch das achte Gebot einem völlig neuen Ambiente gegenüber.

Was ist Wahrheit heute?

Wie Taten einfach wegdiskutiert und als unwahr dargestellt werden – dafür gibt es zahlreiche Beispiele aus der jüngsten Geschichte. Immerhin 30 % der Amerikaner halten die Mondlandung für eine Fälschung – „we never went to the moon" war die Botschaft, die für ein Drittel der amerikanischen Bevölkerung eine historische Wahrheit in eine Unwahrheit transformiert. Die Rakete – so die bekannten Details im Einzelnen –, deren Start weltweit live übertragen wurde, sei ohne Besatzung in den Himmel gestiegen und später im Südatlantik versenkt worden. Anschließend habe die NASA die Mondlandung in einem Filmstudio auf einer Militärbasis in Nevada nachgestellt, und zu guter Letzt sind die Astronauten mitsamt ihrer Kapsel aus einem Transportflugzeug zur „Landung" abgeworfen worden. Als Argument wird benützt, dass auf den Fotoaufnahmen, die über das Fernsehen auch rund um die Welt gingen, die US Flagge nicht herabhing – was hätte sein müssen, da es doch auf dem Mond keinen Wind gäbe. Absichtlich unberücksichtigt bleibt jedoch die kleine Aluminiumstrebe, die auch am windlosen Mond die Fahne zur Entfaltung brachte.

Die Menschen sind über das, was als Wahrheit ausgegeben wird, so verunsichert, dass sie selbst an evidenten Dingen zu zweifeln beginnen.

Umgeschrieben werden Fakten auch bei dem Gerücht, die Gattin des britischen Thronfolgers Prinz Charles habe vom ägyptischen Playboy Dodi ein Kind erwartet und sei, um Schaden von den Royals abzuwenden, mitsamt Liebhaber vom britischen Auslandsgeheimdienst beseitigt worden; diese tröstliche Botschaft wird von mehr Menschen geglaubt als die einfache Tatsache, dass die Lichtgestalt Diana zum betrunkenen Fahrer eines windigen Jetsetters ins Auto gestiegen war und der tödliche Unfall die Folge davon war.
Der bedeutende Katechet Thomas von Aquin sagte: *„Die Menschen könnten nicht in Gemeinschaft miteinander leben, wenn sie sich nicht gegenseitig glaubten als solche, die einander die Wahrheit offenbaren."* Und Thomas mahnt weiter: *„Die Tugend der Wahrhaftigkeit gibt dem anderen, was ihm zusteht. Sie bewahrt die rechte Mitte zwischen dem, was auszusprechen, und dem Geheimnis, das zu halten ist."* Dazu gehören Aufrichtigkeit und Verschwiegenheit. *„Ein Mensch schuldet dem anderen aus Ehrenhaftigkeit die Kundgabe der Wahrheit."* Der Katechismus der katolischen Kirche bezeichnet *„die Lüge als den unmittelbarsten Verstoß gegen die Wahrheit. Lügen heißt, gegen die Wahrheit reden oder handeln, um jemanden zu täuschen, der ein Recht hat, die Wahrheit zu kennen. Die Lüge ist eine Profanierung des Wortes, das dazu bestimmt ist, die Wahrheit, die man kennt, anderen mitzuteilen. Die bewusste Absicht, durch wahrheitswidrige Aussagen den Nächsten zu täuschen, verstößt gegen die Gerechtigkeit und die Liebe. Die Schuld ist noch größer, wenn Gefahr besteht, dass die Täuschungsabsicht für die Getäuschten schlimme Folgen hat. Eine Verfehlung gegen die Wahrheit verlangt Wiedergutmachung."*
„Jeder gute Christ muss mehr dazu bereit sein, die Aussage des Nächsten für glaubwürdig zu halten, als sie zu verurteilen. Vermag er sie nicht zu rechtfertigen, so forsche er nach, wie jener sie versteht; versteht jener sie aber im üblen Sinn, so verbessere er ihn mit Liebe; und wenn das

nicht genügt, so suche er nach allen angemessenen Mitteln, damit jener zu seinem richtigen Verständnis gelange und so sich rette" (Ignatius, ex spir. 22).

Das Wohl und die Sicherheit anderer, die Achtung des Privatlebens oder die Rücksicht auf das Gemeinwohl sind hinreichende Gründe, etwas, das nicht bekannt werden soll, zu verschweigen oder sich einer diskreten Sprache zu bedienen. Die Pflicht, Ärgernis zu vermeiden, fordert oft strenge Diskretion. Niemand ist verpflichtet, die Wahrheit Personen zu enthüllen, die kein Recht auf deren Kenntnis haben.

Verletzen Sie Ihre Mitmenschen nicht durch Verbreitung von Gerüchten. Bewahren Sie Ihnen Anvertrautes auch wirklich für sich.

Berufsgeheimnisse – die z. B. Politiker, Ärzte, Militärangehörige und Juristen bewahren müssen – oder vertrauliche Mitteilungen, die unter dem Siegel der Verschwiegenheit gemacht werden, dürfen nicht verraten werden, außer wenn der Sonderfall eintritt, dass durch die Bewahrung des Geheimnisses dem, der es anvertraut, oder dem, dem es anvertraut wird, oder einem Dritten ein sehr großer Schaden zugefügt würde. Private Informationen, die für andere nachteilig sind, dürfen selbst dann, wenn sie nicht unter dem Siegel der Verschwiegenheit anvertraut wurden, nicht ohne einen entsprechend wichtigen Grund weiterverbreitet werden. Jeder sollte sich in Bezug auf das Privatleben anderer Menschen gebührende Zurückhaltung auferlegen. Jene, die für die Weitergabe von Informationen verantwortlich sind, müssen das Gemeinwohl und die Achtung persönlicher Ansprüche in ein gerechtes Verhältnis bringen. Informationen über das Privatleben von Personen, die in der Öffentlichkeit stehen, sind so weit zu verurteilen, als sie deren Intimsphäre und Freiheit verletzen.
In der modernen Gesellschaft spielen die Massenmedien bei der Weitergabe von Informationen, der Förderung der Kultur und in der Bildung eine bedeutende Rolle. Infolge des technischen Fortschritts, des Umfangs und der Vielfalt der übermittelten Inhalte sowie aufgrund ihres Einflusses auf die öffentliche Meinung wird diese Rolle immer wichtiger. Die Information über Medien steht im Dienst des Gemeinwohls. Die Gesellschaft hat das Recht auf eine Information, die auf Wahrheit, Freiheit, Gerechtigkeit und Solidarität gründet.

Die Wahrheit in der Medizin

Auch im ehrenwerten Kreis der medizinisch–naturwissenschaftlichen Gesellschaften ist die Verdrehung der Wahrheit gang und gäbe. Interessant wird es, wenn die „Colorierung“ der Wahrheit im Dienste ökonomischer Interessen steht. Dem Kreuzzug gegen das Produkt des weiblichen Eierstocks, dem Östrogen, haften so viele absichtliche Irreführungen der Öffentlichkeit an, dass es schwer fällt, zu glauben – auch letzten Endes im Hinblick auf die Irrationalität, mit der die Diskussion geführt wurde –, dass es hier nur um die Wahrheitsfindung ginge. Wenn in öffentlichen Aussendungen von angeblichen Hilfsorganisationen und deren Repräsentanten, die immerhin Universitätsprofessoren sind, zwei grundlegende Begriffe der medizinischen Statistik verwechselt werden, dann ist dies nicht unwesentlich, wenn sich daraus grundsätzlich andere Konsequenzen ergeben. Und dies war bei der in der letzten Zeit so oft erwähnten *One Million Women Study* der Fall. Diese „Studie“ war eine auf retrospektiver Erhebung beruhende Querschnittsuntersuchung, die als größte prospektive Untersuchung verkauft worden war. Dem unkundigen Leser erscheint dies nicht als sehr beeindruckend. Dem Arzt und der medizinischen Fachwelt – und für die war diese Irreführung in der Aussendung ja gedacht – bringt dies jedoch eine ganz andere Aussagekraft, als wenn man die Wahrheit gesagt hätte, dass es nämlich im Prinzip nur eine Fragebogenaktion war. Man wird dafür nicht unbedingt das Wort Lügen bemühen, wohl aber war es eine essenzielle Irreführung, die die ganze Diskussion in eine andere, nicht der Wahrheit entsprechende Richtung brachte.

Wenn weiter in öffentlichen Briefen, wie gesagt von einer Hilfsorganisation verfasst und unterschrieben von Universitätsprofessoren, das Östrogen der Pille mit dem Östrogen, das bei der Hormonersatztherapie verwendet wird, verwechselt wurde, dann ist dies einerseits ein schwerwiegender Fehler, denn jeder Medizinstudent müsste diese Frage bei der Prüfung differenzierend beantworten können. Vor allem aber wirft es auf die „Wahrheitsbeschaffung“ unterschiedlicher Dinge ein ganz anderes Licht. Denn selbst wenn jene intellektuellen Vertreter unseres Landes, denen man die Wahrheitsfindung zutraut und denen man sie auch abnimmt, wenn diesen Spezialisten die Kenntnis der grundlegen-

den Einzelheiten des Sachzusammenhanges fehlt, dann ist der Weg zur Wahrheit wahrscheinlich genauso krumm.
Dies sind allerdings nur unbedeutende Details, die stimmungscolorierende Bedeutung haben. Die Frage, ob es eigentlich um die Wahrheit geht, stellt sich allerdings dann, wenn internationale Zentren, Statistik und Mathematiker schwerste methodische Mängel an dieser Arbeit finden, die Millionen Frauen immerhin verunsichert haben, beziehungsweise die zur Verunsicherung instrumentalisiert worden sind. Eigentlich würde es der Wahrheitsfindung dienen, wenn man diese Mängel genauso aufzeigt, wie man seinerzeit auf die Entstehung der Studie hingewiesen hat.
Und dann gibt es die „gerichtete" Unwahrheit beziehungsweise das gerichtete und absichtliche Missverständnis. Eine der beiden Arbeiten, die von verschiedenen Kräften benützt wurden, um das Östrogen als Gift abzustempeln, hat in einer sehr sauberen und methodisch einwandfreien Untersuchung die Frage überprüfen wollen, ob man 65- und 70-jährigen Frauen, die schon 15 bis 20 Jahre nach der Menopause waren und wegen ihrer Übergewichtigkeit oder ihres Zigarettenkonsums ein kardiovaskuläres Risiko in sich trugen, ob man diesen Frauen also eine Östrogenbehandlung (wie gesagt, bereits Jahrzehnte, nachdem der Wechsel vorbei war) erneut anraten sollte, um sie vor einem Herzinfarkt zu schützen. Die Antwort ist relativ klar: „Nein". Allerdings kann man jene Probleme, die man bei diesen kardial meist gefährdeten, vor allem aber schon Jahrzehnte nach der Menopause sich befindlichen Frauen und die dabei auftretenden Probleme nicht auf die 50-jährigen, an schweren klimakterischen Beschwerden leidenden Frauen übertragen. Dafür wurde diese Studie auch nicht gemacht. Sie sollte lediglich überprüfen, ob bei älteren Frauen in gefährdeten Konstellationen Östrogene vor dem Herzinfarkt schützen oder nicht. Die Autoren haben auch relativ klar dargestellt, dass die Absicht und auch die Zwischenfälle dieser Studie keineswegs auf die Behandlung von klimakterischen Beschwerden der Frauen zwischen dem 45. und dem 55. Lebensjahr übertragen werden können. Allerdings fügten sie bei einem Besuch in Wien hinzu, dass es Wissenschafter auf der Welt gebe, die sehr wohl in der Lage sind, die Unterschiedlichkeit der Hormonbehandlung einer 70-jährigen von einer 50-jährigen auseinander halten zu können. Und es gibt leider Länder – und das erwähnten sie ebenfalls, ohne allerdings offensichtlich auf Grund der Gastfreundschaft die konkreten Beispiele mit Namen zu nennen –, in denen dies auseinander zu halten intellektuell oder intentiell nicht möglich ist. Und hier beginnt es – pars pro toto – natürlich schon interessant zu werden.

Das wichtige Hormon Östrogen ist zum Spielball von Interessen geworden und illustriert – ohne es zu wollen – die Relativität der Wahrheitssuchenden.

Abgesehen davon, dass jede Wahrheitsannäherung von subjektiven Motiven getragen ist und die Bereitschaft, sich selbst zu relativieren, heute extrem niedrig ist, was auch die Wahrheitssuche negativ beeinflusst, wird bei jeder medizinischen Diskussion versucht, alte Rechnungen zu bezahlen – denn die Ärzte sind eine sehr kompetitive Gruppe –, oft mit dem Hinweis: „Wir haben es ohnedies schon lange gewusst." Dort, wo soziale Versicherungen zumindest scheinbar intellektuell gerechtfertigte Argumente finden, neue kostensparende Möglichkeiten zu entdecken und umzusetzen, dort wird auch das interessanter als die Wahrheit.

Und dann kommt natürlich die Konkurrenz, die in jenes Loch, das ein – wenn auch zu Unrecht verdammtes – Hormon reißt, ihre eigenen Ersatzprodukte sofort einmarschieren lassen möchte. Das reicht von den Herstellern der Pflanzenhormone über den Milliardenmarkt von knochenhärtenden Medikamenten bis zu den wahren Rennern unter den Pharmaka, den selektiven Serotoninreuptakeinhibitoren (eine bestimmte Klasse von Antidepressiva) und den Cholesterinsenkern, die – schon wegen der Fusionen einschlägiger internationaler Multis – weiterwachsen müssen.

Dieses Beispiel um die Verleumdung der Hormonersatztherapie wurde im Detail präsentiert, um zu demonstrieren, wie schwierig es zunehmend wird, sich über die Wahrheit tatsächlich ein Bild machen zu können. So viele für den Laien nicht überprüfbare Details sind dabei vorhanden, Einzelwissen ist notwendig – über das mitunter nicht einmal Universitätsprofessoren verfügen.

Wahrheit und Gesundheit

Die Unwahrheit sprechen und in Unwahrheit leben, und das auf längere Zeit, ist in der Tat „ungesund". Welche Hinweise für diese Aussagen kennen wir aus der Medizin? Es gibt schon seit langem diesbezügliche Untersuchungen am Menschen mit Hilfe von Lügendetektoren. Die Auswirkungen des Lügens machen sich in Form von Stress für den Organismus bemerkbar, und dieser Stress ist messbar. Der Körper schüttet, wenn die Unwahrheit gesprochen wird, signifikant mehr Stresshormo-

ne wie zum Beispiel Cortisol aus. Der Puls wird auch schneller, und diskrete, nervositätsbedingte Augenbewegungen sind messbar. Wenn man die Wahrheit spricht, sind diese Veränderungen nicht zu verzeichnen. Über Cortisol und seine stressbedingten, organschädigenden Wirkungen haben wir schon berichtet. Man kann sich nun leicht vorstellen, welch einer „Belastung" der Organismus ausgesetzt ist, wenn jemand in einem chronischen Lügengebäude lebt. Er belastet unbemerkt von äußerem Zutun sein gesamtes Organsystem.
Nicht zuletzt ist es auch die so genannte Regenbogenpresse, die zum Glück nicht den „Normalsterblichen" quält, sondern sich auf die Verbreitung von „News" aus der Welt der Stars und Königshäuser spezialisiert hat. Auch durch diese Berichterstattung wird viel Unwahrheit verbreitet, auf die sich die Menschen gierig stürzen und nicht bedenken, dass hier permanent jemand gedemütigt, „geoutet" und gekränkt wird. Die wirkliche Wahrheitsfindung wird es in Zukunft extrem schwer haben. Das wurde bei der Frankfurter Buchmesse 2003 demonstriert. Wenn Geständnisse, Bosheiten und Bettgeschichten eines alternden Schlagerstars, einschließlich der Enthüllungen bezüglich eines gekränkten Sternchens am Rande, zunehmend jene Inhalte werden, die Menschen noch zum Lesen anregen können – wie werden sie sich dann jenes intellektuelle Rüstzeug verschaffen, das notwendig ist, um in einer immer differenzierteren Welt sich der Wahrheit nähern zu können? *„Anstatt uns für die Demokratie zu informieren, amüsieren wir uns zu Tode"*, hat vor 25 Jahren zur Eröffnung der gleichen Buchmesse Neil Postman formuliert. Es ist nichts Schlechtes, sich zu Tode zu amüsieren – allerdings kann dies Zeit und Aufmerksamkeit für die wichtigen Dinge des Lebens rauben, es verdrängt die Informationen über entscheidende politische Ereignisse und lenkt ab in den reinen Blödsinn. Eine Nation muss sensibel sein, um nicht zu verdummen, wenn es um Zukunftsfragen geht. Wenn die Menschen wissen, dass sie in dem begierlichen Buch ihrer Interessen vulgären Unfug vor sich haben, so ist dies in Ordnung. Wenn dies allerdings zu einer Infantilisierung der Gesellschaft führt, die einen infantilen, von allen politischen Ereignissen abgelenkten Bürger mit sich bringt, dann taugt der möglicherweise wirklich nicht mehr für die Information und für die Wahrheitsfindung – und auch nicht mehr für die Demokratie.

Wenn die Wahrheit nicht mehr vermittelt werden kann, dann bedeutet dies das Ende der Demokratien.

Natürlich kann die Naivität und die Dummheit – wenn sich die Mehrheit daran erfreut – auch eine demokratische Tugend werden, die nach dem Prinzip „die Mehrheit hat immer Recht“ ebenfalls akzeptiert werden muss. Interessant wird es dann zu sehen, zu welchen Mitteln Politiker und andere Autoren greifen werden, um überhaupt noch ein wenig Aufmerksamkeit zu gewinnen, um mit dem Typus eines Dieter Bohlen konkurrieren zu können. Nun ist aber Aufmerksamkeit eine knappe Ressource, und man weiß nicht, wie simpel die Botschaften der Parteien ausfallen werden, wenn sie sich mit einem wie Dieter Bohlen in einen Wettstreit begeben müssen.

- Mit der Wahrheit umzugehen, war schon immer ein Problem. Wir müssen uns dennoch jeden Tag aufs Neue bemühen und an uns arbeiten, ein wahres und ehrliches Leben zu führen. Das gilt in gleichem Maße für den Berufsalltag wie für unser Familienleben.
- Die Wahrheit ist ein sensibles Gut, mit dem vorsichtig umgegangen werden muss.
- Mobbing am Arbeitsplatz kann gesundheitliche Folgen haben.
- Prüfen Sie kritisch, was Ihnen über andere gesagt wird.
- Jeder soll vor seiner eigenen Türe kehren.
- Wir sind nicht aufgerufen zu „richten“.
- Urteilen Sie nicht über andere.
- Suchen Sie die Wahrheit für Ihren persönlichen Lebensweg.

Das neunte Gebot

Das neunte Gebot macht uns darauf aufmerksam: „*Begehre nicht deines Nächsten Frau*“, und weiter: „*Du sollst nicht nach dem Haus deines Nächsten verlangen. Du sollst nicht nach der Frau deines Nächsten verlangen, nach seinem Sklaven oder seiner Sklavin, seinem Rind oder seinem Esel oder nach irgendetwas, das deinem Nächsten gehört*“ (Ex 20,17).

Der Evangelist Matthäus warnt uns: „*Wer eine Frau auch nur lüstern ansieht, hat in seinem Herzen schon Ehebruch mit ihr begangen*“ (Mt 5,28). Der heilige Johannes unterscheidet drei Arten der Begehrlichkeit oder Begierde: die Begierde des Fleisches, die Begierde der Augen und

die Hoffart der Welt. Gemäß der katholischen katechetischen Tradition verbietet das neunte Gebot die fleischliche Begierde.
Die Befolgung des neunten und zehnten Gebots dient wieder der Erhaltung der inneren Ruhe. Sie ist es letzten Endes, die Lebensweisheit begründet und ein längeres Leben möglich macht. Die falschen Begierden bringen den Menschen nur in innere Unruhe, sei es die Begierde auf eine Frau oder auf das Eigentum eines anderen Menschen. Es ist weise, diese Begierden zu verarbeiten, sich abzulenken anstatt an ihnen zu verbrennen, was zweifellos das Leben verkürzen würde.
Die Aufforderung der Bibel: *„Begehre nicht deines Nächsten Frau"* wird seit 2000 Jahren an uns Menschen gerichtet, doch wie reagieren wir Menschen darauf? Nehmen wir sie ernst? Sind wir gar bereit, dieser Aufforderung nachzukommen? Oder ignorieren wir sie womöglich vollständig? Gibt es bei diesem strengen Gebot etwa einen Mittelweg, um sich irgendwie durchzuschwindeln?

Promiskuität und Gesundheit

Die Medizin gibt uns dabei wieder eine Hilfestellung, um uns die persönliche Orientierung zu erleichtern. Vom medizinisch-hygienischen Standpunkt her macht es Sinn, sich nur einem Menschen sexuell hinzugeben. Mit steigendem Partnerwechsel, auch Promiskuität genannt, steigt die Häufigkeit für sexuell übertragbare Erkrankungen deutlich an. Zum Glück konnten die klassischen Geschlechtskrankheiten wie Syphilis und Gonorrhoe in ihrer Häufigkeit – dank der erfolgreichen Therapie – zurückgedrängt werden; dennoch sollten sie nicht als ausgerottet eingestuft werden. In Ländern mit geringem hygienischem Standard und bei sexuell umtriebigen Personen treten sie nach wie vor auf. Die mit der Diagnose von Geschlechtskrankheiten befassten Ärzte werden auch immer vom zuständigen Gesundheitsministerium über die aktuelle Anzahl der Neuerkrankungen in ihrem Land informiert. Im Zunehmen begriffen sind Infektionskrankheiten des Urogenitaltraktes, die von Keimen wie Ureaplasmen und Chlamydien hervorgerufen werden. Es sind dies Infektionen, die beim Geschlechtsverkehr übertragen werden und die Harnwegsinfekte und Infektionen der Gebärmutter und Eileiter hervorrufen können. Meist tritt bei Befall ein unspezifischer Juckreiz und etwas Ausfluss aus dem Genital auf, aber die Infektion kann auch unbemerkt verlaufen, sodass weder Mann noch Frau etwas spüren. Häufig verläuft die so genannte Chlamydien-Infektion symptomlos oder symp-

tomarm. Chlamydien sind aber sehr heimtückische Keime, wodurch oft unbemerkt von der Frau ein entzündlicher Befall der Eileiter mit wiederum schwerwiegenden Konsequenzen vorkommen kann. Eine der Folgen – bedingt durch die abgelaufene Entzündung – kann das Verkleben der Eileiter sein, was zu Unfruchtbarkeit führt. Es ist zwar heute möglich, eine Chlamydien-Infektion bei der Frau sowohl im Blut als auch im Abstrich im Labor nachzuweisen, aber es gelingt eben nicht immer. So hat sich gezeigt, dass bei Frauen, bedingt durch hormonelle Schwankungen innerhalb des Monats, der Nachweis einer Chlamydien-Infektion nicht zu jedem Zeitpunkt des Menstruationszyklus gleich erfolgreich ist. Daraus schließend, ist auch die Infektionswahrscheinlichkeit von Woche zu Woche unterschiedlich. Es ist also nicht egal, zu welchem Zeitpunkt im Monatszyklus die Infektion stattfindet. Schon allein die Tatsache, dass auf der einen Seite die Infektion oft nicht gespürt wird und auf der anderen Seite ein Nachweis nicht immer positiv ausfällt, sollte Grund genug sein, ein risikoreiches Sexualleben zu hinterfragen.
Auch Harnwegsinfekte – ausgelöst durch eine große Palette an Erregern – sind ein großes Problem in der täglichen ärztlichen Arbeit. Bedingt durch häufigen Geschlechtsverkehr während der Hochzeitsreise hat sich sogar ein entsprechender Terminus auch im deutschen Sprachraum eingebürgert: „honeymoon cystitis“, was so viel heißt wie „Flitterwochen-Blasenentzündung“. Zugegebenermaßen hat man dieses Phänomen früher öfter auch wirklich nach der Hochzeitsreise gesehen, indes ist es heutzutage weniger mit der Hochzeit als mit den ersten intensiveren sexuellen Kontakten junger Mädchen assoziiert. Die Ursache liegt darin, dass zum einen eben intensiver Geschlechtsverkehr stattfindet, der bedingt, dass durch die mechanische Beanspruchung der Scheidenwände diese empfindlich gegenüber neu „eingeschleppten“ Keimen werden. Zum anderen macht der Körper der jungen Frau Bekanntschaft mit neuen Allergenen des Sexualpartners, die vom eigenen Immunsystem zuerst einmal erkannt und dann auch bekämpft werden müssen. Gelingt die erfolgreiche Bekämpfung dem Körper nicht sofort, kann eine lokale Entzündung entstehen.

Über Infektionen im Genitalbereich

Der weibliche und männliche Genitaltrakt ist immer von einer natürlichen Keimflora besiedelt, die normalerweise keine Beschwerden verursacht. Im Gegenteil, bei der Frau ist es sogar wichtig, dass zum Beispiel

genügend so genannte „Döderlein Bakterien" vorhanden sind, um für das natürliche Scheidenmilieu zu sorgen. Taucht in diesem natürlichen Milieu ein Fremdkeim auf, der nicht von den körpereigenen Abwehrzellen beherrscht werden kann, kommt es zur Entzündung. Der Mechanismus der Entzündungsentstehung ist bei Frau und Mann gleich, nur dass die Frau aufgrund der größeren Schleimhautfläche anfälliger reagiert als der Mann. Keime werden meist durch häufigen Partnerwechsel eingeschleppt. Aber auch bei einer Antibiotikatherapie, die aus anderen Gründen notwendig ist, kommt es oftmals zur Begleitentzündung der Scheide. Der Grund liegt in der Tatsache, dass jedes Antibiotikum auch die natürlichen „Reinhaltekeime" der Scheide killt und somit Platz für pathologische Keime schafft. Eine echte Scheideninfektion oder auch Harnwegesinfektion beim Mann sollte immer, nachdem die Keime charakterisiert wurden, behandelt werden. Eine Partnertherapie ist in vielen Fällen deshalb sinnvoll, weil es zu einem so genannten „Ping-Pong-Effekt" kommt und der unbehandelte Partner immer wieder aufs Neue als Infektionsquelle dient. Bei der Frau ist vor allem die normale Scheidensekretion von einer echten Infektion zu unterscheiden. Es gibt Frauen, die immer wieder über vermehrten Fluor klagen, der aber meist keine Infektion darstellt, sondern der körpereigene „Reinigungsmechanismus" der Scheide ist.
Übertriebene hygienische Maßnahmen sind deshalb kontraproduktiv und führen vielmehr zu einer wirklichen Infektion. Besprechen Sie dieses Problem mit Ihrem Arzt/Ihrer Ärztin, um eine Entzündung rechtzeitig zu behandeln und um nicht in Eigenregie falsche Maßnahmen zu ergreifen.

Es gibt auch eine Viruserkrankung, die durch Sexualverkehr übertragen werden kann und deren vermehrtes Auftreten in den letzten Jahren ebenfalls registriert werden konnte. Die Viren nennen sich „Human Papilloma Viren" (HPV) und befallen den weiblichen und männlichen Genitaltrakt. Auch hier ist es oft so, dass durch die anatomischen Gegebenheiten beim Mann dieser eine Infektion in den meisten Fällen gar nicht spürt, er aber sehr wohl die Keime auf die Frau übertragen kann. Bei der Frau verläuft eine Infektion nur in wenigen Fällen unbemerkt, da sich bei dieser Erkrankung warzenähnliche Erhabenheiten bilden, die oft auch mit Juckreiz verbunden sind. Meist siedeln sich die Viren am äußeren Muttermund an und können im Zuge des regelmäßig durchzuführenden Abstriches auch dort nachgewiesen werden. Die Untersuchung ist nicht schmerzhaft und entsprechend leicht durchzuführen. Bei den Männern ist hingegen die Abnahme des Abstriches aus der relativ engen und langen Harnröhre nicht sehr angenehm. Allerdings ist gerade die Nachweisrate von Human-Papilloma-Viren beim Mann sehr hoch, weshalb in England bereits ein Vorsorgemodell zur Bestimmung dieser Viren beim Mann angedacht wurde. Diese Viren zu bestimmen und auch eine entsprechende Therapie einzuleiten, hat weitreichende Konsequenzen. Es ist nämlich bekannt, dass in weiterer Folge bei unbehandelten genitalen Human-Papilloma-Viren-Infektionen der Frau Gebärmutterhalskrebs entstehen kann. Man kann derzeit 2 Subtypen von Viren klassifizieren, HPV Typ 16 und 18, von denen nachgewiesen worden ist, dass sie im Gewebe von Gebärmutterhalskrebs vorkommen. Diese Tatsache macht ein medizinisches Vorsorgemodell interessant, weil man damit eine Krebserkrankung tatsächlich verhindern könnte, wenn man rechtzeitig einen Abstrich vornehmen lässt. Bei Vorliegen eines entsprechenden Befundes muss sofort eine adäquate Therapie eingeleitet werden. Die Medizin macht aber auch auf diesem Gebiet rasche Fortschritte, und so laufen derzeit Untersuchungen, die den Einsatz eines Impfstoffes bei dieser Viren-Infektion prüfen sollen. Die vorläufigen Ergebnisse sind vielversprechend.

Häufiger Partnerwechsel kann Ihre Gesundheit gefährden.

Wie wir wissen, ist Gebärmutterhalskrebs jene Krebserkrankung, die vor allem die jüngere, sexuell aktive Frau betrifft – im Gegensatz zum Gebärmutterhöhlenkrebs, der häufiger bei älteren Frauen diagnostiziert wird. Jeder Medizinstudent muss für die Prüfung aus Gynäkologie die Hauptrisikofaktoren für den Gebärmutterhöhlenkrebs wissen und die sind: Fettleibigkeit, keine Kinder geboren, Bluthochdruck und Zuckerkrankheit. Dabei fällt besonders das Kriterium „keine Kinder geboren" auf, und Sie werden sich fragen: „Wie das?" Die wissenschaftlich fundierten Erklärungen dazu sind noch nicht ganz eindeutig, aber es wird vermutet, dass jede Schwangerschaft das „Milieu" in der Gebärmutter günstig beeinflusst. Das soll heißen, dass bestimmte lokale Botenstoffe und Faktoren gebildet werden, die die Schleimhaut und den Gebärmuttermuskel vor entarteten Zellen schützen können. Welche wichtigen Stoffe das im Einzelnen sind, kann man derzeit noch nicht sagen. Dass durch eine Schwangerschaft ein gewisser Schutz vor Gebärmutterhöh-

lenkrebs gegeben sein muss, wissen wir durch die Tatsache, dass bei Nonnen, die ja bekanntlich nie schwanger waren, vermehrt diese Krebsform auftritt. Im Gegenzug leiden Klosterfrauen, eben weil sie ein sexuell keusches Leben führen, signifikant weniger häufig an Gebärmutterhalskrebs. Sie sehen, in welche Dimensionen sich das Sexualverhalten für Frauen bemerkbar machen kann.
Promiskuität ist, medizinsch gesehen, grundsätzlich vermehrt ein Problem für die Frau, da sie im wahrsten Sinne immer die „Empfängerin" ist. So ist der weibliche Genitaltrakt ein „Paradies" für Keime aller Art, und jeder/jede Gynäkologe/Gynäkologin kennt Patientinnen, die ihn/sie immer wieder mit neuen Infektionsbeschwerden aufsuchen. Eine Therapie ist dann oftmals schwierig, und in diesen Fällen sollte in der Tat das Sexualleben der Betroffenen und auch das ihres Partner überdacht werden.

Über das Cervixkarzinom

Die Vorsorgeuntersuchung beim Frauenarzt in Form des so genannten „Krebsabstriches" (oder PAP-Abstrich, benannt nach dem Entdecker der Zellfärbemethode, Dr. Papanicolau) stellt noch immer die wichtigste Maßnahme zur Früherkennung des Gebärmutterhalskrebses dar. Zellveränderungen in diesem Bereich können durch die schmerzfreie Untersuchung rasch und zuverlässig erkannt werden, sodass gegebenenfalls auch entsprechend schnell eine Therapie beginnen kann. Vom Gebärmutterhalskrebs sind meist jüngere Frauen betroffen, und eine Virusinfektion, die durch häufigen Partnerwechsel erfolgen kann, wurde als Mitverursacherin erkannt. Werden bei einer Frau Auffälligkeiten im Krebsabstrich gefunden, ist eine weitere Abklärung notwendig. Welches Vorgehen im Einzelfall gewählt wird, hängt vom Befund ab und entscheidet der/die behandelnde Gynäkologe/in. Oft ist eine Kontrolle des Abstriches innerhalb von ein paar Monaten ausreichend. Sollte das nicht der Fall sein, muss mit einem chirurgischen Eingriff ein Teil des äußeren Muttermundes entfernt werden. Die feingewebliche (histopathologische) Untersuchung zeigt auch leider immer wieder fortgeschrittene Formen dieser Erkrankung, sodass auch eine größere Operation mit Entfernung der Gebärmutter und wenn notwendig auch eine Nachbehandlung folgen muss. Bedenkt man, dass diese weibliche Krebsform sehr früh und sicher erkannt werden kann, so ist es nicht verständlich, warum nur 30 bis 40 Prozent der Frauen über dem 20. Lebensjahr regelmäßige gynäkologische Kontrollen vornehmen lassen.

Über das Corpuskarzinom

Die Erkrankungshäufigkeit des Gebärmutterhöhlenkrebses liegt um das 50. bis 60. Lebensjahr. Der wichtigste Risikofaktor ist Fettleibigkeit mit all seinen negativen Folgen wie Bluthochdruck, Zuckerkrankheit, Unfruchtbarkeit und Blutungsstörungen. Ein früher Warnhinweis ist eine Blutung, die nach der Menopause auftritt. Aus diesem Grund sollte jede Blutung, die nach den Wechseljahren plötzlich auftritt, weiter abgeklärt werden. Der wichtigste Diagnoseschritt ist die Durchführung einer Kürettage. Dabei wird in einer kurzen Vollnarkose das Gewebe aus dem Inneren der Gebärmutter herausgeschabt und histopathologisch untersucht. Die feingewebliche Untersuchung ist für das weitere Vorgehen ausschlaggebend. Je nach Resultat ist auch in diesem Fall mit der Entfernung der Gebärmutter zu rechnen und eventuell mit einer Nachbehandlung. Suchen Sie deshalb, wenn eine Blutung nach den Wechseljahren auftritt, den Frauenarzt/die Frauenärztin auf und besprechen Sie das weitere Management mit dem Arzt/der Ärztin Ihres Vertrauens.

Lebensgefährlich kann ein riskantes Sexualverhalten für Mann und Frau werden, wenn man sich mit dem Human Immunodeficiency Virus oder kurz HI-Virus infiziert. Diese Infektion (AIDS, aquired immunodeficiency syndrome) ist seit den 80iger Jahren des 20. Jahrhunderts bekannt, und es gibt auch heute noch keine kurative Therapie bei erfolgter Infektion. Der einzige Schutz ist das Vermeiden von sexuellem Kontakt mit unbekannten oder mit bereits infizierten Personen. Die HIV-Infektion ist auch nicht mehr auf die so genannten Risikogruppen, wie Homosexuelle oder Drogenabhängige, beschränkt, sondern sie wird immer mehr ein Problem der heterosexuellen Menschen. Vor allem Neuerkrankungen bei Frauen und Kindern nehmen weltweit zu.
Wir haben im oberen Absatz in erster Linie die Folgen für die Frau besprochen, die ein ausschweifendes oder zurückhaltendes Sexualleben haben kann. Welche Auswirkungen hat nun ein aktives bzw. ein abstinentes Sexualleben auf die sexuelle Gesundheit des Mannes? Die Datenlage ist zu dieser Frage sehr divergierend. Fest steht, dass der regelmäßige Samenerguss einen Schutz für die Prostata darstellt. Vergleichende Untersuchungen in Bezug auf Prostatakrebs, so wie wir sie für Nonnen beim Gebärmutterhöhlenkrebs kennen, sind uns bei den weltlichen Männern im Vergleich zu zölibatär lebenden Ordensmännern nicht

bekannt. Belegt ist allerdings, dass es kaum einen Mann gibt – ob sexuell aktiv oder inaktiv –, der nicht mit seiner Prostata eines Tages ein Problem bekommen würde. Obduktionsbefunde zeigen nämlich, dass bei jedem Mann im höheren Alter in der Prostata Krebszellen zu finden sind. Derzeit lässt sich noch nicht schlüssig sagen, in welchem Zusammenhang tatsächlich Sex und Prostata zu sehen sind.

- Überdenken Sie Ihr eigenes Sexualverhalten neu.
- Gefährden Sie nicht Ihre Gesundheit durch unüberlegten Sexualkontakt.
- Meiden Sie Sextourismus.
- Infektionen im Genitaltrakt bei Mann und Frau sind behandlungsbedürftig.
- Nehmen Sie als Frau die regelmäßige Krebsvorsorgeuntersuchung beim Frauenarzt wahr.
- Sex schützt Männer nicht vor Prostatabeschwerden.
- Gehen Sie als Mann regelmäßig zur urologischen Kontrolle.

Das zehnte Gebot

Das zehnte Gebot macht uns darauf aufmerksam, dass wir nicht des Nächsten Gut begehren sollen. Gemäß der katechetischen Tradition verbietet das zehnte Gebot die Begierde nach fremdem Besitz. Es untersagt, fremdes Gut zu begehren, denn daraus gehen Diebstahl, Raub und Betrug hervor. Die „Begierde der Augen“ führt zu Gewalttätigkeit und Ungerechtigkeit. Das sinnliche Verlangen lässt uns angenehme Dinge ersehnen, die wir nicht haben. So verlangen wir z. B. nach Essen, wenn wir hungern, oder nach Wärme, wenn wir frieren. Diese Wünsche sind an sich gut, gehen aber oft über das vernünftige Maß hinaus und verleiten uns dazu, ungerechterweise nach etwas zu verlangen, das nicht uns, sondern einem anderen gehört oder zusteht. Das zehnte Gebot verbietet die Gier und das maßlose Verlangen nach irdischen Gütern, es verbietet die ungezügelte Habsucht, die aus dem unmäßigen, leidenschaftlichen Verlangen nach Reichtum und der damit verbundenen Macht entsteht. Es untersagt auch das Verlangen, eine Ungerechtigkeit zu begehen, die den irdischen Besitz eines anderen schädigen würde. Es verlangt auch den Neid aus den Herzen der Menschen zu verbannen, denn Neid kann zu schlimmsten Untaten führen.

Man kann im Leben nicht alles haben. Haben macht nicht glücklicher. Sich auf etwas fixieren macht blind für anderes im Leben.

Den medizinisch-gesellschaftspolitischen Hintergrund des Nichtbeachtens oder des Zu-wenig-Beachtens des zehnten Gebotes kann man überall in unserer Gesellschaft spüren. Jeder will alles, und das sofort, obwohl er es sich manchmal gar nicht leisten kann. Man giert nach Besitztümern, nur weil ein anderer Mensch sich das eine oder andere mehr leisten kann, und man tut alles, um Besitz und Reichtum nachzulaufen. Dabei verstricken wir uns in einer Spirale aus Stress und Unzufriedenheit, bei der die eigene Persönlichkeit, die Familie, ja das ganze Umfeld leidet. Auch in diesem Fall gilt wieder: Stress macht krank. Und dass Stress krank machen kann, das haben wir schon beim sechsten Gebot lesen können. Die „Fun-Gesellschaft" und die „Wegwerfgesellschaft" sind die dominierenden Gesellschaftsformen heutzutage. Menschen sind bereit, sich hoch zu verschulden, nur um „mithalten" zu können. Dabei fragt man sich: „Wobei mithalten?"

Es gibt mehrere Möglichkeiten, um sich all seine Begierden zu erfüllen. Erstens man arbeitet überdurchschnittlich viel, um die finanziellen Möglichkeiten zu vergrößern, oder man macht Schulden. Selten zählt man zu den Glücklichen, die vom Erwirtschafteten der vorangegangenen Generation zehren können. Viele Menschen entscheiden sich für das Aufnehmen eines Kredites. Das merkt nicht nur die Wirtschaft, sondern auch die Schuldnerberatungsstellen, die boomen wie nie zuvor, um jene Mitmenschen zu beraten, denen die Schulden über den Kopf wachsen. Sogar Schüler haben chronisch überzogene Privatkonten, mit deren Hilfe sie sich alles kaufen können, worauf sie gerade Lust haben.

Auch das Problem des Geizes und des Neides ist überall präsent. Es gibt Menschen, die sich aus falschem Sparsinn für sich und für andere nichts kaufen, wodurch sie sich selbst, aber auch ihre Familie und Partner unglücklich machen. Sparen am falschen Platz auf Grund von Geiz hat noch nie funktioniert.

Neid und Missgunst – zwei unheilvolle Gesellen

Der Neid gehört zu den unheilvollsten Kräften im Leben. Er unterminiert das Vertrauen und zersetzt Beziehungen. Der Neid stellt das Objekt der Begierde über den Menschen, dem es gehört. Die Missgunst möchte lieber, dass das Wunschobjekt gar nicht existiert, als es einem anderen zu gönnen. Nicht zuletzt schränkt der Neid auch die eigenen Möglichkeiten der Freude durch Fixierung auf Unmögliches ein. Wenn ich neidisch bin, erfreue ich mich nicht dessen, was ich bereits habe. Ich bin vielmehr auch von der Angst befallen, es könnte mir von anderen Neidern entzogen werden. Ich blockiere mich selbst, meine Gefühle und Gedanken, und erkenne auch keine neuen Chancen, die sich in meinem Leben auftun. Neid ist Selbstzerstörung. Der Mensch muss erkennen, dass es in Beziehungen immer um einen Austausch und um ein „Gemeinsamhaben" geht. Grundvoraussetzung dafür ist der Respekt, der vor allem im gegenseitigen Annehmen besteht. Alles ist uns geschenkt. Jeder Mensch darf alles haben – auf die ihm entsprechende Weise.

Wie kann man sich Neid und Missgunst entziehen? Kann man das überhaupt? Wichtig ist, dass man nie den Bezug zu dem, was man besitzt, verliert und darüber hinaus nicht nach mehr strebt, ohne gleichzeitig den Weg zu wissen, wie. Es ist für jeden schwer, den idealen Weg für sich zu finden. Selbst muss man erkennen, dass man nicht alles zu jeder beliebigen Zeit haben kann, und auch seinen Kindern sollte man das schon in jungen Jahren vermitteln.

- Tragen Sie keinen Neid in Ihrem Herzen.
- Neid und Gier machen krank.
- Schaffen Sie nur Dinge an, die Sie sich wirklich leisten können.
- Alles, jetzt und gleich zu besitzen, macht nicht glücklicher.
- Jeder Mensch hat andere Wünsche an das Leben.
- Gönnen Sie sich immer wieder etwas für sich persönlich.

Conclusio

Dies sind nun die „Zehn Gebote", wie sie auf dem heiligen Berg Sinai offenbart wurden. Sie werden nun verstehen, dass hinter diesen Leitlinien des Lebens mehr steckt, als es der Grundschüler, der die Gebote auswendig lernen muss, glauben kann. Viele Gebote sind aktueller denn je und geben Antworten auch auf neueste Fragen unseres Hightech-Zeitalters. Dem Menschen des europäischen Kontinents ist es in die Wiege gelegt, sich an den Werten der „Zehn Gebote" zu orientieren. Würden wir uns auf jene alten Gebote zurückbesinnen, könnten wir das Zusammenleben auf unserem abendländischen Boden in einer zunehmend inkohärenten Zeit auf ein neues ethisches Fundament stellen – und uns gleichzeitig von jenen Teilen des Globus abheben, denen Lebenswerte und Traditionen fremd geworden sind. Mit einer moralischen Gesundung der Gesellschaft ist letztlich auch das Wohlergehen des Einzelnen verbunden. Ein langes und glückliches Leben im Kleinen ist nur in einem intakten übergeordneten System möglich.

Die Rhythmik des Kirchenjahres als Metronom abendländischer Lebensführung

Alles im Leben hat seine Zeit, es gibt eine Zeit, Steine zu sammeln, und eine Zeit, Steine zu werfen. Es gibt eine Zeit, zu lieben und zu lachen, und eine Zeit zum Weinen, es gibt eine Zeit zum Arbeiten und eine Zeit zum Ruhen.
Ein Geheimnis unseres Körpers liegt darin, dass er nicht kontinuierlich, sondern in Rhythmen arbeitet. Stoffwechselvorgänge ereignen sich in rhythmischer Weise, Hormone werden rhythmisch freigesetzt und die Neurotransmittoren unseres Gehirns unterliegen ebenfalls einer strengen Rhythmik. Dem rhythmischen Leben scheint auch – von unserem Körper aus betrachtet – besondere Bedeutung zuzukommen. Die klösterlichen Weisheiten haben dies wiederholt in die Tat umgesetzt, und auch der moderne Mensch profitiert davon, wenn er den Tag, die Woche und das Jahr in rhythmische „Pendelbewegungen“ einbettet.
Das Weltverständnis eines sich immer wiederholenden Kreislaufes ist seit jeher bekannt. Geschichte besteht in der Wiederholung von Abläufen, deren Rhythmen und Strukturen. Die zyklische Zeiterfahrung orientiert sich an den naturhaften, kosmischen und biologischen Rhythmen und hat ein großes Ziel, nämlich durch kultisches Handeln feste Strukturen im Fluss der Zeit zu schaffen, die Halt und Sicherheit für die Menschen gewähren sollen.

Das Christentum hat eine sich von Jahr zu Jahr wiederholende „Zeiteinteilung“:
Zeiten des Fastens folgen Zeiten des Feierns;
Zeiten der Meditation und Ruhe werden abgelöst von Tagen der Betriebsamkeit und des Fröhlichseins.

Auch die Woche läuft strukturiert ab und lässt einen Rhythmus erkennen. Die christliche Zeiteinteilung übernahm von den Juden die Sieben-Tage-Woche, wurde jedoch in charakteristischer Weise umgestaltet. Schon sehr früh ist bezeugt, dass Christen am Mittwoch und am Freitag fasten. Der Freitag wird vielerorts als Fasttag gehalten, doch wem ist heute noch der Mittwoch als Fasttag bekannt? In Anlehnung an das Leiden Jesu wird der Mittwoch als Tag des Verrates und der Freitag als Tag des Todes begangen. Auch am Samstag sollte man seinen Appetit zügeln. Denn auch der Samstag ist ein „halber" Fasttag, an dem Ruhe und Mäßigung angesagt sind im Gedenken an die Grabesruhe Jesu Christi. Der Sonntag als Tag der Auferstehung Jesu wurde als Höhepunkt der Woche festgesetzt und steht im Zeichen des Feierns, des Festmahls und des Fröhlichseins.
Die auch in anderen Religionen erkennbare Strukturen einer Woche und eines Jahres sollen den Menschen Hilfestellung für ein strukturiertes Leben bieten. Lebt man einigermaßen danach, wird sich nie das Gefühl der Übersättigung in vielen Bereichen des Lebens einstellen. Übersättigung bezieht sich nämlich nicht nur auf das zu viele Essen, nein, der Mensch kann in vieler Hinsicht übersättigt sein. Man kann auch zu viel feiern, zu viel ausgehen, zu viel Urlaub haben, zu viel Sport betreiben, zu viel schlafen, zu viel faulenzen, aber auch zu viel arbeiten. Diese Aufzählung ließe sich noch lange fortsetzen.

Jeder sollte seine persönliche „Zu-viel-Liste" kennen.

Es kommt immer auf die richtige Dosierung und möglicherweise auch auf die richtige Reihenfolge an. Wobei einer Zeit des Genießens und Feierns immer eine Zeit der Ruhe vorausgehen oder folgen sollte. Dem Weihnachtsfest geht die besinnliche und ruhige Adventzeit voraus, vor dem Osterfest liegen die Wochen der Fastenzeit. Beide Zeiten der Ruhe und Besinnung werden von Hochfesten gekrönt, zu deren Höhepunkten auch ein opulentes Mahl zählen darf.
Jeder könnte sich der traditionellen Reihenfolge, die unter anderem das Christentum, aber nicht nur diese Religion, anbietet, bedienen. Wir finden in fast allen Weltreligionen Regelmäßigkeiten, denen die Menschen folgen können. Sie tun dies unterschiedlich ernsthaft und streng, passen sie oft ihren eigenen Bedürfnissen an und „verwässern" manchmal die Abfolge.

Ein Rhythmus im Jahreskreis bedingt, dass man nicht immer alles hat, aber dass es einem auch an nichts fehlen sollte. Befolgt man für sich nicht unbedingt den von einer Religion vorgegebenen zeitlichen Ablauf, sondern stellt sich seinen eigenen, persönlichen Jahresrhythmus zusammen, so sollte eine Ausgewogenheit gegeben sein, welche zur Folge hat, dass sich Angebot und Verzicht die Waage halten.

Dem Rhythmus des Essens und dem Rhythmus des Fastens scheint besondere Bedeutung zuzukommen.

Dieser Rhythmus wurde seit Jahrhunderten in den Klöstern praktiziert. Fasten alleine ist auf die Dauer nicht gesund, da der Körper wertvolle Energiestoffe benötigt, die er eben nur über die Nahrung zugeführt bekommt. Zu viel zu konsumieren wirkt sich allerdings auch nachteilig aus. Das Pendel zwischen fasten und essen – beides in Maßen praktiziert – richtig ausschlagen zu lassen, ist ein klösterliches Geheimnis. Auch natürliche Rhythmen wie die Jahreszeiten, die kürzer und länger werdenden Tage beeinflussen nicht nur unseren Körper und seine Biorhythmik, sondern schlagen sich auch in unseren Gedanken, in unseren Stimmungen und möglicherweise auch in unseren seelischen Archetypen nieder. Der Kirchenkalender scheint diesen Rhythmen zu folgen, sich ihnen anzupassen und bietet den Christen eine Möglichkeit des Weges durch das Jahr an, der diskussionswürdig ist und den man sich näher anschauen sollte.

Die Sonne gibt uns den Rhythmus vor

Die immer kürzer werdenden Tage des Dezembers z. B. haben durch den täglich niedrigeren Sonnenstand bei den Menschen die Frage aufgeworfen: „Wie lange geht das so weiter?“ Lösen sich Tag und Sonne endgültig auf, oder gibt es irgendwo wieder Licht? Im übertragenen Sinn induziert das in zahlreichen Menschen die Frage: „Woher komme ich und wohin werde ich gehen?“ Gibt es nach einem Ende – so wie sich dies im scheinbaren Ende der Tage ankündigt – einen Neu- und Wiederbeginn, werden die Tage auch wieder länger?

Auch deswegen wird die Adventzeit als die Zeit der Stille angesehen, in der die Meditation nach unserer Herkunft und nach unseren existenziellen Zielen bedacht werden kann.

Das Anzünden der Adventkerzen spiegelt unsere berechtigte Sehnsucht wider, trotz der kürzer werdenden Tage nicht ohne Licht bleiben zu müssen. Das Anzünden der Adventkerzen vermittelt gleichzeitig auch eine Botschaft: Wenn es am finstersten ist, signalisiert die vierte Kerze den Beginn eines neuen Tagesrhythmus.

Die Adventzeit ist jene Periode im Jahr, die geeignet ist, über unseren Kosmos, über die Welt und über unsere Position in diesem Kosmos nachzudenken. Dass dies intellektuell berechtigt ist, hat uns Johann Wolfgang von Goethe gelehrt. Sein „Sonnengesang“ ist eine ideale Meditationsgrundlage für die Adventzeit:

„Die Sonne tönt nach alter Weise
In Brudersphären Wettgesang,
Und ihre vorgeschriebne Reise
Vollendet sie mit Donnergang,
Ihr Anblick gibt den Engeln Stärke,
Wenn keiner sie ergründen mag;
Die unbegreiflich hohen Werke
Sind herrlich wie am ersten Tag.
Und schnell und unbegreiflich schnelle
Dreht sich umher der Erde Pracht;
Es wechselt Paradieses Helle
Mit tiefer schauervoller Nacht;
Es schäumt das Meer in breiten Flüssen
Am tiefen Grund der Felsen auf,
Und Fels und Meer wird fortgerissen
In ewig schnellem Sphärenlauf.
Und Stürme brausen um die Wette,
Vom Meer aufs Land, vom Land aufs Meer,
Und bilden wütend eine Kette
Der tiefsten Wirkung rings umher.
Da flammt ein blitzendes Verheeren
Dem Pfade vor des Donnerschlags;
Doch deine Boten, Herr, verehren
Das sanfte Wandeln deines Tags.“

Der Advent ist die sparsame Zeit unseres Kosmos. Durch die „Wertedeklination“ ist unser Planet in diesem Abschnitt des Jahres am weitesten von der Sonne entfernt. Reduktion und Sparsamkeit sollten den Alltag bestimmen, der kann sich in Fasten und im Anstimmen von inneren Jubelgesängen äußern. Der Advent ist die Zeit der Zurücknahme – der Sonnenenergie und der Körperenergie –, die Zeit des Grübelns und des Sinnierens, die Zeit des Introvertiertseins.

Zwei große Feste durchziehen das Kirchenjahr.

Beide sind an den Gang der Sonne gekoppelt – denn wenn der 21. Dezember den Menschen die Botschaft vermittelt, dass die permanente Kürzung der Tageszeit nun zu Ende geht und auf den Schattenthermometern die Anwesenheit der Sonne am Tag – zunächst nur in Nuancen – länger zu werden verspricht, dann ist tatsächlich Jubel angesagt. Dann ist der Kosmos gerettet – zunächst nur astronomisch. Der gläubige Christ nutzt die Metapher der Gestirne und assoziiert sie mit der Rettung durch seinen Erlöser, dessen Geburt gerade in jenen Tagen festgelegt wurde, wo sich die Sonne wieder zu erholen beginnt und uns Menschen die Botschaft vermittelt: Sie kehrt wieder zurück, sie lässt uns nicht in der Finsternis alleine.
Seit der Antike haben die Menschen dieses Gefühl gespürt und diesen Tag mit Erleichterung und Dankbarkeit gefeiert – die Saturnalien, die Dankesgottesdienste zur Ehren Saturns, waren in Rom Höhepunkt des ausklingenden Jahres. Menschen haben einander beschenkt, haben Kerzen angezündet und haben das Längerwerden der Tage als Erlösung gefeiert.
Dies ist eine Metapher, die durch die Sonne und ihre Gestirne gebildet wird, und jedem von uns ist es überlassen, diese Metapher mit dem Inhalt zu füllen, der unserer Biographie und unserer Weltanschauung entspricht. Eines Inhaltes dieser wichtigen Metapher bedient sich die christliche Heilsgeschichte. Tatsächlich ist dieser Tag mit der Erlösung verbunden, allerdings nicht nur mit der Erlösung von der ewigen Nacht, sondern – im erweiterten Sinn – mit der Erlösung von einer unklaren Existenz, in die wir alle durch die Geburt hineingeworfen wurden und in der unsere Bestimmung a priori nicht festgelegt wurde. Die Wintersonnenwende vermittelt uns diese Botschaft: Der Tag, die Sonne und das Leben sind gerettet.

Dieser Rhythmus sollte eingehalten werden, und er sollte selbst von Nichtgläubigen mit einem Inhalt gefüllt werden. Für den gläubigen Christen, vor allem für den, der sich der Offenbarung bedient, gibt es viele Botschaften, die zu dieser Jahreszeit zelebriert werden können. Eine davon ist: „Es ist uns der Heiland geboren, der Erlöser, wir sind nicht allein." Diese Orientierungshilfe kommt zu jenem Augenblick, zu dem die Sonne wieder beginnt länger zu scheinen.
Nach dieser freudigen Botschaft, nach der freudigen Überraschung des Jahreswechsels geht es naturgemäß bergauf. Die Zeit des Fröhlichseins und des Lustigseins ist gekommen, denn man weiß jetzt: Das Jahr entwickelt sich neu. Allerdings bleibt eine Frage offen bzw. stellt sich erneut: Die Tage werden zwar länger, doch die Natur geht nicht mit, sie reagiert scheinbar nicht. Bleibt sie – obwohl ein neuer Tag wieder erwacht – weiter im Schlafzustand? Wer garantiert uns Nahrung und Brot, wenn die Natur weiter ohnmächtig daliegt?

Das Warten auf ein Lebenszeichen dieser Natur prägt die Wochen vor Ostern – die Fastenzeit. Wenn man auf große Entscheidungen harrt, so ist einem nicht nach Essen. Die Aufregung verschüttet in vielen Fällen den Appetit.

Auch hier gibt uns der Gang der Planeten nur das Muster vor, das jeder von uns erneut mit gleichen Inhalten füllen soll. Wenn der Advent das Warten auf den kosmischen Umschwung war, so ist die Fasten- und Osterzeit das Warten auf das biologische „Turnover", auf das Wiederauferstehen der Natur, auf das Zurückkommen der Fruchtbarkeit. Noch vor Ostern zeichnet sich dies ab, und jeder Sonnentag, den wir in diesem Jahresteil genießen können, erfüllt uns mit Freude und vermittelt uns die Erkenntnis, dass mit einem Erwachen der Natur doch zu rechnen ist.

Trotzdem empfiehlt es sich, noch eine gewisse Zeit der Spannung zu ertragen, zu warten, sich zurückzunehmen und auf jenen Stichtag zu warten und sich zu freuen, der in der westlichen Kultur mit dem Osterfest ident ist. Das Erwachen der Natur ist dann endgültig signalisiert – die wirkliche Zeit zum Jubeln und auch zum Feiern.

Der kurzzeitige Nahrungsverzicht klärt den Geist – eine Weisheit, die man in vielen Weltreligionen findet.

Das Fest des Erlösungsgedankens – sei es die Erlösung der Natur, sei es die Erlösung des religiös denkenden Menschen – wäre es wert, durch eine tageweise Klärung des Geistes vorbereitet zu werden. Und hier kommt ein weiterer Gedanke klösterlicher Weisheit ins Spiel: nämlich die innere und äußere Vorbereitung auf große Tage durch einen vorübergehenden Nahrungsverzicht. Dies kann unterschiedliche Identität annehmen und kann auch nicht unbedingt jedem in gleicher Weise anempfohlen werden. Allerdings ist es eine in vielen Kulturen praktizierte Weisheit, große Tage enthusiastischer und mit einem klareren Geist zu erleben, wenn man vorher das Opfer des Fastens gebracht hat. Dies ist nicht nur eine Botschaft der christlichen Orden, sondern auch eine Empfehlung im Kirchenjahr – wie gesagt nur eine Empfehlung. Was die Sinnhaftigkeit betrifft, müsste jeder seine eigenen Erfahrungen machen. Sich dem Rhythmus der Natur zu unterwerfen, funktioniert in jenen Ländern besser, in denen Jahreszeiten vorhanden sind und Tageszeiten variieren. Rhythmisches Denken entspricht unserem Körper: In der Nacht zeigen zahlreiche Hormone – um nur ein Beispiel zu nennen – ein anderes Freisetzungsprofil als während des Tages, und dieses Muster ändert sich auch entsprechend der Jahreszeit und der Länge der Tage. Dies gilt in besonderer Weise für das Melatonin, ein Hormon der Epiphyse, das als Dirigent für die Rhythmen vieler anderer Körpersysteme fungiert. Das Melatonin sinkt während der Tagesstunden ab, um in der Nacht wieder anzusteigen, und hält sich dabei relativ genau an die Tageslänge, das heißt, im Winter wird mehr Melatonin ausgeschüttet als im Sommer. Damit ist auch in unserem Körper ein saisonaler, aber auch ein diurnaler Rhythmus gegeben, welcher unterstreicht, wie sehr unser Organismus in Sinuskurven funktioniert – Rhythmen, die man auch mental und gedanklich einhalten kann. Wenn es für zahlreiche Organe unseres Körpers und für deren Zellen gut ist, in Rhythmen zu arbeiten, so kann unser Bewusstsein nur profitieren, wenn es ebenfalls sinusoide Aktivitäten aufweist. Die Einteilung des Tages, die Einhaltung der Nacht und die Verteilung mentaler Schwerpunkte über das Jahr könnten derartige Rhythmen sein. Unser Körper ist dankbar, in den Rhythmen der Natur mitschwingen zu können.

Ist Ostern vorbei und hat man damit das Fest der wieder erwachten Natur bzw. der Erlösung des sündhaften Menschen gefeiert, so wurde

gleichzeitig auch eine andere Frage gestellt und beantwortet. Nachdem die Tage nach der Wintersonnenwende begannen, länger zu werden, benötigte es offensichtlich noch etwas Zeit, bis auch die Natursignale offenbarten: Wir sind bereit, die Arbeit erneut aufzunehmen, zu blühen und den Menschen Nahrung und Überleben zu sichern. Die Gefahr, dass die Natur stirbt und mit diesem Sterben auch den Menschen begräbt, war damit gebannt. Ein Grundgedanke dieser Jahreszeit, den man jährlich durchlebt und dessen Inhalte man meditiert, beinhaltet zweifellos auch das eigene biologische Gen, den körperlichen Tod. Das „Stirb und werde" ist der Gedanke des Frühjahrs, die Botschaft von Ostern, die von der christlichen Tradition weitergedacht wurde. Sie verkündet nicht nur das Überleben der Natur, sondern auch die Hoffnung, mit seiner eigenen Existenz nicht nur dem „Stirb", sondern auch dem „Werde" ausgesetzt zu sein.
Gemäß diesen rhythmischen Gedanken für das Jahr ist es verständlich, dass nach den österlichen Festtagen über Monate hindurch weitere Festtage folgen. Es ist die Freudenzeit der Natur und die Freudenzeit des Christen. Die Natur erblüht und bringt tatsächlich jene Früchte und Blumen, auf die die Menschen gewartet haben. Für den gläubigen Christen gibt es einen anderen Grund zur Freude: Es ist die Lösung vieler existenzieller Fragen. Wurde zum Osterfest dem Wiedererstehens-Gedanken Rechnung getragen und später der anhaltenden Freude, solange die Natur erblüht, so soll nach Einfahren der Ernte dem Lebenszyklus der Natur erneut gedankt werden.

Und somit schließt sich das Jahr wieder, die Tage werden kürzer, die Adventzeit kommt,und der Zyklus beginnt von vorne.

Was hat der Mensch nun vom Jahresrhythmus?

Orientiert man sein Leben nach den christlichen Werten des Jahreskreises, so ist einer der Hauptprofiteure die eigene Gesundheit. Wir wollen nun die beiden Gegenspieler Verzicht und Angebot konkretisieren und ein Hauptlaster der modernen Zivilisation – die Übergewichtigkeit – besprechen.
Das Nahrungsangebot ist in unserer Gesellschaft mehr als reichlich, und niemand muss in unseren Breiten hungern. Das Überangebot ist das

neue Problem, nicht das Zuwenig. Adipositas oder Fettleibigkeit ist nicht nur für den Einzelnen ein großes gesundheitliches Risiko, sondern stellt auch für die medizinische Versorgung im Allgemeinen eine große Belastung dar. Fettleibigkeit in jungen Jahren ist Grundlage für zahlreiche Erkrankungen im Erwachsenenalter und verkürzt die Lebenszeit dramatisch. In den USA hat man mit Hilfe einer großen Studie abzuschätzen versucht, welche Personengruppen wie viele Lebensjahre, bedingt durch Übergewichtigkeit, verlieren. Zu diesem Zweck wurden große Mortalitätsstatistiken herangezogen, die Personen zwischen dem 18. und 85. Lebensjahr erfassten. Die Untersuchten wurden in BMI-(Body Mass Index) Gruppen eingeteilt, wobei ein BMI von 24 als Referenzwert herangezogen wurde. Die amerikanischen Forscher kamen zu dem Ergebnis, dass sich ein ausgeprägter Unterschied in der Zahl der verlorenen Lebensjahre (Years of Life Lost) in Bezug auf Geschlecht und ethnische Zugehörigkeit fand. So zeigte sich, dass für weiße Menschen der optimale BMI bei 23 bis 25, für Schwarze jedoch bei 23 bis 30 liegt. Für jedes Ausmaß an Adipositas, die über diesem „Optimalbereich" liegt, verlieren jüngere Menschen mehr Lebensjahre als ältere Menschen. Die meisten „verlorenen Lebensjahre" haben weiße Männer zwischen dem 20. und 30. Lebensjahr, wenn deren BMI über 45 liegt. Für gleich schwere Frauen in der gleichen Altersgruppe liegen die „verlorenen Lebensjahre" bei acht Jahren. Schwarze Männer und Frauen über dem 60. Lebensjahr verlieren nur dann an Lebensjahren, wenn sie extrem adipös sind (BMI >45). Jüngere schwarze Männer mit höchstgradiger Adipositas haben aber 20 „verlorene Lebensjahre", Frauen fünf „verlorene Lebensjahre" zu beklagen.

Berechnen Sie Ihren Body Mass Index selbst, indem Sie Ihre Maße in die folgende Formel einsetzen: Gewicht in Kilogramm dividiert durch das Quadrat der in Metern angegebenen Körpergröße, d. h.: kg / m². Als Übergewicht gilt ein BMI von > 25,0 bis 29,9. Als Fettleibigkeit alle Werte über 29,9. Normalgewichtig zu sein heißt, einen BMI zwischen 19 und 24 zu haben. Alle Werte < 19 bedeuten Untergewichtigkeit.

Englische Forscher verglichen den Anstieg des Body Mass Index und des Bauchumfanges bei Jugendlichen zwischen dem 11. und 16. Lebensjahr zwischen 1977, 1987 und 1997. Es zeigte sich, dass der Bauchumfang stärker als der BMI (gemessen an Wachstumskurven für das entspre-

chende Alter) angestiegen war. Dies spricht für ein stärkere abdominelle Adipositas bei Jugendlichen, die nicht über den BMI erfasst wird. Der BMI darf daher nicht überbewertet werden, besser ist es oft, ein Maßband zur Hand zu nehmen und einfach den Bauchumfang zu messen.
Messen Sie daher im Zweifelsfall auch nach, wie Ihr Verhältnis von Bauchfett zu Hüftfett aussieht. Liegt der Quotient >0,9 so haben Sie eine so genannte androide oder abdominale oder auch typisch männliche Fettverteilung, was bedeutet, dass mehr Fett in der Bauchregion zu finden ist als im Hüftbereich. Diese Konstellation ist für die gesamte Stoffwechselsituation im Körper eher von Nachteil, da Herz und Gefäße belastet werden.
Ist der Quotient kleiner als 0,8, so bedeutet das, dass die größeren Fettansammlungen an der Hüfte zu finden sind und nicht am Bauch. Solch eine Fettverteilung ist meist typisch weiblich, kann aber auch in seltenen Fällen bei Männern gefunden werden. Der weibliche oder gynoide Fettverteilungstyp ist von Natur aus günstiger und nicht so sehr mit Stoffwechselstörungen verbunden.
Auch die Zuckerkrankheit ist ein zunehmendes Problem unserer Zeit und oftmals Folge von Übergewichtigkeit. Allerdings hat die Zufuhr von zu viel Süßigkeiten nicht unbedingt mit dem Auftreten von Zuckerkrankheit zu tun. Der Name Zuckerkrankheit, im medizinischen Jargon Diabetes mellitus genannt, rührt vielmehr von dem süßlichen Geschmack her, den der Urin zuckerkranker Menschen aufweist. Die Ursache der Zuckerkrankheit ist, wenn nicht primär eine Bildungsstörung des Hormons Insulin in der Bauchspeicheldrüse vorliegt, in der Überernährung und Fettleibigkeit der Menschen der heutigen Zeit gelegen. Der moderne Terminus für dieses Krankheitsbild heißt Metabolisches Syndrom und impliziert bereits die medizinische Komplexität des Problems. Es soll hier jetzt nicht im Speziellen auf die Besprechung der Zuckerkrankheit respektive des Metabolischen Syndroms eingegangen werden, denn das ist Thema zahlreicher anderer wissenschaftlicher Beiträge und in Stapeln von internistischen Lehrbüchern nachzulesen. Es soll nur so viel erwähnt werden, dass das Syndrom X, wie es auch noch genannt wird, mit großer Sicherheit vermieden werden kann, wenn eine rechtzeitige Stabilisierung und Normalisierung des Körpergewichtes, am besten von Jugend an, angestrebt wird.
Ist Kaffee, in Maßen genossen, gesund? Dieser Frage sind finnische Wissenschaftler nachgegangen und konnten in einer prospektiven Studie aus einzelnen Querschnittuntersuchungen herausfinden, dass Personen, die mehr als zwei Tassen Kaffee pro Tag tranken, seltener an Typ 2 Diabe-

tes erkrankten. Der Grund dafür konnte allerdings nicht gefunden werden.

Askese ist die vergeistigte Rhythmik der Nahrungszufuhr. Sie verlängert nachweislich das Leben.

Adipositas hat beim Menschen auf alle Körperfunktionen und auf alle Organe negative Auswirkungen und belastet den gesamten menschlichen Organismus. Für die meisten Erkrankungen der heutigen Zeit – und nicht nur Wohlstandserkrankungen – kann Fettleibigkeit als Ursache angesehen werden. Das Fettgewebe ist, vor allem bei der Frau, nicht nur selbst Bildungsort von Hormonen, sondern es ist ein wichtiger „Umschlagplatz" für Hormone und hormonähnliche Substanzen (Cytokine). Die Fettzellen stehen in ständigem „Meinungsaustausch" mit anderen Körperfunktionen, sodass ein Zuviel oder auch ein Zuwenig an Fettdepots über Gesundheit oder Krankheit mancher Organe und Organsysteme entscheiden kann. Eierstöcke, Gehirn und Fettzellen bilden EINE wichtige Stoffwechseleinheit und beeinflussen sich gegenseitig. So entscheidet die Menge der Fettzellen zum Beispiel bei der jungen Frau über die Möglichkeit des Heranreifens von Eizellen. Es haben sowohl zu dünne als auch oftmals zu dicke Frauen Probleme mit der Fruchtbarkeit. Nach strengen Abmagerungskuren oder bei Essstörungen junger Mädchen oder bei übermäßigem sportlichem Training setzt in den meisten Fällen die Eierstockfunktion aus. Es tritt als erstes nach außen sichtbares Zeichen keine Monatsblutung mehr auf, was meist auch bedeutet, dass keine reifen Eizellen im Eierstock gebildet werden. Tritt nun Untergewichtigkeit in der Pubertät auf, so hat das für die weitere Entwicklung als Frau meist nur geringe Auswirkungen, vorausgesetzt sie dauert nicht länger als ein Jahr. Bei länger andauernder Untergewichtigkeit der jungen Frau leiden nicht nur Eierstöcke und Gebärmutter, sondern auch Knochen, Haut und Haare. Es können zu diesem frühen Zeitpunkt die Ursachen für spätere Erkrankungen gelegt werden, wie man jetzt auch für die Entstehung von Diabetes mellitus herausgefunden hat. Bei Frauen mit unregelmäßigen Menstruationszyklen verdoppelt sich, laut Auswertung der große Datenlage aus der *Nurses Health Study II*, das Diabetes-Risiko. Jene Frauen, die zu Beginn der Untersuchung über seltene Regelblutungen bei Abständen bis zu 40 Tagen und mehr berichteten, hatten ein mehr als verdoppeltes Erkran-

kungsrisiko für Diabetes mellitus. Bei Frauen mit normal langen Abständen zwischen der Blutung konnte diese Risikoerhöhung nicht gefunden werden. Obwohl die auslösenden Faktoren für Essstörungen bei jungen Mädchen eher im Psychogramm der Betroffenen vermutet werden, hat jüngst eine Studie mit neuen Erkenntnissen aufhorchen lassen: Die Ess-Brech-Störungen (Bulimie, Anorexie) können nach Ansicht schwedischer Forscher auch eine autoimmune Genese haben. Im Blut der Patientinnen mit Bulimie entdeckten sie Autoantikörper, die sich gegen Zellen im Gehirn richteten, die an der Regulation von Hunger, Appetit und Sattheitsgefühl beteiligt sind. Diese Antikörper sollen die neuronale Signalübertragung unterbrechen und Zellfunktionen stören. Die Folge dieser Interaktion ist dann eine Essstörung. Die Wissenschaftler des *Karolinska Instituts* in Stockholm glauben allerdings nicht, dass dies der einzige Auslöser der Erkrankung ist.
Viel beunruhigender, weil um vieles häufiger ist die Tatsache, dass Fettleibigkeit in jungen Jahren für die spätere Zeit als erwachsene Frau negative Auswirkungen haben kann. Junge Mädchen, die in der Pubertät fettleibig sind, legen in dieser wichtigen Zeit der Umstellung für ihren Hormonhaushalt die „falschen Schienen". Der Eierstock nimmt zu dieser Zeit seine Aktivität unter „erschwerten Bedingungen" auf und wird sozusagen falsch programmiert. Ganz konkret handelt es sich bei der Frau um Menstruationsstörungen aller Art und um eine Veränderung im Eierstock, die sich Polycystisches Ovar Syndrom (PCO) nennt. Das Umprogrammieren des Eierstocks mit Medikamenten zu einem späteren Zeitpunkt ist oft schwierig und in manchen Fällen nicht mehr möglich. Fettleibigkeit in der Pubertät kann demnach weitreichende gesundheitliche Konsequenzen wie Unfruchtbarkeit, das Metabolische Syndrom, Bluthochdruck, ja sogar Krebs haben. Jeder Medizinstudent lernt *die* Risikofaktoren für den Gebärmutterhöhlenkrebs: Adipositas, Zuckerkrankheit, Unfruchtbarkeit und Bluthochdruck. Wobei die letzten beiden „Ursachen" sich meist aus dem großen Übel der Übergewichtigkeit entwickeln.

Überernährung ist die Geißel unserer Zeit. Fettsucht kann Auslöser für verschiedene Krebserkrankungen sein. Adipositas und ihre zahlreichen gesundheitlichen Folgen sind nicht nur medizinisch problematisch, sondern belasten das Gesundheitsbudget aller Staaten der so genannten „Ersten Welt" außerordentlich und führen bald zur Unfinanzierbarkeit des Gesundheitssystems.

Übergewichtigkeit in der Pubertät ist natürlich auch für den Knaben äußerst ungünstig, und die Auswirkungen machen sich in späteren Jahren durch Bluthochdruck, Herz-Kreislauf-Erkrankungen, Metabolisches Syndrom und verschiedene Krebsleiden bemerkbar. Die männlichen Fruchtbarkeitsstörungen hängen aber nicht – so wie bei der Frau – von der Fettmenge und Fettverteilung am männlichen Körper ab. Allerdings scheint auch die Prostata jenes Organ zu sein, das am sensibelsten auf Umwelteinflüsse (z. B. Rauchen) und Übergewichtigkeit reagiert.
Bei Kindern und Jugendlichen ist das Problem Übergewicht weltweit zu registrieren. Selbst in Ländern, wo man meinen würde, dass dies kein Problem sein darf, tritt Übergewichtigkeit auf, sobald ein höherer Lebensstandard erreicht wird. Beispiele sind Marokko, Brasilien und Chile.
Der größte Anstieg an übergewichtigen Kindern ist allerdings in den USA zu verzeichnen. In Europa sind 10 bis 20 % der Kinder und Jugendlichen als übergewichtig anzusehen. Ein Drittel der übergewichtigen und die Hälfte der fettsüchtigen Kinder haben auch übergewichtige Eltern. Wichtig ist in diesen Fällen, nicht nur therapeutisch aktiv zu werden, sondern auch präventiv, denn aus 70 % der übergewichtigen Jugendlichen werden übergewichtige Erwachsene. Auch hier liegt es nicht nur an den Genen, sondern auch am Beispiel der Erwachsenen.

Bewahren Sie Ihre Kinder vor Fettleibigkeit.

Adipositas und ihre weitreichenden gesundheitlichen Folgen ist die Geißel unserer Zeit. Mit einem geregelten, ernährungsbewussten Wochen- und Jahresablauf wird uns eine praktikable Möglichkeit gezeigt, die Entstehung von Fettleibigkeit zu verhindern. Dabei muss auf nichts verzichtet werden. Nebenbei bemerkt: Auf die alte christliche Tradition greift neuerdings auch Italiens Gesundheitsminister im Kampf gegen das Übergewicht zurück: An Freitagen sollen in Kantinen von Schulen, Unternehmen und Krankenhäusern kalorienarme Fastenportionen serviert werden!

Folgen Sie einem Rhythmus von Fasten und Genießen, Ruhe und Ausgelassenheit.
Vermeiden Sie Übergewicht von Kindheit an.
Reduzieren Sie Übergewicht – es ist nie zu spät, damit zu beginnen.

Resultierend aus dem Problem Übergewicht ist auch der Kampf mit zu hohem Blutdruck zu sehen. Bevor die Ärzte eine medikamentöse Dauertherapie gegen zu hohen Blutdruck verordnen, wird oft der gut gemeinte Rat gegeben, sein Körpergewicht zu reduzieren und seine Ernährung umzustellen. Es ist dies der beste Rat, den man diesbezüglich nur geben kann, aber leider der mit der höchsten Schwierigkeitsstufe, was die Umsetzung betrifft. Ob nun einem Patienten mit Bluthochdruck eine medikamentöse Therapie verordnet werden muss oder nicht, entscheidet immer der behandelnde Arzt, aber ratsam ist es auf alle Fälle, auch seine Ernährung zu überdenken.

Über Bluthochdruck und koronare Herzkrankheit

Beides ist eng miteinander verbunden und belastet die Aktivität des Herzens. Die Definition, wann der Blutdruck als zu hoch angesehen wird, schwankt. Werte über 140–160 mm Hg und über 90–95 mm Hg werden üblicherweise als so genannter labiler Bluthochdruck bezeichnet. Die Betroffenen spüren meist nicht, dass sie einen zu hohen Blutdruck haben, und wissen es daher auch nicht. Oft ist Bluthochdruck eine „Zufallsdiagnose", wenn z. B. bei einer Vorsorgeuntersuchung der Blutdruck gemessen wird und sich dieser als zu hoch herausstellt.
Die Ursachen für zu hohen Druck in den Gefäßen sind vielfältig und liegen oft in einer familiären Belastung sowie in den Lebensumständen. Übergewichtigkeit, Rauchen, vermehrter Alkoholgenuss zählen zu den häufigsten Auslösern von Blutdruckproblemen. Bei länger andauernder Blutdruckerhöhung treten dann vereinzelt Beschwerden wie Kopfschmerzen, Sehstörungen, Schwindel und manchmal auch vermehrte Wassereinlagerungen auf. Bei diesen Symptomen muss man auf alle Fälle einmal den Blutdruck messen lassen. Das ist eine einfache medizinische Handlung mit einer großen Wirkung.
Lebensstilveränderungen sind anfänglich ausreichend, um den Blutdruck zu senken. Gelingt dies nicht, muss man mit seinem Arzt/seiner Ärztin eine weitere Therapie besprechen.
Bei der koronaren Herzkrankheit leiden besonders die zarten Herzkranzgefäße unter einer Verengung oder unter „Krämpfen", auch Spasmen genannt. Durch die engen Gefäße kommt es zur Sauerstoff-Unterversorgung des Herzmuskels und dadurch zu Beschwerden. Das Sauerstoffangebot reicht nicht aus, damit das Herz seine Leistung erbringen kann. So kommt es vor allem unter Belastungszuständen, das

kann schon Treppensteigen sein, zu einem Sekunden bis Minuten anhaltenden Schmerz, Beklemmung und Druckgefühl im Brustbereich sowie zu Kurzatmigkeit. Solch eine Attacke nennt man Angina-pectoris-Anfall. Wenn der Schmerz in die Schulter und in den linken Arm ausstrahlt, ist Vorsicht geboten; dann kann sich nämlich ein Herzinfarkt ankündigen. Beschwerden dieser Art bedürfen auf alle Fälle einer ärztlichen Untersuchung und einer weiteren Abklärung.
Auch bei der koronaren Herzkrankheit liegen die Ursachen teilweise in den Lebensumständen der Menschen. Erhöhte Blutfettwerte, verursacht durch falsche Ernährung, Übergewichtigkeit und mangelnde sportliche Betätigung sind als ursächliche Faktoren zu nennen. Hat eine medizinische Untersuchung ergeben, dass die Herzkranzgefäße schon sehr eng sind, sodass womöglich ein totaler Verschluss droht, was gleichzusetzen ist mit einem Herzinfarkt, so bleibt oft nur die Dehnung des Gefäßes oder die chirurgische Umgehung des Verschlusses (Bypass) als Therapie der Wahl. Zuvor sollten alle anderen Therapiemöglichkeiten ergriffen werden. Das heißt: Blutdruck normalisieren, Fettkonsum reduzieren und körperliche Aktivität beginnen.
Es mehren sich die Hinweise, dass die Zufuhr von pflanzlichen Proteinen, wie sie zum Beispiel in der Sojabohne vorkommen, den Blutdruck senken. Ebenso positiv wirken sich zahlreiche Pflanzeninhaltsstoffe auf Herzerkrankungen aus. Sie werden oft schon seit Jahrhunderten gegen Herzschwäche und Blutdruckprobleme eingesetzt und ihre Wirkung sollte nicht unterschätzt werden. Lesen Sie darüber mehr im Kapitel über die Kräutermedizin (siehe S. 226–230).
Bei Blutdruckerhöhung oder bei Herzbeschwerden beraten Sie gemeinsam mit Ihrem Arzt/ Ihrer Ärztin, welche Therapie – und auch Gewichtsveränderung ist eine Therapie – für Sie die richtige ist.

- Finden Sie Ihr Idealgewicht.
- Nehmen Sie, wenn notwendig, ab.
- Übersättigen Sie nicht Körper und Geist.
- Für Frauen: Achten Sie auf die Regelmäßigkeit der Menstruationsblutung.
- Halten Sie Ihren Blutdruck im Normbereich.
- Achtung: Ihr Fettgewebe ist ein Ort überschüssiger Hormonproduktion.

Fasten als Anti-Aging-Konzept

Zeiten des Fastens, begleitet vom Verzicht auf andere menschliche Genüsse, findet man in allen Religionen. Auffallend ist dabei, dass den Fastenzeiten immer ein Freudenfest folgt.
Im christlichen Jahresablauf folgt dem Advent, in dem Besinnnung, Ruhe und Mäßigung geübt werden sollte, die meist üppige Weihnachtszeit. Der Fastenzeit im Frühjahr folgt das Osterfest mit all seinen kulinarischen Köstlichkeiten. Der Mensch, der Verzicht und Mäßigung geübt hat, soll belohnt werden. Die Belohnung sieht der religiöse Mensch aber nicht nur in der Weihnachtsbäckerei und der Weihnachtsgans sowie im Osterschinken und dem Osterstriezel, sondern in der Verheißung des Auferstandenen.

Der Freitag, die Adventzeit, die vorösterliche Vorbereitung – das sind nicht nur die Tage der Kalorien-Restriktion, sondern auch die Anti-Aging-Abschnitte Ihres Lebens.

Betrachtet man nicht nur ein Jahr in seinem abwechslungsreichen Ablauf, sondern auch die Woche, so kennen wir alle den Freitag als den traditionellen Fasttag. Viele Menschen verbinden mit dem Freitag automatisch ein Fischgericht. Durch Einhaltung dieser Tradition genießt man nicht nur einmal die Woche einen wohlschmeckenden Fisch, sondern tut tatsächlich seinem Körper auch sehr viel Gutes.
Fisch ist eines der ältesten Nahrungsmittel und stellt für viele Weltgegenden die einzige nahrhafte Ernährungsgrundlage dar. Was ist also dran am Fisch?
Die Untersuchungen und Erkenntnisse bezüglich Fischinhaltsstoffe und langfristige Auswirkungen von fischbetonter Ernährung sind sehr ergiebig. Die Öle und Fettsäuren, die im Fisch enthalten sind, zeigen durchwegs positive Einflüsse auf den Organismus.
Der regelmäßige Verzehr von Fisch und Meeresfrüchten verringert u. a. auch das Risiko, an Morbus Alzheimer zu erkranken. Das ist eine wichtige Erkenntnis, bedenken wir doch, dass wir alle älter werden und Morbus Alzheimer gerade eine Erkrankung im höheren Lebensalter darstellt. Französische Wissenschaftler beobachteten 1.674 Menschen in einem Alter von > 68 Jahren sieben Jahre hindurch. Sie verglichen Personen mit hohem Landtier-Konsum (gesättigte Fettsäuren) und Fischesser (mehr-

fach ungesättigte Fettsäuren) bezüglich des Auftretens von Morbus Alzheimer. Von den Forschern wurden Fragebögen, die auf die geistige Agilität der Personen Rückschlüsse zuließen, ausgewertet. Das Ergebnis war verblüffend, denn Personen, die mindestens einmal pro Woche Fisch gegessen hatten, trugen ein um 34 % geringeres Risiko, Morbus-Alzheimer-Symptome zu entwickeln. Mit dem Verzehr von Landtieren war keine Schutzwirkung verbunden. Die Omega-3-Fettsäuren der Fische spielen neben der gefäßschützenden und entzündungshemmenden Wirkung auch eine Rolle in der Gehirnentwicklung und Gehirnregeneration. Fisch ist also auch schon für Kinder wichtig, die in der Aufbauphase sind.

Die Frage, ob die Zusammensetzung der Nahrung in irgendeinem Zusammenhang mit dem Abfall der kognitiven Funktionen im Alter steht, wurde in den letzten Jahren mehrfach untersucht. In epidemiologischen Querschnittstudien konnte diesbezüglich bestätigt werden, dass die Aufnahme von mehrfach ungesättigten Omega-3-Fettsäuren aus Meerestieren und Fisch umgekehrt proportional zum Risiko eines kognitiven Leistungsabfalls ist. Die Forscher schließen daraus, dass der regelmäßige Genuss von Fisch und Meeresfrüchten das Risiko, an Morbus Alzheimer zu erkranken, reduzieren kann.

Auch eine große amerikanische Langzeituntersuchung im Rahmen der *Baltimore Longitudinal Study of Aging* lieferte kürzlich interessante Fakten zum Thema Morbus-Alzheimer-Demenz. Dabei wurden Männer im Alter zwischen 32 und 87 Jahren untersucht. Es ging hier um den Zusammenhang zwischen dem abnehmenden Spiegel an Gesamttestosteron und freiem Testosteron im Alter einerseits und dem Risiko, eine Demenz vom Morbus-Alzheimer-Typ zu entwickeln, andererseits. Die durchschnittliche Beobachtungsdauer betrug mehr als 19 Jahre. Die Diagnose einer Alzheimer-Demenz basierte auf zweijährlichen physikalischen, neurologischen und neuropsychologischen Untersuchungen. Das Ergebnis war eindeutig: Ein niedriges freies Testosteron im Alter ist ein unabhängiger Risikofaktor für die Entwicklung einer Demenz vom Morbus-Alzheimer-Typ bei Männern.

Weitere experimentelle Studien – ebenfalls für Männer interessant – legen den Schluss nahe, dass ungesättigte Fettsäuren, die im Fisch vorkommen, einen hemmenden Effekt auf Prostatakrebszellen ausüben. In einer internationalen Studie haben Forscher versucht, einen Zusammenhang zwischen Konsumation von Fisch und Meeresfrüchten einerseits und der Häufigkeit von Prostatakrebs andererseits herauszufinden. Dazu wurden 47.882 Männer bezüglich ihrer Essgewohnheiten in den

Jahren 1982, 1986, 1990 und 1994 mittels eines Fragebogens befragt. In den 12 Jahren des Beobachtungszeitraumes traten 2.482 Prostatakarzinome in dieser Gruppe auf, 617 davon wurden erst im fortgeschrittenen Stadium diagnostiziert. 278 Männer hatten bereits die gefürchteten Metastasen. Die Forscher fanden heraus, dass Personen, die mehr als dreimal pro Woche Fisch aßen, ein deutlich geringeres Risiko hatten, an Prostatakrebs zu erkranken. Dabei war vor allem das Risiko eines fortgeschrittenem Karzinoms um 44 % geringer als bei weniger häufigem Fischkonsum.

Der freitägige Verzicht auf Fleischspeisen ist in seiner Sinnhaftigkeit medizinisch belegt. Wird er spirituell überbaut, so profitiert davon nicht nur der Körper, sondern auch der Geist.

Ähnliche Daten sind uns bei einer weiteren häufigen Todesursache wie dem Schlaganfall bekannt. Männer, die ein- bis dreimal monatlich etwa 90 bis 150 Gramm Fisch gegessen hatten, waren um 43 % weniger gefährdet, einen Schlaganfall zu erleiden, im Vergleich zu jenen, die seltener Fisch konsumiert haben. Diese Ergebnisse hat eine Studie der *Harvard University* an mehr als 43.000 Männern, die über 12 Jahre hindurch untersucht wurden, ergeben.
Leider ist Fisch nicht gleich Fisch. Da wir heutzutage nicht mehr überall mit einer intakten Umwelt rechnen können und die Verschmutzung der Weltmeere ebenso eine Tatsache ist wie vielerorts die schlechte Trinkwasserqualität, kann auch die fischbetonte Ernährungsgewohnheit mit Nachteilen behaftet sein.
Eine Studie im renommierten *New England Journal of Medicine* weist nämlich darauf hin, dass der Quecksilbergehalt im Fisch möglicherweise die positiven Effekte der Zufuhr von Omega-3-Fettsäuren kompensieren oder sogar überwiegen könnte. Deshalb wurde in acht europäischen Ländern und in Israel eine Fallkontrollstudie durchgeführt, die diesen Zusammenhang aufklären sollte. Die Patientengruppe enthielt 684 Männer mit der Erstdiagnose Herzinfarkt. Die Kontrollgruppe umfasste 724 Männer ohne Infarkt. Festgestellt wurden die Quecksilberspiegel in Nagelproben und die Spiegel an Docosahexaensäure (DHS), einer essenziellen Omega-3-Fettsäure, im Fettgewebe. Das Ergebnis war ernüchternd, denn Infarktpatienten wiesen um 15 % höhere Quecksilberspiegel auf als die Kontrollpersonen und hatten tat-

sächlich ein um den Faktor 2,16 erhöhtes Risiko, einen Herzinfarkt zu bekommen. Welchen Fisch soll man nun essen, um einerseits Prävention zu betreiben und um andererseits seinen Körper nicht weiter mit Schwermetallen zu belasten?
Auch dazu gibt es einen teilweisen Lösungsansatz von der Wissenschaft. Im Rahmen einer epidemiologischen Langzeitstudie füllten 120.000 Krankenschwestern zwischen 1980 und 1994 alle zwei Jahre einen Ernährungsfrequenz-Fragebogen aus. 1984, 1986 und 1990 wurden ihre Fragebögen durch eine Frage über den Konsum von vier verschiedenen Kategorien von Fischen und Meeresfrüchten ergänzt: dunkles Fischfleisch (hohe Werte an ungesättigten Fettsäuren), andere Meeresfrüchte (u. a. Krabben, Hummer, Kammmuscheln mit niedrigen Werten an ungesättigten Fettsäuren), Thunfisch in Dosen sowie sonstige Fische mit mittleren Werten an ungesättigten Fettsäuren. Von den 79.839 Frauen, die den Studienbedingungen entsprachen, hatten 574 Schlaganfälle erlitten. Medizinisch gesehen lässt sich das Ergebnis noch weiter unterteilen, denn unter den Betroffenen waren 303 Personen mit ischämischen (durch einen Gefäßverschluss bedingt) und 181 Personen mit hämorrhagischen Infarkten (durch eine Blutung bedingt). Nach Ausklammerung möglicher negativer Begleitfaktoren, wie Aspiringebrauch, wurde erhoben, dass sich der Konsum sämtlicher Fischarten schützend auf das Herz-Kreislauf-System auswirkt: Das Risiko eines thrombotischen Infarktes lag bei jenen Frauen, die zwei- bis dreimal wöchentlich Fisch aßen, verglichen mit jenen, die nur einmal monatlich Fisch aßen, um 48 % niedriger. Es lag kein erhöhtes Risiko eines hämorrhagischen Hirninfarktes bei Fischkonsum im Allgemeinen oder bei steigendem Konsum an ungesättigten Fettsäuren vor. Die Ergebnisse untermauern die Hypothese, dass ungesättigte Fettsäuren die schützenden Komponenten im Fisch bilden könnten, die das Risiko eines thrombotischen Infarktes reduzieren. Generell scheint Fischkonsum die Entwicklung einer Gefäßverkalkung (Artherosklerose) sowie thrombotische Vorgänge zu hemmen. Die genauen Mechanismen sind noch unklar, aber Fisch beeinflusst möglicherweise den Blutfluss, in dem die Thrombozytenaggregation vermindert und die Blutgefäße erweitert werden. Anderen Studien zufolge scheinen ungesättigte Fettsäuren insbesondere den Blutdruck bei blutdrucklabilen Menschen sowie die Werte von Gerinnungsstoffen zu senken.
Der regelmäßige Fischkonsum – mit hohem oder niedrigem Gehalt an ungesättigten Fettsäuren – kann Gefäße schützen.

**Führen Sie vermehrt Speisen mit hohem Omega-3-Fettsäure-Gehalt zu.
Fischreiche Kost schützt Herz, Gefäße und Gehirn.
Achten Sie auf die Frische von Meeresfrüchten und Fischen.**

Man hat sich auch schon Gedanken gemacht, welche Art der Zubereitung für Fisch wohl aus ernährungsphysiologischer und präventiver Sicht die günstigste wäre. Auch dazu gibt es im hochrangigen Wissenschaftsjournal *Circulation* eine Studie. Es wurden knapp 4000 herzgesunde Personen mit entsprechendem Fischkonsum untersucht, ob es eine Auswirkung auf das Risiko, eine koronare Herzkrankheit zu entwickeln, gab. Es stellte sich heraus, dass Personen, die regelmäßig gekochten oder gebackenen Fisch zu sich nahmen, ein um 49 % niedrigeres Herzinfarktrisiko hatten als jene, die vorwiegend in Öl gebratenen Fisch oder Fischsandwiches aßen.

In welchen Lebensmitteln finde ich Omega-Fettsäuren?

Die wichtigsten Nahrungsquellen für Omega-Fettsäuren sind Fische und Öle. Omega-Fettsäuren sind ungesättigte Fettsäuren, die für den Menschen lebensnotwendig sind (essenziell), die er aber nicht selbst produzieren kann. Sowohl Mensch als auch Tier sind auf die pflanzliche Aufnahme angewiesen. Die Omega-3-Fettsäuren werden vom Phytoplankton, das sind pflanzliche Kleinstlebewesen im Meer, unter Lichteinwirkung produziert und gelangen über die Fische in die Nahrungskette des Menschen. Es gibt Omega-3-, Omega-6- und Omega-9-Fettsäuren, wobei jede Ziffer die Position der Doppelbindung im Molekül beschreibt. Die bedeutendsten Omega-Fettsäuren sind jene, die aus 18 Kohlenwassenstoffmolekülen bestehen und die eine Doppelbindung bei Position 3 (Alpha Linolensäure, Eicosapentaensäure, Docosahexaensäure), Position 6 (Linolsäure, Arachidonsäure) und Position 9 (Ölsäure) aufweisen.

**Omega-3-Fettsäure-reiche Nahrungsquellen: Leinöl, Sojaöl, Rapsöl, Margarine, Seefische wie Lachs, Makrele, Hering, Sardinen, Thunfisch
Omega-6-Fettsäure-reiche Nahrungsquellen: Distelöl, Sojaöl, Sonnenblumenöl, Margarine, Fleisch und Milch in geringen Mengen**

Öl liefert uns gleich das nächste Stichwort. Es ist tatsächlich so, dass es darauf ankommt, mit welchem Öl wir unsere Speisen zubereiten. Für uns Mitteleuropäer ist es nicht selbstverständlich, dass wir mit Olivenöl kochen, dennoch sollten wir es uns zur Gewohnheit machen, vermehrt zu Olivenöl zu greifen.
Bedenken wir doch, dass der Ölbaum nicht nur das älteste Kulturgewächs ist, sondern auch ein wahrlich biblisches Alter erreichen kann. In der Umgebung von Jerusalem, so sagt die Legende, gibt es Ölbäume, die aus der Zeit stammen, zu der Jesus Christus gelebt hat. Steht man vor einem dieser Zeitzeugen von damals, so befällt nicht nur den Christenmenschen ein unglaublich mächtiges Gefühl der Berührung.
Fisch, Öl und Wein waren bedeutende Grundnahrungsmittel seit jeher. In der Bibel ist oft von diesen Gütern die Rede, und in vielen Gleichnissen bedient sich Jesus deren großer Symbolkraft. Den Menschen der Zeit um Christi Geburt war der Umgang mit Fisch, Öl und Wein so vertraut, dass sie auch die Botschaft, die sich hinter den Gleichnissen verbarg, verstanden.

Der Ölzweig wird seit der Antike als Friedenssymbol verwendet. Es gibt demnach keinen Baum und keine Pflanze auf der Welt, die auf eine so lange Tradition zurückblicken kann wie der Ölbaum.

In der mediterranen Küche nimmt das wertvolle Öl der Olive nicht nur einen zentralen Stellenwert ein, es scheint auch das wahre Geheimnis dieser wohlschmeckenden und gesunden Kost zu sein. Nicht nur der Boden, auf dem der Baum wächst, sondern auch der Zeitpunkt und die Art und Weise, wie die Oliven geerntet werden, ist dabei von Bedeutung. Der Pressvorgang aber macht das Öl erst zum wahren Schatz der Natur. Nach Art der Mittelmeerküche zu kochen ist modern geworden. Sowohl im Fisch, wie wir oben schon lesen konnten, als auch im Olivenöl sind jene Stoffe enthalten, in denen eines von vielen Anti-Aging-Geheimnissen verborgen liegt. Grundsätzlich muss man wissen, dass bei der Mittelmeerküche ein ausgewogeneres Verhältnis von gesättigten und ungesättigten Fettsäuren vorliegt als bei der Kost nördlich der Alpen. Wer den Geschmack von Olivenöl nicht mag, könnte Sesamöl oder Rapsöl ausprobieren. Auch dazu gibt es wissenschaftliche Studien, die den positiven Effekt auf das Herz-Kreislauf-System belegen. Es wurden 300 Menschen mit hohem Blutdruck untersucht, die 60 Tage lang alle ihre

Speisen mit Sesamöl zubereiten mussten. Dabei zeigte sich, dass der erhöhte Blutdruck für die Zeit der Sesamöl-reichen Kost signifikant niedriger war als mit Sesamöl-freier Zubereitung. Die indischen Forscher halten das im Sesam reichlich vorkommende Vitamin E, die mehrfach ungesättigten Fettsäuren sowie das Antioxidans „Sesamin“ als die günstigen Faktoren gegen den hohen Blutdruck. Da wir uns alle viel zu fett ernähren, ist es um so wichtiger, bei der Fettzufuhr auf die richtigen Öle und Fette zu achten.
Die Personen des Alten und Neuen Testamentes waren in den Ländern rund um das Mittelmeer beheimatet und ernährten sich schon damals in erster Linie von Fisch und Olivenöl. Auch bei der Hochzeit zu Kanaan wurde Brot, Fisch und Wein gereicht, Lebensmittel, von denen man heute weiß, dass sie für die gesunde Ernährung – natürlich mit Maß genossen – äußerst wertvoll sind.

Die wichtigsten Tipps der mediterranen Küche:

- mehr Brot und Getreideprodukte
- mehr Gemüse
- täglich Früchte und Obst
- mehr Fisch
- weniger Fleisch, und wenn Fleisch, dann Geflügel, Kaninchen und Wild (d. h. mageres Fleisch)
- nur moderater Alkoholkonsum
- viel Flüssigkeitszufuhr
- Olivenöl verwenden

Mit Beachtung der mediterranen Ernährungskonzepte ist es aber noch lange nicht getan, um gesund und vital älter zu werden. Es kommt auch darauf an, zu welcher Tageszeit man isst, wie viel man isst und dass man vor allem Fasttage einplanen sollte. Nichts ist allerdings so schwierig, wie auf das Essen zu verzichten. Noch dazu, wenn von allen Seiten mit guter Küche gelockt wird. Dennoch, ein weiteres Geheimnis des gesunden Alterns liegt im gelegentlichen Verzicht auf Nahrungszufuhr. Auf Neudeutsch wird der abendliche Verzicht als „Dinner-Cancelling“ bezeichnet. Das bedeutet aber nicht, dass dies jeden Abend zu geschehen hat, sondern vielmehr, dass man dieses Prinzip in sein Leben integrieren und von Zeit zu Zeit danach leben soll.

Was steckt nun Geheimnisvolles dahinter?

Die Wissenschaft kennt seit langem das Phänomen, dass Tiere, die man auf Diät setzt, weniger Kalorien verbrennen und deshalb länger leben. Das Prinzip ist bei einem einfachen Lebewesen, dem Fadenwurm, intensiv studiert worden, und langsam liegen auch Erkenntnisse über höher entwickelte Lebewesen vor. Wie ist das nun beim Menschen? Gibt es wissenschaftlich fundierte Daten, dass Fasten tatsächlich das Leben verlängert?

Das Fasten

Forscher in Boston haben konkrete Argumente dafür gefunden, warum Fettarmut und damit Fasten tatsächlich gut ist. Es konnte gezeigt werden, dass Mäuse, bei denen das Gen für den Insulinrezeptor im Fettgewebe ausgeschaltet war, weniger Fett ansetzten, auch wenn sie gleich viel fraßen wie ihre „Kollegen", die diese Genveränderung nicht hatten. Und – sie lebten länger! Sowohl die durchschnittliche als auch die maximale Lebensdauer war um ca. 18 % erhöht. Wenn nun der Insulinrezeptor im Fettgewebe fehlt, wird weniger Fett aufgebaut, da das Fettgewebe, wie schon erwähnt, ein eigenständiges Kompartiment für Auf- und Abbau von Hormonen ist. Mäuse, bei denen der Insulinrezeptor im Fettgewebe ausgeschaltet ist, leiden jedenfalls nicht an Diabetes mellitus, auch das fanden die Forscher heraus.

Wenn Sie gelegentlich auf das Abendessen verzichten, verbessern Sie nicht nur Ihr Wohlbefinden, sondern erweitern auch Ihren Geist.

Dem Insulin nahe verwandt ist der Wachstumsfaktor mit dem Namen IGF-1 (Insulin-like-growth-factor), der den Stoffwechsel und die Proteinsynthese genauso ankurbelt wie die Zellteilung. Der dazugehörige Rezeptor heißt IGF-1-Rezeptor. Forscher in Paris konnten nun zeigen, dass zwar Mäuse, bei denen beide IGF-1-Rezeptoren nicht intakt waren, bei der Geburt starben, jene Mäuse allerdings, die nur ein ausgeschaltetes Gen für den IGF-1-Rezeptor hatten, um durchschnittlich 26 % länger lebten. Beim Fasten wird der IGF-1-Rezeptor weniger exprimiert, und das hat wiederum Konsequenzen für den Stoffwechsel. Interessant ist auch, dass beide Rezeptoren evolutionär verwandt sind, sowohl bei der Fruchtfliege als auch beim Fadenwurm vorkommen, und dass bei deren gentechnischem Ausschalten (knock-out) die Tiere länger leben. Da in der Natur das Gesetz „*There is no free lunch*“ gilt, fragt man sich, ob das Ausschalten eines Gens nicht einen Nachteil birgt, denn in der Natur gibt es nichts umsonst, auch nicht die Langlebigkeit. Die Mäuse jedenfalls, die nur ein IGF-1-Gen besaßen, entwickelten sich gut, so berichteten die Pariser Forscher jedenfalls in ihrem Beitrag. Die Tiere erreichten die Mäusepubertät zum üblichen Zeitpunkt und konnten sich auch normal fortpflanzen. Auch Körpertemperatur und Größenwachstum war wie bei der anderen Mäusepopulation normal. Wo bleiben also die Nachteile? Noch ist darüber nicht viel bekannt, allerdings weiß man ja, dass Mäuse, die von Natur aus nur mit einem IGF-1-Gen ausgestattet sind, sehr selten sind, da ja alle anderen, die mit zweien dieser Gene auf die Welt kommen, gleich bei der Geburt sterben. Nun sollte man allerdings meinen, dass die Natur diesen Überlebensvorteil schon längst im Laufe der Evolution hätte erkennen müssen und sich dieser Vorteil, der ein längeres Leben ermöglichen würde, hätte durchsetzen müssen. Dies war oder ist bis jetzt allerdings noch nicht der Fall gewesen. So drängt sich die Frage auf: „Will die Natur *nicht*, dass wir lange leben?“ Die IGF-1-Minimierung hätte nämlich auch noch einen weiteren Überlebensvorteil: Da IGF-1 grundsätzlich die Zellteilung beschleunigt, fördert es auch das Krebswachstum. Auch beim Menschen. Schon allein aus diesem Grund wäre es vom wissenschaftlichen Standpunkt her sinnvoll, nur ein IGF-1-Gen zu besitzen. Da es allerdings von Natur aus leider nicht so vorgesehen ist, dass wir automatisch nur ein IGF-1-Gen besitzen, müssen wir zu Hilfsmitteln und Ersatzhandlungen greifen, und das heißt: „*Fasten*“.

- **Es gibt keinen Gewinn an Lebensjahren ohne Verzicht.**
- **Regelmäßige Fasttage verlängern das Leben.**
- **Fasten schützt auch vor Krebs.**

Dass erhöhte Werte von IGF-1 tatsächlich mit der Krebsentstehung assoziiert sind, haben Forscher der *Harvard Medical School* herausgefunden. Da IGF-1 ein sehr effektiver Wachstumsfaktor ist – nicht nur für das Fettgewebe, wie wir oben sehen konnten –, beschleunigt er natürlich auch das Krebswachstum. Man fand bei Männern mit Prostata-

krebs um bis auf das Doppelte erhöhte Werte an IGF-1 im Serum. Bei der Frau vermutet man einen Zusammenhang mit der Entwicklung von Brustkrebs, und auch bei Dickdarmkrebs sind erhöhte Werte an IGF-1 gefunden worden. Bei Dickdarmkrebs ist ja der Zusammenhang mit Überernährung bekannt. Nun scheint es so zu sein, dass man einem molekularbiologischen Auslöser dafür auf die Spur gekommen ist.
Ein moderner Trend der Lebensverlängerung und des Abnehmens ist es, Wachstumshormon in verschiedenster Form zuzuführen. Meist wird es durch Injektionen verabreicht. Das ist allerdings ein nicht ungefährliches Unterfangen. Das Wachstumshormon bedient sich listigerweise auch des IGF-1, und somit wird dessen Produktion bei viel vorhandenem Wachstumshormon angekurbelt. Nun wissen wir aber, dass IGF-1 auch maligne Zellen in ihrem Wachstum beschleunigen kann. Somit relativiert sich der Nutzen des Wachstumshormons gewaltig. Es kann nämlich sein, dass sich der Mensch bei Verabreichung nicht die Lebensverlängerung erkauft und sich die Diät erspart, sondern die Entstehung eines Krebsgeschwüres provoziert. Viel vernünftiger und auch effizienter wäre es, den von der Natur aus vorgesehenen regulativen Mechanismus auszunützen, um die körpereigene Wachstumshormonreserve anzuregen. Und der heißt, durch ausreichend Schlaf und abendlichen Verzicht auf Essen die nächtliche Wachstumshormonproduktion anzukurbeln.

„Körper, regeneriere dich selbst, und das im Schlaf", müsste das Motto lauten!

Näheres dazu erfahren Sie im Kapitel über die Regel des heiligen Benedikt, der seinen Mönchen genaue Anweisungen über das Wie und die Dauer des Schlafens gegeben hat (siehe S. 39). Nicht nur ausreichender Schlaf, auch Gemüse schützt vor Krebs. Vor allem die „färbigen" Gemüsesorten tun dies. In gelben und roten Pflanzen und Früchten sind viele wichtige Stoffe vorhanden, die der Körper braucht und die ihn zusätzlich schützen. Oft sind sie direkt unter der Schale lokalisiert, was auch der Grund sein sollte, Obst und Gemüse eher mit als ohne Schale zu verzehren.Vergessen Sie aber nicht, Obst und Gemüse gut zu waschen, bevor Sie herzhaft hineinbeißen.
In den letzten Jahren hat eine Substanz mit dem Namen *Resveratrol* aufhorchen lassen. *Resveratrol* ist ein potenter Radikalfänger, der in der

Weintraube vorkommt. Besonders reich sind die roten Weintrauben, und zwar der Bereich direkt unter der Schale der Weinbeere. Genießen Sie deshalb die Frucht so, wie sie uns die Natur gibt, mit Schale, Fruchtfleich und den verdauungsfördernden kleinen Kernen.
Manche Gemüsesorten sind reich an Stoffen, die vor Krebs schützen, was heißt, dass sie freie Radikale, die Zellen angreifen können, neutralisieren. Eine Substanz, die das besonders gut kann, heißt *Sulphoraphane* und kommt besonders hoch konzentriert in Brokkoli und anderen Kohlsorten vor. Wirkungsvoll hat sich *Sulphoraphane* auch in der Neutralisierung von Stoffen gezeigt, die beim Grillen und heißem Abbraten von Fleisch entstehen. Jeder hat schon die profane Aussage gehört, dass stark angebrutzeltes Fleisch vom Grill schädlich sein soll. *Sulphoraphane* ist nun in der Lage, ein Enzym in der Darmschleimhaut (Glutathiontransferase) zu aktivieren, welches beim Neutralisieren von Kanzerogenen im Darm beteiligt ist. Ob die Empfehlung, beim Grillen gleichzeitig Brokkoli zu essen, gegeben werden kann, ist noch nicht ganz klar. Wem das Gemüse schmeckt, könnte es allerdings dazu essen. Aber Vorsicht: nicht mitbraten!
In dieser Stelle muss nochmals auf die Wertigkeit der Fette eingegangen werden.
Statistiken belegen es immer wieder, dass bei der Menge an aufgenommenen Nährstoffen der Fettanteil an der Gesamtenergiezufuhr weit über der empfohlenen Menge von 30 % liegt. Fast 60 % der Erwachsenen nehmen sogar mehr als 35 % Energie in Form von Fett zu sich. Wenn aber grundsätzlich die Fette allgemein einen schlechten Ruf haben, ist das nur die halbe Wahrheit. Denn Fette sind lebensnotwendig. Es kommt nur darauf an, welche Art von Fettbestandteilen im überwiegenden Maße aufgenommen werden. Wenn ein Mensch nämlich überhaupt keine Fette zu sich nehmen würde, hätte der Organismus keine Bausteine, um die lebenswichtigen Funktionen aufrechtzuerhalten, und der Mensch würde sterben. Es ist also wichtig, Fett aufzunehmen, um dem Körper das zu geben, was er für die Aufrechterhaltung der Organfunktionen braucht. Wichtig ist wieder einmal, das richtige Maß zu wählen.

Feinde für Herz und Hirn

Herzinfarkt und Schlaganfall sind Todesurache Nr. 1 in der westlichen Welt. Das Hauptübel mit entsprechender Tragweite ist natürlich wieder die Fettleibigkeit. Dass der Mensch eine „gute“, das HDL-Cholesterin, und eine „schlechte“ Form, das LDL-Cholesterin, bildet, weiß schon fast jeder, und man versucht deshalb, Cholesterin mit allen Mitteln niedrig zu halten und zu senken. Es werden mittlerweile cholesterinarme und cholesterinfreie Lebensmittel produziert, und man hat den Eindruck, dass diesbezüglich bereits ein entsprechendes Bewusstsein bei den Konsumenten entstanden ist. Wissenschaftler der *Universität Cambridge* haben sogar einen Käse mit dem Namen „A Healthy Alternative to Cheese“ entwickelt. Nach entsprechender Margarine und Joghurt gibt es nun auch einen Cheddar, dessen tierischer Fettanteil durch pflanzliche Öle ersetzt wurde. Bei einer Dosis von 65 Gramm Käse täglich senken seine Phytosterole den Cholesterinspiegel um 10 bis 13 %. Von cholesterinfreien Eiern und Milch ganz zu schweigen.

Über den Schlaganfall

Ein Schlaganfall, im medizinischen Jargon Apoplexie genannt (englisch: stroke), ist die Folge eines kompletten Verschlusses eines Blutgefäßes im Gehirn. Es tritt ein Hirninfarkt auf, der mit sofortigem Verlust des Bewusstseins oder Lähmungserscheinungen einhergeht. Oft gehen dem eigentlichen Schlaganfall kleinere Attacken voraus, die sich durch kürzeres Flimmern vor den Augen, oft auch Sprach- und Koordinationsstörungen sowie Drehschwindel und leichten Lähmungserscheinungen im Gesicht bemerkbar machen. Diese Symptome bilden sich in leichteren Fällen innerhalb von 24 Stunden wieder zurück und hinterlassen meist keine Restbeschwerden. Solche Attacken sollten aber sehr ernst genommen werden und eine therapeutische Konsequenz mit sich bringen. Die Abklärung der Herzfunktion wie Pumpschwäche oder Herzrhythmusstörungen ist genauso wichtig wie Blutdruckmessen. Die Gefäße im Gehirn können so wie die Herzkranzgefäße auch durch „Verkalkungen“ und Ablagerungen in ihrer Elastizität beeinträchtigt und dadurch Ursache für einen Schlaganfall sein.
Anders ist die Sachlage bei einer Gehirnblutung. Die Symptome sind ähnlich wie beim Schlaganfall, oft sogar viel akuter einsetzend, allerdings sind die Konsequenzen für den Betroffenen weitreichend. Blutungen im Gehirn können nämlich sehr rasch zum Tod führen.
Generell gilt auch für die Gefäße im Gehirn, was für die Gefäße am Herzen gilt: Vermeiden Sie Blutdruckschwankungen nach oben, regulieren Sie die Blutfettwerte nach unten und betreiben Sie auch für Ihre Gehirngefäße Sport. Durch regelmäßige körperliche Betätigung wird

das Blut in den Gefäßen „in Schwung" gehalten. Was heißen soll, dass durch körperliche Aktivität eine so genannte „Endothelmassage" stattfindet und dadurch die innere Wand der Gefäße elastisch und frei von Ablagerungen gehalten wird. Wenn jemand die oben beschriebenen Symptome an sich bemerkt oder sogar schon einmal kurze Bewusstseinsstörungen und Lähmungsattacken gehabt hat, muss dringend eine ärztliche Untersuchung durchführen lassen; nur so kann rechtzeitig mit einer adäquaten Abklärung und Therapie begonnen werden.

Was die meisten nicht wissen, ist, dass Cholesterin ein lebenswichtiger Stoff ist und wir ohne Cholesterin unsere Stoffwechselvorgänge nicht aufrechterhalten könnten. Ein Beispiel soll dies demonstrieren: In der Schwangerschaft haben alle Frauen erhöhte Cholesterinwerte und zeigen den Ärzten diese Werte mit Beunruhigung: „Frau Doktor, Herr Doktor, mein Cholesterin ist so hoch", sagen sie voller Verunsicherung. Dabei handelt es sich um einen völlig normalen Befund, wenn eine Frau ein Kind erwartet. Der Körper synthetisiert in der Schwangerschaft automatisch mehr von diesem wertvollen Stoff, damit daraus die Membranen und Zellen des heranwachsenden Kindes gebildet werden können. Das erhöhte Cholesterin dient dem Aufbau und dem Reifen des Feten, ist für sein Gehirn lebenswichtig und schadet für die Zeit der Schwangerschaft auch der Mutter nicht. Ja, es ist sogar überlebenswichtig für Mutter und Kind. Würde ein Schaden für die Mutter lauern, hätte sich die Natur bereits etwas anderes einfallen lassen, denn die Frau, die ein Kind erwartet, soll im Sinne der Reproduktion bestmöglich geschützt sein.
Leiden allerdings nicht-schwangere Frauen und eben auch Männer an erhöhten Cholesterinwerten, so müssen diese abgeklärt werden. Ob, wie und inwieweit eine Senkung sinnvoll ist, sollte in jedem Fall mit dem Arzt besprochen werden. Eine Korrektur sollte aber am besten durch Lebensstilmodifikation und Veränderung der Essensgewohnheiten herbeigeführt werden. Nützt dies alles nichts, hat die Pharmaindustrie Medikamente entwickelt, die hohes Cholesterin senken können. Aber auch hier gilt: kein Vorteil ohne Nachteil.
Viel wichtigere und teilweise noch unbekannte Faktoren, die eine große Gefahrenquelle für das Gefäßsystem darstellen, sind erhöhte Homocystinwerte und ein Mangel an Folsäure. Beide gehen miteinander Hand in Hand. Denn mit Folsäure-Zufuhr kann man das Homocystin auf Normalwerte senken, wenn es zu hoch ist. Normalerweise wird Homocystin als Abbauprodukt des Eiweißstoffwechsels im Körper zu Cystin

umgewandelt und dann ausgeschieden. Dieser Abbau funktioniert aber nur dann einwandfrei, wenn genug Folsäure und Vitamine vom B-Komplex vorhanden sind. Um sich vor Homocystin-Überschuss zu schützen, ist die Zufuhr von Folsäure und Vitamin-B-reichen Nahrungsmitteln wichtig. Auch die Zufuhr von ausreichend Kalium, Magnesium, Kalzium und von Ballaststoffen kann besonders in der Gruppe der Bluthochdruckpatienten das Risiko eines Schlaganfalls reduzieren, wie im Jahre 1998 im renommierten Journal *Circulation* nachzulesen war.
Folsäure-hältige Nahrungsmittel sind unter anderem Spinat, Karfiol, Brokkoli und Salat, auch regelmäßiger Verzehr von Vollkornbrot kann den Bedarf an Folsäure decken. In den USA ist man bereits dazu übergegangen, per Gesetz Nahrungsmittel mit Folsäure anzureichern.
Folsäure hat auch einen wichtigen Stellenwert für Frauen, die eine Schwangerschaft planen. In Österreich kommen pro Jahr ca. 70 bis 80 Kinder mit einem so genannten Neuralrohrdefekt zur Welt. Diese Daten sind mit Angaben aus anderen EU-Staaten vergleichbar. Die Zahlen lägen noch viel höher, aber diesbezügliche schwere Fehlbildungen, wie Anencephalie, können glücklicherweise mit Hilfe des Ultraschalls schon sehr früh in der Schwangerschaft entdeckt werden. Diese Kinder werden oft gar nicht geboren, sie hätten keine Überlebenschance, da ihnen der Großteil des Gehirns und der Schädeldecke fehlt. Die gefürchtete Fehlbildung, die im Volksmund auch „offenes Rückenmark" genannt wird, entsteht schon in den ersten Wochen nach der Befruchtung, dann, wenn sich das Neuralrohr, die Anlage für Gehirn und Rückenmark, ausbilden und schließen soll. Tritt in dieser heiklen Phase der Entwicklung eine Ungereimtheit auf, so kann es zum ungenügenden Verschluss des Wirbelkanals kommen oder sogar zur oben genannten, mit dem Leben nicht vereinbarenden, schweren Gehirnmissbildung. Während ein Fötus mit Anencephalie meist nicht weiterreift und meist auch von selbst abgeht, ist die Lebensqualität für jene Kinder, die mit einer weniger stark ausgeprägten Fehlbildung des Wirbelkanales, genannt Spina bifida, auf die Welt kommen, trotz moderner chirurgischer Möglichkeiten schwer beeinträchtigt. In gravierenden Fällen sind sie an beiden Beinen gelähmt, geistig minderentwickelt und können Stuhl und Harn nicht halten. Es ist ein ungeheuer großes Leid für die Kinder und deren Familie. Die vielschichtigen Ursachen dieser Fehlbildung sind noch nicht restlos geklärt, allerding weiß man heute sicher, dass ein wichtiger Risikofaktor die zu geringe Folsäurezufuhr unmittelbar vor und in den ersten Wochen der Schwangerschaft ist. Es ist auch bekannt, dass die jahrelange Einnahme der Pille den Folsäurehaushalt negativ beeinflussen kann. Deshalb ist bei

Pillenanwenderinnen auf eine Folsäure-reiche Nahrungszufuhr zu achten, wenn nicht sogar eine gezielte Folsäure-Gabe zu empfehlen. Der Volksmund hat auch für Frauen, die die Pille absetzen, um schwanger zu werden, die Empfehlung parat, nicht gleich nach dem Absetzen schwanger zu werden, sondern eine kurze Zeit abzuwarten. Den Hintergrund dieser Empfehlung kennen wir nun. Ärzte sprechen in diesem Zusammenhang auch immer wieder von der „Pille nach der Pille", die man in solchen Fällen geben könnte. Gemeint ist damit die Einnahme von 0,4 mg Folsäure in Form einer Tablette.

Folsäure schützt die Gefäße. Folsäure und Vitamine vom B-Komplex sind für das ungeborene Kind lebenswichtig.

Der Zusatz von Folsäure konnte tatsächlich das Auftreten der oben beschriebenen Wirbelkanalveränderungen reduzieren. Dies konnten Forscher vom *Women's College* in Toronto in einer retrospektiven Studie anhand von Zahlen nachweisen. Auch in Kanada werden Getreideprodukte seit 1998 mit Folsäure angereichert. Seitdem ist das Auftreten von Neuralrohrdefekten von 11 auf 6 pro 100.000 Geburten gefallen. Die im Fachjournal *The Lancet* publizierte Studie bezog sich auf Daten von 336.963 Geburten in der kanadischen Provinz Ontario vor und nach der Einführung der Folsäureanreicherung. Um unser Herz-Kreislauf-System und unsere Nachkommen zu schützen und den Schäden vorzubeugen, wäre auch da wiederum der beste Rat, sich gesund und bewusst zu ernähren. So schützen wir uns selbst und im Falle, dass Nachwuchs erwartet wird, auch das ungeborene Kind.
Alt zu werden bedeutet für manche Menschen die Angst, Morbus Alzheimer zu entwickeln. Entweder weil sie selbst mitansehen mussten, wie ein Familienmitglied an dieser Krankheit gelitten hat, oder weil sie wissen, dass sie für Morbus Alzheimer anfällig sind. Es gibt tatsächlich ein Gen, das für die beschleunigte Entstehung von Morbus Alzheimer verantwortlich zu sein scheint. Hohe Homocystinspiegel erhöhen das Risiko für die Entstehung von Morbus Alzheimer. In einer aufwändigen US-Studie wurden über 1000 ältere Männer und Frauen über 20 Jahre lang beobachtet. Im Laufe dieser Zeit erkrankten 111 Probanden an einer Demenz, bei 83 wurde die Diagnose Morbus Alzheimer gestellt. Bei den erkrankten Personen wurden zu Beginn der Studie doppelt so häufig erhöhte Homocystinwerte gemessen. Ob die Einnahme von Folsäure,

welche bekanntermaßen die Homocystinwerte im Blut senken kann, auch das Alzheimer-Risiko senken kann, befindet sich derzeit in klinischer Prüfung.
Einer anderen Studie aus Amerika zufolge beugt Folsäure auch der Entstehung von Darmkrebs vor. Ausgewertet wurden Daten von 300 Frauen mit Darmkrebs und von 5400 Kontrollpersonen. Bei Frauen, die laut eigener Angaben mehr als 367 Mikrogramm Folsäure täglich konsumierten, war das Risiko für Darmkrebs am niedrigsten.
Eine weitere amerikanische Untersuchung befasst sich mit Folsäure und regelmäßigem Wein- und Bierkonsum. Es ist bekannt, dass Frauen, die regelmäßig Wein oder Bier trinken, ein erhöhtes Risiko für Brustkrebs haben. Dieses Risiko konnten sie aber, so diese amerikanische Studie, mit ausreichend Folsäure-Zufuhr ausgleichen. Daraus die Empfehlung abzuleiten, zu jedem Glas Wein auch Folsäure zu schlucken, ist allerdings zu trivial.

Achten Sie auf Ihre persönlichen Fasttage.
Folsäure aus der Natur: Folsäure steckt in vielen Lebensmitteln, allerdings geht sie beim Kochen bis zu 90 % verloren. Aus diesem Grund ist es sicher sinnvoll, immer wieder Rohkosttage einzulegen. Besonders reich an Folsäure sind grüner Salat, Karotten, Spinat, Spargel, Petersilie, Orangen und Avocados, Weizenkeime und Sojabohnen.
Nützen Sie die Wachstumshormonbildung während des Schlafes.
Schützen Sie Ihre Gefäße.

Ohne Rauch geht´s besser

Wenn man über den Schutz der Gefäße spricht, darf man ein wichtiges Thema nicht unbeachtet lassen, und das heißt: Nikotinsucht. Gleich vorweg einmal Grundsätzliches: Rauchen ist eine äußerst schlechte Angewohnheit, die zahlreiche negative Folgen für die Gesundheit des Menschen hat. Leider ist Rauchen eine gesellschaftlich akzeptierte Sucht, deren Beginn in immer jüngere Jahre fällt. Alle Warnungen der Medizin und aufwändige Werbekampagnen scheinen aber nicht ausreichend das Gesundheitsbewusstsein der Menschen zu erreichen. Rauchen ist die häufigste vermeidbare Todesursache! In einer amerikanischen Studie aus dem Jahre 2000, veröffentlicht im Journal *JAMA*, wurden sämtliche vermeidbaren Todesursachen aufgeschlüsselt und dabei zeigte sich, dass

Zigarettenrauchen, schlechte Ernährung und Inaktivität sowie Alkoholkonsum die häufigsten vermeidbaren Todesursachen darstellen. Die nächsthäufigen Ursachen waren Infektionen, Vergiftungen, Verkehrsunfälle, Todesfälle durch Schussverletzungen, sexuell akquirierte Erkrankungen und Drogenmissbrauch.

Gehen natürliche Lebensrhythmen und die damit verbundenen positiven Gefühle verloren, greift man oft nach Ersatzmitteln, die ein augenblickliches Glücksgefühl vermitteln, dem Körper aber sehr schaden.

Nach einem Bericht des *Österreichischen Ministeriums für Soziale Sicherheit und Generationen* vom April 2002 zur Gesundheit der 11- bis 15-Jährigen in Österreich sind die Schülerinnen und Schüler von Polytechnischen Lehrgängen mit 33 % die stärksten Raucher unter den 15-Jährigen. Besonders dramatisch wirkt sich das Rauchverhalten bei Mädchen aus. Bereits jede vierte 15-Jährige greift regelmäßig zum Glimmstängel. Sie nehmen die Gesundheitsschäden des Nikotins auf sich, um unter anderem „ja nicht dick zu werden" und um „dazuzugehören". Die Zigarette, so scheint es, hat auf dem Weg des Teenagers in das Erwachsenenalter eine „Symbolfunktion", und der Zigarettenverweigerer ist in der Clique der Jugendlichen meistens der Außenseiter.
Dementsprechend hat sich kürzlich die Jugendpsychiatrie mit den erschreckenden Ergebnissen einer großen deutschen Studie an die Öffentlichkeit gewandt. Dabei zeigte sich nicht nur, dass primär bei jungen Rauchern vermehrt Angststörungen vorlagen, sondern auch, dass Panikattacken und Angststörungen 2,9-mal häufiger bei Personen, die geraucht hatten, und 3,6-mal häufiger bei Nikotinabhängigen auftraten als bei Nichtrauchern. Diese Zahlen sind in der Tat beängstigend, wenn man bedenkt, dass das Einstiegsalter für das Suchtmittel Nikotin immer tiefer rückt. Parallel dazu wird immer wieder berichtet, dass bei Schülerinnen und Schülern durch angebliche „Überbelastung" der großen Lehrstoffmengen wegen eben diese Panikattacken und Angststörungen stetig ansteigen. Ist hier tatsächlich eine Überforderung durch den heutzutage ohnehin hinunter nivellierten Ausbildungsgrad gegeben, oder könnte hier nicht der schädliche Lebensstil mancher Jugendlicher ausschlaggebend sein, der aus Rauchen, nächtlichen Partys und Alkohol besteht?
Besonders gefährlich – dies gilt für unsere Schülerinnen – ist der Cocktail aus Teer, Nikotin und Antibabypille. Diese Kombination ist bei den gerade in die Pubertät gekommenen jungen Mädchen sehr problema-

tisch. Rauchende Pillen-Anwenderinnen sind besonders gefährdet, eine Herz-Kreislauf-Erkrankung oder eine Thrombose zu erleiden. Außerdem befindet sich während der Pubertät auch die Brustentwicklung in einer „sensiblen“ Phase, sodass sich bis jetzt nicht wirklich abschätzen lässt, welche Folgen der Einfluss des Nikotins auf die Brust in jungen Jahren haben kann. Schön langsam tauchen Studien zu diesem Thema auf und die Ergebnisse fallen besorgniserregend aus. Eine im Medizinjournal *The Lancet* erschienene große kanadische Untersuchung zeigt, dass Frauen, die in einem Zeitraum von 5 Jahren um das Auftreten der ersten Menstruationsblutung mit dem Rauchen begonnen und die im Laufe ihres Lebens ein Kind geboren haben, ein doppelt so hohes Risiko haben, an Brustkrebs zu erkranken. Für Frauen, die nie ein Kind geboren haben und deren Zigarettenkonsum über 20 Zigaretten pro Tag liegt, steigt das Risiko sogar auf das durchschnittlich Siebenfache an. Auch hatte das Körpergewicht, wenn es um 10 kg über dem Normalgewicht lag, einen negativen Einfluss auf das Brustkrebsrisiko. Ebenfalls im Fachmagazin *The Lancet* konnte in einer großen Untersuchung aber nachgewiesen werden, dass nicht die Pille selbst und ihre Bestandteile per se gefährlich sind, sondern dass es die Lebensumstände und Lifestylefaktoren der jungen Mädchen sind, die das Risiko bergen, eine ernsthafte Komplikation zu erleiden. So konnte gezeigt werden, dass das Rauchen von mehr als 15 Zigaretten täglich das Erkrankungsrisiko von Pillenanwenderinnen verdoppelte.
Nicht nur das Nikotin selbst ist für die zahlreichen Schäden beim Rauchen verantwortlich, auch seine Abbauprodukte sind nicht zu unterschätzen. Kalifornische Forscher vom Forschungsinstitut *La Jolla* berichten über die negativen Folgen des Nikotin-Metaboliten Nornikotin. Die körperfremde Chemikalie bindet demnach permanent und irreversibel an körpereigene Eiweißstoffe und verändert deren Struktur. Dieser Prozess entspricht dem chemische Äquivalent des Kochens oder des Verderbens von Nahrungsmitteln. Nornikotin reagiert außerdem mit Steroiden wie Kortison und Prednison und könnte die Toxizität einer entsprechenden Medikation erhöhen bzw. deren Wirksamkeit abschwächen. Nornikotin bindet auch an bestimmte Aminosäuren an der Oberfläche von Körpereiweiß, die dadurch mit Zuckermolekülen in Reaktion treten können. Es entstehen so genannte „advanced glycation endproducts“, die mit der Entstehung von Diabetes mellitus (Zuckerkrankheit), Krebs, Artherosklerose und Morbus Alzheimer in Verbindung gebracht werden. Im Blut von Rauchern finden sich deutlich erhöhte Werte dieser Toxine, mit denen der Körper überhaupt nicht

„umgehen" kann. Nornikotin könnte auch der Stoff sein, der die Raucher süchtig macht. Nornikotin und seine weiteren Metaboliten sind lange im Körper vorhanden und auch nachweisbar. Selbst bei Personen, die das Rauchen schon längere Zeit aufgegeben haben, können noch immer Spuren von Nornikotin im Blut gefunden werden.

Wichtig ist auch zu wissen, dass Nikotin der Vitamin-C-Killer Nummer 1 ist.

Eine Zigarette macht ca. 3 mg Vitamin C unwirksam. Die gesunde Ernährung mit Vitamin-C-reichen Früchten und das gleichzeitige Ziehen am Glimmstängel ist demnach eine Nullrechnung, wenn nicht sogar eine negativ Bilanz für den Körper.

Eine neue Studie beweist nun endlich auch, dass Passivrauchen vor allem Kindern schadet.

Kinder, deren Eltern rauchen, erleiden schon in der frühen Jugend Schäden am Gefäßsystem. Der so genannte Oxidationsstress, der durch Rauch potenziert wird, bewirkt, dass freie Radikale entstehen, die die Gefäßwände schädigen. Als Folge verlieren die Blutgefäße an Elastizität, und die Entstehung von gefährlichen Blutgerinnseln wird begünstigt. Schon 20 Zigaretten täglich, in Gegenwart von Kindern geraucht, bewirken einen enormen Anstieg spezifischer Oxidationsmarker im Körper.

In einer britischen Studie konnte im Jahre 2003 eindrucksvoll nachgewiesen werden, dass die einzige sinnvolle Maßnahme zum Schutz von Kindern vor Passivrauchen das Unterlassen des Rauchens in der Wohnung ist. Alle anderen gut gemeinten Maßnahmen, wie regelmäßiges Lüften, nur Rauchen in bestimmten Räumen und Ähnliches, stellen keinen wirkungsvollen Schutz dar.

Ein weiteres interessantes Detail wurde bei dieser Studie sichtbar: Das Rauchverhalten der Mütter hatte stärkere Auswirkungen auf das Kind als jenes des Vaters. Der Grund könnte der engere Kontakt der Mutter zum Nachwuchs sein, aber das ist nur eine Vermutung.

Kinder von rauchenden Eltern haben auch mehr Löcher in den Milchzähnen. Wie eine amerikanische Studie zeigen konnte, hatten jene Kinder, in deren Blut ein Abbauprodukt von Nikotin (Cotinin) nachgewiesen werden konnte, mehr Karies als eine Vergleichsgruppe von gleichaltrigen Kindern. Rauchen schädigt auch das Ungeborene. Schon 6 bis 7 Zigaretten pro Tag während der Schwangerschaft können negative Folgen für die Entwicklung des Kindes haben. Eine Studie an 27 Babys von rauchenden Müttern und 29 Kontrollen ergab, dass die Neugeborenen der rauchenden Mütter deutliche Nikotin-Entzugserscheinungen hatten. Sie waren nervös, leichter erregbar und weinerlicher. Sie zeigten auch messbare diskrete Veränderungen im zentralen Nervensystem, und auch der Verdauungstrakt war nervöser. Nicht nur, dass rauchende Mütter sich selbst schaden, gefährden sie auch ihren ungeborenen Nachwuchs zu einer Zeit, wo man meinen würde, er befände sich an einem besonders sicheren und geschützen Ort, der Gebärmutter.

Der Befehl, mit dem Rauchen aufzuhören, muss vom Kopf kommen. Die Meditation kann dafür eine gute Hilfestellung leisten.

Rauchen ist für mehr als die Hälfte der Behandlungskosten von Lungenkrebs verantwortlich, dazu für 13 % der Kosten für Herz-Kreislauf-Erkrankungen. Eine große US-Studie wertete Patientendaten nur in Bezug auf Krankheiten aus, die gesichert mit dem Tabakkonsum in Verbindung stehen. Ihre Bilanz von 6 Milliarden US-Dollar p. a. sei wohl noch zu niedrig berechnet worden, so die Wissenschaftler weiter.
Viel diskutiert wird das Rauchverbot an öffentlichen Stellen und Plätzen. Allerdings scheint etwas dran zu sein, wenn man diesbezüglich strikt durchgreift. In Europa sind solche großräumigen Rauchverbote noch eine Seltenheit, in Amerika hingegen kann man zu diesem polarisierenden Thema sogar schon Studienerkenntnisse präsentieren. In Helena, US-Bundesstaat Montana, hat ein striktes Rauchverbot zu einer Art medizinischem Feldversuch mit interessantem Ergebnis geführt. Nachdem das Rauchen dort Mitte 2002 in sämtlichen öffentlichen Gebäuden, in allen Bars, Restaurants und sonstigen Arbeitsplätzen verboten worden war, sank – so die Statistik des dortigen Krankenhauses – die Zahl der akuten Herzinfarkte um mehr als 40 % (nämlich von durchschnittlich 7 auf durchschnittlich 4 pro Monat). Diese sensationelle und kurzfristige Auswirkung einer strikten Regelung berichteten die Forscher am 52. Kon-

gress des *American College of Cardiology* in Chicago im April 2003. Der Grund dafür wird von den Ärzten vor allem im geringen Ausmaß des Passivrauchens gesehen. Das Rauchverbot wurde allerdings gerichtlich angefochten und musste schließlich Ende 2002 wieder aufgehoben werden, worauf die Zahl der Infarkte prompt wieder anstieg.
Ganz verteufeln sollte man allerdings die pharmakologisch hochwirksame Substanz Nikotin nicht. Schließlich ist Nikotin eine sehr wichtige Überträgersubstanz an den Nervenendigungen im Gehirn und im peripheren Nervensystem. Ohne Nikotin und seine Acetylcholin-ähnliche Wirkung ist eine Reizübertragung nicht möglich. Ausschlaggebend für die Wirkung ist wieder einmal die Dosis. Die Überdosierung, die durch exogene Nikotinzufuhr stattfindet, reizt das zentrale und das periphere Nervensystem so, dass Übelkeit, Erbrechen und Zittern auftreten können. Eben jene Symptome, die Jugendliche verspüren, wenn sie beginnen, die ersten Zigaretten zu rauchen.

- Beginnen Sie, wenn möglich, nie zu rauchen, und wenn es schon einmal passiert ist, ergreifen Sie alle Möglichkeiten, um sich dieses Lasters wieder zu entledigen.
- Rauchen schadet dem Körper nachweislich.
- Bis jetzt konnte kein positiver Effekt des Rauchens auf irgendein Organsystem nachgewiesen werden.
- Warnen Sie junge Mädchen vor den Gefahren des Nikotins.
- Rauchen kann die Brustentwicklung in der Pubertät stören.
- Rauchen und die Einnahme der Antibabypille vertragen sich nicht.
- Nikotin killt Vitamin C.
- Rauchen Sie nicht in Gegenwart von Babys und Kleinkindern.
- Rauchen ist nebst Fettsucht eines der größten Gesundheitsrisikos.

Angesichts der Fülle medizinischer Fakten dürfen wir allerdings eines nicht vergessen: Ergebnisse von wissenschaftlichen Studien sind immer als relativ anzusehen – erst recht, wenn sie, wie in letzter Zeit üblich, unter großem Zeitdruck und Publikationszwang erstellt werden. Das, was heute als neuartig gilt, kann in fünf Jahren bereits überholt sein. Nehmen wir also jene Information, die uns die moderne Wissenschaft liefert, mit Interesse auf. Erinnern wir uns aber gleichzeitig an jene Erkenntnisse, die bereits Jahrhunderte erfolgreich überdauerten und immer wieder aufs Neue bestätigt werden – die Weisheiten der Klöster, die traditionelle Lebensführung des Abendlandes!

Ein kurzer Seitenblick auf die Geschichte der traditionellen Medizin

Benedikts Ordensbruder und Gründer des Klosters Vivarium, Cassiodorus (gest. um 575 nach Christus), empfiehlt in seinen „Institutiones" (um 560): *„Aber auch euch, hervorragende Brüder, spreche ich an, die ihr die Gesundheit des menschlichen Körpers mit eifriger Wissbegierde behandelt ... Von jenem werdet ihr den Lohn empfangen, von welchem für Irdisches das Ewige erworben werden kann. Lernet deshalb, die Wirkkräfte der Heilkräuter und die Mischung der Spezereien mit sorgfältiger Überlegung anzuwenden. Aber setzt die Hoffnung nicht in die Kräuter und die Rettung nicht in menschliche Ratschläge; denn obwohl es heißt, dass die Medizin von Gott begründet worden sei, wird doch jener heilen, der das Leben ohne Ende gewährt."*

Während der dunklen und langen Zeit des Mittelalters waren die Klöster für die gesundheitliche Versorgung der Bevölkerung verantwortlich, bis sich in der Neuzeit in den großen Städten, an den Universitäten, eine eigenständige Medizin mit dem Bild der heutigen Ärztezunft entwickelte. Die Klostermedizin ist somit wichtiger Bestandteil abendländischen Erbes und daher auch integraler Gegenstand des vorliegenden Buches. Wie aber kamen die Klöster zu dieser Aufgabe?

Man kann sagen, dass unsere heutige Medizin auf den Untergang einer Weltkultur zurückgeht und maßgeblich auf der Überlieferung eines Mannes beruht: Benedikt von Nursia (siehe S. 25).

Im 6. Jahrhundert n. Chr. eroberten nach endlosen Kämpfen zwischen Ostgoten und den Truppen Konstantinopels die Langobarden Italien und setzten dem Jahrhunderte überdauernden Römischen Reich ein jähes Ende. Zusätzlich brach noch um 543 die Pest (so genannte Justinianische Pestwellen; 6.–8. Jahrhundert) aus und vernichtete ganze Städte und Kulturen. In geistiger Hinsicht wurde es finster in Europa und das Wissen von Jahrhunderten versank in Chaos und Zerstörung. So wäre das hohe ärztliche Wissen der Antike verloren gegangen, wenn nicht Klöster und insbesondere Benedikt von Nursia dieses Wissen gesammelt und in Einklang mit Leib und Seele und der christlichen Glaubenslehre

gebracht hätten. Benedikt von Nursia gründete auf dem Monte Cassino in Süditalien ein eigenes Kloster, schrieb zu jener Zeit seine Ordensregeln nieder und wurde damit zum Vater des abendländischen Mönchstums, bis er im Jahre 547 starb. Eben von diesen Mönchen, den Benediktinern sowie natürlich auch anderen Orden, wurde das Wissen wieder Stück um Stück zusammengetragen, Heilkräutergärten angelegt, Wissenschaft betrieben, Bier gebraut und Wein kultiviert. Aus den Zeiten der Hochkultur unserer Klöster stammen bemerkenswerte Ergebnisse. So basiert unsere heutige Gentechnologie auf den Ergebnissen der Kreuzungsversuche mit Erbsen, die der Mönch Gregor Mendel (1822–1884) viel später in seinem Klostergarten durchgeführt hat. Diese Studien führten unter anderem auch zur Darwin'schen Evolutionstheorie: *„Survival of the fittest."* Paracelsus aus Einsiedeln, auf dessen Werk zahlreiche pharmakologische Grundsätze zurückgehen, definierte den Leitsatz: *„Dosis facit venenum"* (die Dosis macht das Gift), oder auch moderner ausgedrückt: Alles mit Maß und Ziel!
Der Wunsch nach Heilung und längerem Leben ist so alt wie die Menschheit selbst. Bevor sich bei uns die Medizin zu entwickeln begann, konnten viele Völker schon auf jahrtausendelange medizinische Erfahrung zurückblicken.

Die Medizin in China

Die chinesische Zivilisation entstand in prähistorischer Zeit in den Gebieten um den Gelben Fluss, und ihre Tradition des heilkundlichen Wissens lässt sich bis ins 14. Jahrhundert v. Chr. zurückverfolgen. Der Grundsatz der chinesischen Medizin lautet, dass Mensch und Natur miteinander verbunden sind und sich gegenseitig beeinflussen. Die traditionelle chinesische Medizin besitzt eine ganzheitliche Betrachtungsweise. Sie versteht das Krankheitsgeschehen als Störung des Gleichgewichts zwischen dem menschlichen Körper und dem Makrokosmos, also allen Kräften der beschriebenen und unbeschriebenen Natur, denn der Mensch ist ein Geschöpf der Natur. Der chinesische Arzt versucht in erster Linie Krankheiten vorzubeugen und bedient sich dabei vieler naturkundlicher Methoden wie Akupunktur, Akupressur, der Lehre von den Pulsen (Sphygmologie), Diätetik, Atemtherapie und Heilgymnastik. Die chinesischen Ärzte entwickelten durch jahrtausendelange Erfahrung eine nahezu vollkommene Heilkräuterkunde, wie zahlreiche Werke und Bücher beweisen. Was auch für unsere heutige Zeit von Bedeutung ist und in das Konzept der „leichten und modernen Küche“ passt, ist einer der Leitsätze der chinesischen Ärzte:

„Die richtigen Speisen erfreuen Körper und Geist und beugen Krankheiten vor!“

Nicht nur die Chinesen haben eine traditionelle Medizin, sondern auch wir – nämlich unsere Klostermedizin!

Die Medizin in Griechenland

Die griechische Medizin erlebte ihren Höhepunkt im 5. und 4. Jahrhundert v. Chr. mit den Schulen von Kos und Knidos. Ihr bekanntester Vertreter ist der berühmte griechische Arzt Hippokrates, der zahlreiche Schriften verfasst hat. Die Schule des Hippokrates beschäftigte sich insbesondere mit der Beschreibung von Krankheiten, war mit der Therapie aber äußerst zurückhaltend. Sie setzte – ähnlich wie die Chinesen – auf die Heilkraft der Natur und vertrat den Standpunkt, dass die Vorbeugung das beste Mittel der Medizin sei. Sie legte großen Wert auf die Eigenverantwortung des Menschen für die Gesundheit, mit besonderer Betonung auf Ernährungsgewohnheiten und generelle Lebensweise. Durch die Hippokratiker (zu denen auch Platon und Diokles gehören) und Galen von Pergamon wurde die Diätetik zu einem wichtigen Zweig in der griechischen Medizin. Als um 300 v. Chr. Anatomie und Chirurgie mehr in den Vordergrund traten, entwickelte sich eine Schule in Alexandria mit den Vertretern Herophilos und Erasistratos. Im 4. Jahrhundert v. Chr. erschienen die ersten pharmakologischen Werke, die dann gesamthaft und systematisch von Pedianos Dioskurides (1. Jahrhundert n. Chr.) zusammengefasst und vollendet wurden.

Die Medizin des Mittelalters

Im frühen Mittelalter hatte es die Medizin sehr schwer: Eine wissenschaftliche Heilkunde war nicht akzeptiert, das gesamte Leben wurde vom Christentum – in unseren heutigen Augen von einem eher rückständigen Christentum – beherrscht. Krankheiten wurden als Strafe Gottes angesehen. Die damaligen Ärzte durften in den Augen der Kirche nicht in das Handwerk Gottes eingreifen. So wurden fast paradoxerweise die

Klöster zu Orten, wo das antike Wissen der Heilkunde bewahrt, mit dem eigenen Wissen über Heilkräuter vermischt und von Mönchsgeneration zu Mönchsgeneration weitergegeben wurde. Im Jahre 788 n. Chr. entstand das „Lorscher Arzneibuch", das über 600 pflanzlichen Rezepte enthält.
Ein weiteres wichtiges Werk stammt aus der Feder von Hildegard von Bingen (um 1100 n. Chr.), die so genannte „Physica" mit Beschreibungen von über 200 Heilpflanzen.
Durch die Reformen im 11. und 12. Jahrhundert fanden die Klöster allmählich Anschluss an die akademische Medizin. In der Renaissancezeit verloren die Klöster ihre medizinische Vorrangstellung, lediglich die Klosterapotheke blieb noch bis ins 18. Jahrhundert bestehen.
Im 17. und 18. Jahrhundert entstanden zahlreiche Erkenntnisse in den Klöstern, die für die Weiterentwicklung von Medizin und Pharmazie einen entscheidenden Beitrag leisteten. Die traditionelle Klostermedizin gibt es heute nicht mehr. Mit der Auflösung der Klöster und der Klosterapotheken während der Säkularisierung ging – wie schon so oft in der Geschichte – jahrhundertealtes Wissen verloren. Heute sind wir dabei, dieses Wissen wieder zu entdecken, und mit Hilfe neuester wissenschaftlicher Erkenntnisse aus Medizin, Pharmazie, Molekularbiologie und Botanik könnte sich vielleicht wieder eine neue Hochblüte der klösterlichen Heilkräuterkunde entwickeln.
Bis heute sind etwa 3000 Pflanzen charakterisiert und beschrieben, nur etwa 500 eignen sich als Heilpflanzen.
In den letzten Jahren unserer schnelllebigen und hektischen Zeit ist der Wunsch nach alternativen Lebensweisen und Heilmethoden wieder stärker geworden. Eine große Rolle hierbei spielen die Traditionen und Überlieferungen unserer Klöster. Mit ihren jahrtausendealten Schriften und Büchern bergen sie vielleicht mehr Geheimnisse, als der menschliche Geist imstande ist zu begreifen.

Einige wichtige Personen für die Entwicklung der heutigen Medizin aus früherer Zeit

Hippokrates

Hippokrates, der von 460–370 v. Chr. lebte, war der Leiter der berühmten antiken medizinischen Schule von Kos. In unser heutiges Bewusstsein ist er durch den hippokratischen Eid eingegangen, den jeder Jungmediziner auch heute noch verpflichtend leisten muss.

Dioskurides
Pedianos Dioskurides lebte im 1. Jahrhundert n. Chr. Der im kleinasiatischen Anazarbos geborene Dioskurides interessierte sich schon sehr früh für die Medizin und studierte die Heilkunst. Unter den römischen Kaisern Nero und Claudius diente er als Militärarzt bei zahlreichen römischen Feldzügen. Dioskurides verfasste das bedeutendste Werk für Heilkräuterkunde der Antike, die „*Materia medica*". Dieses Werk enthält eine detaillierte Beschreibung von über 600 Heilkräutern mit Wirkung, Dosierung und Indikation.

Galen von Pergamon
Der Grieche Galen, der aus Pergamon stammte, lebte von 130–200 n. Chr. und ist einer der bedeutendsten Mediziner der Antike. Seine Werke bildeten die Grundlage unserer Klostermedizin. Sein Schaffen wird übrigens als „Galenismus" bezeichnet.

Walahfrid Strabo
Walahfrid Strabo lebte von 808–849 n. Chr. und gehörte dem Orden der Benediktiner an. In späterer Zeit war er Abt in seinem Heimatkloster Reichenau. Dort verfasste er den „*Hortulus*", ein in Hexametern geschriebenes botanisches Werk mit 24 detaillierten Pflanzenbeschreibungen.

Hildegard von Bingen
Die um 1100 n. Chr. geborene Hildegard von Bingen, Äbtissin des Benediktinerinnenklosters Rupertsberg bei Bingen, verfasste zwischen 1150 und 1160 zahlreiche Schriften und Werke. Neben heilsgeschichtlichen Texten schrieb sie unter anderem ein Buch zur Natur- und Heilkunde mit dem ursprünglichen Titel „*Liber subtilitatum diversarum naturarum creaturarum*", das erst bei einer späteren Druckfassung um 1530 in die „*Physica*" und „*Causae et curae*" unterteilt wurde. Die „*Physica*" mit ihren detaillierten Beschreibungen über Tiere, Pflanzen, Mineralien und deren Anwendungen erlebt heute eine neue Renaissance. Hildegard von Bingen starb 1179 in ihrem Kloster.

Odo Magdunensis
Odo Magdunensis oder zu Deutsch Odo von Meung (11. Jahrhundert) ist der Verfasser des „*Macer floridus*", eines in Hexametern verfassten botanischen Werkes mit über 77 detaillierten Pflanzenbeschreibungen. Dieses Werk bildete die Grundlage für alle späteren Heilkräuterbücher.

Einige wichtige Werke für die Entwicklung der heutigen Medizin aus früherer Zeit

Lorscher Arzneibuch
Unter der Regentschaft Karl des Großen entstand um 795 das Lorscher Arzneibuch. Bahnbrechend in der damaligen Zeit zeigt es neben medizinischen und pharmazeutischen Texten auch eine Zusammenfassung über den Ablauf der Krankenversorgung und Heilverfahren. Ferner sind detaillierte Rezepte für Heilmittel, gesunde Ernährung und zur Vorbeugung gegen Krankheiten beschrieben.

Hortulus
Der Benediktiner Walahfrid Strabo (808–849), Abt des Klosters Reichenau, verfasste, wie schon oben erwähnt, das Werk „*Hortulus*“ mit 24 detaillierten Pflanzenbeschreibungen. Neu zu dieser Zeit war, dass Walahfrid Strabo nicht nur die heilmedizinischen Wirkungen und das Aussehen, sondern auch den genauen Anbau und die Kultivierung dieser Pflanzen in sein Werk aufgenommen hatte.

Macer floridus
Der Macer floridus ist ein botanisches Werk des Mönches und Arztes Odo Magdunensis mit über 77 detaillierten Pflanzenbeschreibungen. Der ursprüngliche Titel lautet: „*De viribus (naturis) herbarum*“. Im Macer floridus versuchte der Schriftsteller die Pflanzen nach ihrer Familienzugehörigkeit zu ordnen und ausführlich zu beschreiben. Dieses Werk bildete die Grundlage für alle späteren Heilkräuterbücher.

Elsässisches Arzneibuch
Das elsässische Arzneibuch entstand im Jahre 1418 und bildet eine Zusammenfassung aller bis zu diesem Zeitpunkt geschriebenen deutschen Texte zur Heilkunde und Pflanzenbeschreibungen.

Die Rezepte der Klostermedizin: einfach und wirksam zur Selbstanwendung

„Gott, der Herr, nahm also den Menschen und setzte ihn in den Garten von Eden, damit er ihn bebaue und hüte“ (Gen 2, 15). Diesen biblischen Auftrag, die Schöpfung zu erforschen und zu nutzen, machten sich schon früh christliche Mönche zur Aufgabe, um Pflanzen zu kultivieren, Gärten anzulegen und neue Züchtungen zu pflanzen. Bei keiner anderen Beschäftigung wie der Gärtnerei konnten die Mönche die Zeiten der Sonne und der Gestirne, der Jahreszeiten und der Schöpfung im Allgemeinen teilen. Liest man in der Schöpfungsgeschichte weiter, so wird deutlich, dass der Mensch nach christlichem Gedankengut aus dem Garten kommt. Auch der Schöpfer selbst wird als durchaus kreativer „Gärtner“ beschrieben. So ist von *„köstlichen Früchten“* die Rede oder auch davon, wie Gott *„allerlei Bäume aus der Erde wachsen“* ließ, um schließlich das Paradies zu erschaffen. Folgt man dem Alten Testament, entstehen alle weiteren Probleme der Menschheit aus der Vertreibung aus dem ursprünglichen Garten Eden. „Der Sündenfall“, das berühmte Bildnis von Lucas Cranach d. Ä., um 1537, zeigt dieses einschneidende Ereignis besonders plastisch und beeindruckend für jeden, der das Werk betrachtet.

Die Sehnsucht nach dem Garten Eden, der Oase der Ruhe und Glückseligkeit, ist ein altes menschliches Bestreben. Die hängenden Gärten der Semiramis, eines der sieben Weltwunder der Antike, die mittelalterlichen und neuzeitlichen Klöstergärten und die aufwändigen Wellnesslandschaften der Moderne sind Ausdruck dieses Bestrebens. *„Wollte, Gott hätte mich zum Gärtner oder Laboranten gemacht, ich könnte glücklich sein“*, wird Johann Wolfgang von Goethe zitiert.

Schon früh haben Pflanzenzeichen Eingang in die christliche Symbolik gefunden:

Apfel	Symbol des Sündenfalls und Gesetzes, aber auch des Erlösers
Baum	Symbol des Wachstums, des Lebens, des Wurzelns im Gesetze Gottes
Blüte	Sinnbild für das Heilige
Dornen	Symbol der Sünde und Buße
Efeu	Symbol für die Liebe, Treue und Unvergänglichkeit
Eiche	der Lebensbaum, Ewigkeit, Stärke
Lavendel	Demut
Lilie	Sinnbild für Jungfräulichkeit und Unschuld
Lorbeer	Symbol für das Siegreiche
Malve	Reue, Bitte um Vergebung
Nelke	auf Grund der Form Symbol für das Kreuz
Palme	Symbol der Gerechtigkeit, Frieden
Ölbaum	Symbol für Versöhnung und Friede
Rose	Königin aller Blumen, Symbol Marias
Veilchen	Sinnbild der Passion Christi
Weinstock	Lebenssymbol, Symbol des Volkes Israels, welches aus dem Stamm Davids wurzelt
Zeder	das unsterbliche Holz der Bundeslade und des Tempels Salomons

Aus der Verbindung von christlichem Gedankengut und der Gartenkunst sind wahre Kulturlandschaften entstanden, wie die oberitalienische Toskana oder Teile des bayrischen Oberlandes. Die „terra benedicta", wie sie auch heißt, ist von Benediktinernhänden geschaffen. Auch im Kleinen kann eine „terra benedicta" geschaffen werden – der eigene Garten (siehe S. 310–320).
Lesen Sie nun von den Pflanzen, die nach alter abendländischer Tradition Leiden lindern und Wohlbefinden schaffen können, denn in unserer heutigen Zeit wächst der Wunsch nach altbewährten Traditionen. Die Klostermedizin bietet eine sinnvolle und gute Alternative zu den Präparaten der Schulmedizin. Besonders in der Prävention von Krankheiten leistet sie einen wertvollen Beitrag.

Wir möchten jedoch darauf hinweisen, dass ernsthafte Erkrankungen niemals alleine mit Kräutern behandelt werden dürfen, sondern dass diese gegebenenfalls in Absprache mit Ihrem Arzt mit konventionellen Medikamenten kombiniert werden können. Eine Grundregel der Medizin ist es, dass länger dauernde Beschwerden immer von einem Arzt abgeklärt werden müssen! Pflanzen können außerdem pharmakologisch hochwirksame Wirkstoffe beinhalten und deswegen Wechselwirkungen mit anderen Medikamenten verursachen.

Besonders zur Vorbeugung gegen Alterserscheinungen bietet die Klostermedizin reichhaltige Möglichkeiten. Heilkräuter können langfristig angewendet werden, da sie bei richtiger Anwendung gut verträglich sind und wenige Nebenwirkungen besitzen.

Es ist immer besser, Krankheiten schon frühzeitig vorzubeugen, um sie gar nicht erst entstehen zu lassen!

Den Grundstein für eine gute Gesundheit im Alter legen wir schon in jungen Jahren durch unsere alltäglichen Lebensgewohnheiten fest. So ist es notwendig, schon vor dem Auftreten erster Degenerationserscheinungen bewusst auf den eigenen Lebensstil zu achten. Gesunde Ernährung, regelmäßige Bewegung und Stressausgleich stärken die Gesamtkonstitution nachhaltig.

Allgemeine Voraussetzungen für ein langes und gesundes Leben:

- Kein Übergewicht
- Kein Rauchen
- Wenig Stress bzw. wirkungsvoller Stressabbau
- Zeit für Entspannung und Ruhephasen einplanen
- Mäßigung als Lebensprinzip
- Bewegung

Im Folgenden geben wir einen Überblick über die Heilkräuteranwendung bei den häufigsten Beschwerden, die von den Menschen im deutschsprachigen Raum angegeben werden.

SCHLAF UND PSYCHE

Schlafstörungen und Nervosität

Ein guter und ruhiger Schlaf ist äußerst wichtig für ein langes und gesundes Leben. Die Lehre vom richtigen Schlafen wird heutzutage als Schlafhygiene bezeichnet, ist aber keineswegs eine Erfindung unserer Zeit. Schon in mittelalterlichen Schriften findet man Texte, die nach dem richtigen Schlafen suchen. Der Mensch benötigt einen kontinuierlichen Wechsel zwischen Schlaf und Wachsein. So wird dem Körper ein genügend großes Angebot an Reizen gewährleistet, die durch den Schlaf im Gehirn verarbeitet und gespeichert werden. Dies ist ein wichtiger Prozess, um dauerhaft gesund zu bleiben. Unser eigener Rhythmus hat viel mit dem Rhythmus der Natur gemeinsam. So kann sich die Natur im Herbst und Winter erholen und regenerieren, um dann im Frühling und Sommer wieder in voller Blüte zu stehen und reiche Früchte zu tragen. Auch Pflanzen und Tiere ruhen in der Nacht und sammeln neue Kräfte für den nächsten Tag. Nicht umsonst ist häufige Nachtarbeit lebensverkürzend und daher nicht zu empfehlen.
Schon in alten Ordensregeln finden sich Gedanken zum richtigen Rhythmus des Lebens. Das wohl beste Beispiel ist Benedikt von Nursia (siehe S. 161). Er legte für seine Ordensbrüder den Ablauf des Tages und des gesamten Jahres fest, mit einem regelmäßigen Wechsel von Arbeit und Gebet, Feste mit reichlich Speis und Trank und nachfolgenden Fastenperioden. So erfreuen die Kirchenfeste Weihnachten und Ostern den Menschen; die zuvor eingeschalteten Fastenperioden tun dem Körper gut und schärfen den Verstand.
Der Schlaf-Wach-Zyklus des Menschen, der als zirkadianer Rhythmus bezeichnet wird, wird durch Tag und Nacht, also durch den Wechsel von hell und dunkel, auf einen etwa 24-stündigen Rhythmus eingestellt. Doch auch ohne Lichtwechsel würde unser Gehirn mit Hilfe des Hormons Melatonin einen Schlaf-Wach-Rhythmus steuern, der 25 Stunden beträgt. Dies wurde durch Ratten, die nur im Dunkeln gehalten wurden, bewiesen. Es ist also essentiell, dass das Gehirn und der Körper Ruhe-

phasen bekommen. Ein Mensch braucht im Durchschnitt etwa acht Stunden Schlaf pro Tag, damit sich der Körper ausreichend erholen kann.
Schlafstörungen können in jedem Lebensalter auftreten und sind meistens sehr belastend. Am nächsten Tag fühlt man sich schlecht und schwach. Man ist unkonzentriert, weniger leistungsfähig und reagiert auf Reize wesentlich intensiver. Die Qualität der geleisteten Arbeit sinkt. Dauerhafter Schlafmangel setzt das Immunsystem herab. Bei Männern sinkt die Potenz, was wiederum zu Problemen in der Beziehung führen kann. Schlafstörungen können durch schlechte Ernährung, Krankheiten oder bestimmte Medikamente entstehen, sind aber meistens eine Folge von Stress, Nervosität und eines falschen Lebensstils. Auch belastende Situationen in Beruf oder Familie und Depressionen können Schlafstörungen bewirken.
Man unterscheidet Einschlaf- von Durchschlafstörungen. Beide Störungen sind belastend und sollten behandelt werden. In der Regel sollte man beim Einschlafen nicht länger als 30–40 Minuten wach im Bett liegen und während der Nacht nicht aufwachen. Für nähere Informationen zum Thema Schlaf bzw. Schlafstörungen lesen Sie bitte im Kapitel über die Benediktsregel nach (siehe S. 39–47).

Prinzipiell empfiehlt es sich zur Behandlung von Schlafstörungen zuerst pflanzliche Mittel auszuprobieren und erst bei Erfolglosigkeit Schlaftabletten – in ärztlicher Absprache – einzunehmen. Schlaftabletten beeinflussen den Rhythmus des Gehirns stark und können schnell zur Abhängigkeit führen. Später ist es oft nicht mehr möglich, ohne Tabletten einzuschlafen.

Welche Heilkräuter eignen sich?

Baldrian (Valeriana officinalis)

Baldrian ist das pflanzliche Beruhigungsmittel erster Wahl ohne Suchtgefahr. Der Baldrian ist schon seit der Antike bekannt, wie wir aus Schriften von Dioskurides erfahren können. Für die Medizin wird nur die Wurzel verwendet, die die Wirkstoffe Sesquiterpene und Valerensäure enthält. Diese Substanzen wirken krampflösend und beruhigend.

Baldrian wirkt auf dieselben Rezeptoren wie Kaffee, aber in entgegengesetzter Weise, so kann er die aufputschende Wirkung des Coffeins aufheben. Vorsicht: Nicht in Kombination mit anderen Schlaf- und Beruhigungsmitteln einnehmen. Vorsicht außerdem bei der Bedienung von Maschinen und Fahrzeugen unter dem Einfluss von Beruhigungs- und Schlafmitteln!

Baldrianwurzeltee
Die Baldrianwurzel zerhacken und 3 nicht gehäufte Teelöffel in 1 Glas kaltem Wasser 13 Stunden ziehen lassen. Den Tee kurz erwärmen und über den Tag verteilt in kleinen Portionen trinken.

Man kann den Baldrianwurzeltee auch mit Hopfenzapfen vermischen, um die Wirkung zu verbessern. Dazu einfach 2 Teelöffel Hopfenzapfen mit heißem Wasser 15 Minuten ziehen lassen und dann mit dem Baldriantee 1:1 vermischen.

Hopfen (Humulus lupulus)
Auch ein starkes Beruhigungsmittel; daher wirkt auch ein Glas Bier (am besten alkoholfrei!) bei vielen Menschen als gutes Einschlafmittel. Früher wurde der Hopfen auch bei Magen- und Leberbeschwerden sowie bei Gicht eingesetzt. Verwendet werden die Hopfenzapfen mit den Bitterstoffen Humulon und Lupulon (beruhigend und schlaffördernd), den Flavonoiden und ätherischen Ölen. Die Verwendung des Hopfens ist seit der Karolinger-Zeit nachgewiesen.

Melisse (Melissa officinalis)
Die Melisse ist ein seit langem bekanntes Mittel in der Frauenheilkunde und zur Beruhigung (auch bei Herzbeschwerden). Geerntet werden die Melissenblätter. Diese enthalten Citral, Gerbstoffe, Bitterstoffe und Flavonoide, die krampflösend, beruhigend und antibakteriell wirken.

Melissenblättertee
3 Teelöffel mit 1 1/2 Tassen heißem Wasser 15 Minuten kochen lassen und über den Tag verteilt mehrere Gläser trinken.

Melissenblätter-Bad
30 g Melissenblätter mit einem ³/₄ Liter heißem Wasser 15 Minuten ziehen lassen und den Aufguss in ein etwa 38°C warmes Bad geben. Nicht länger als 20 Minuten baden.

Damit sich das ätherische Öl gleichmäßig im Wasser verteilen und über die Haut aufgenommen werden kann, sollte man jedes selbst hergestellte Badeöl mit Milch und Honig oder Eigelb und $^1/_4$ Liter Schlagobers vermischen.

Lavendel (Lavandula angustifolia)
Beruhigend und schlaffördernd. Verwendet werden die Blüten, die vor allem ätherische Öle, wie Kampfer, enthalten.

Lavendelblüten-Bad
150 g Lavendelblüten mit 3 Liter heißem Wasser 5 Minuten ziehen lassen und den Aufguss ins Badewasser (38°C) geben. Nicht länger als 20 Minuten baden.

Johanniskraut (Hypericum perforatum)
Eines der ältesten Hausmittel gegen nervöse Unruhe. Diese Wirkung wird durch Hypericine und Flavonoide erzielt. Johanniskraut wirkt auch antidepressiv und sollte daher dann bei Schlafstörungen angewandt werden, wenn diese mit depressiven Verstimmungen einhergehen.

Johanniskrauttee
3 Teelöffel Johanniskraut mit 1 1/2 Gläsern Wasser vermischen und 25 Minuten köcheln lassen. Dann 2–3-mal täglich am besten vor den Mahlzeiten jeweils 1 Tasse trinken.

Die Wirkung des Tees tritt erst nach drei bis vier Wochen ein. Johanniskraut darf nicht mit Antikoagulantien (Hemmstoffen der Blutgerinnung) eingenommen werden. Es kommt außerdem zu einer erhöhten Lichtempfindlichkeit, daher Sonnenbäder meiden! Johanniskraut kann den Stoffwechsel bestimmter Medikamente beeinflussen, daher unbedingt mit einem Arzt Rücksprache halten!

Was kann man noch tun?

- Man kann auch Entspannungstechniken, wie autogenes Training, Meditation oder regelmäßige Abendspaziergänge ausprobieren.
- Heilbäder bieten eine gute Alternative zu Kräutertees und entspannen auch den gesamten Bewegungsapparat. Prinzipiell kann man aus Heilkräutern, mit denen man die Tees zubereitet, auch Bäder herstellen. Es eignen sich vor allem diejenigen Kräuter, die einen hohen Gehalt an ätherischen Ölen besitzen. Diese werden über Haut und Schleimhaut in den Körper aufgenommen und entfalten so ihre Wirkung.
- Gut geeignet gegen Schlafstörungen, vor allem bei Kindern, die keinen Tee trinken wollen, ist ein Kräuter-Schlafkissen, das man auf den Polster legt. Dazu benötigt man einen Baumwollpolster, den man mit Hopfenzapfen füllt. Man muss darauf achten, dass man alle 5 Tage die Hopfenzapfen erneuert, da sie dann ihre Wirkung verlieren.
- Ein altes, schlafförderndes Hausmittel ist außerdem Milch mit Honig. Warme Milch soll großzügig mit Honig vermischt werden und eine halbe Stunde vor der Bettruhe zugeführt werden.

Depressionen

Schon Hildegard von Bingen weiß die Depression zu beschreiben: *„Sie bewirkt Schweremut und Zweifel ohne jeglichen Trost, dass der Mensch keine Freude mehr über das himmlische Leben und keinen Trost am Irdischen haben kann.“*

Von der Depression

Depressionen kommen sehr oft vor, werden jedoch häufig verkannt, da sich viele Menschen scheuen, eine psychische Erkrankung einzugestehen. In Österreich, Deutschland und der Schweiz erleiden ca. 5 % aller Menschen irgendwann in ihrem Leben eine behandlungsbedürftige Depression. Die Dunkelziffer dürfte aber, wie schon erwähnt, um einiges höher liegen. Depressionen kommen auch familiär gehäuft vor. 90 % aller depressiven Menschen werden nicht von Psychiatern, sondern von Allgemeinmedizinern oder Internisten behandelt. Bei weiblichen Patienten hat der Frauenarzt ein gewichtiges Wort mitzureden, denn so manche Phase im Leben der Frau ist mit einem psychischen Gefährdungspotenzial verbunden. So können frauenspezifische Depressionen in der Pubertät, im Monatszyklus, nach der Geburt eines Kindes („baby blues") und im Wechsel auftreten. Die Symptome einer Depression sind vielfältig: Antriebsschwäche, Konzentrationsstörungen, ständige Müdigkeit und Freudlosigkeit bis hin zu Selbstmordgedanken. Allerdings wird der angedachte Selbstmord eher selten ausgeführt, denn Depressive sind zwar oft lebensüberdrüssig, gleichzeitig aber antriebsgehemmt. Einem Depressiven Aufputschmittel zu geben, ohne für eine Stimmungsaufhellung gesorgt zu haben, ist daher sehr gefährlich! Fast immer ist für einen Außenstehenden kein sinnvoller Grund für diese Beschwerden erkennbar. In der Folge nimmt die Leistungsfähigkeit ab. Dadurch kommen Probleme im Berufsleben dazu, die wiederum zu einer Verschlimmerung der Depression führen. Fast jeder Mensch durchläuft in seinem Leben einige depressive Phasen, oft bedingt durch den Verlust eines geliebten Menschen oder Schwierigkeiten im Familien- oder Berufsleben. Diese reaktiv-depressiven Phasen aber sind ein wichtiger Teilprozess zur Verarbeitung von Trauer und schwierigen Lebenssituationen und sind von der oben beschriebenen „endogenen" Depression abzugrenzen. Definitionsgemäß spricht man von einer endogenen Depression, wenn mindestens drei der oben genannten Symptome länger als 2 Wochen sichtbar vorhanden sind. Eine spezielle Form der Depression ist die Winterdepression, die, wie der Name schon sagt, hauptsächlich im Herbst und Winter auftritt. Die Winterdepression wird vor allem durch Licht- und Schlafmangel verursacht. Im Winter benötigt der Mensch nämlich mehr Schlaf als im Sommer (Winterschlaf!), doch meist gönnen wir uns diesen nicht. Die grauen Fassaden der schmutzigen Großstädte, monatelanger Hochnebel und Entzug des Sonnenlichts tragen das Ihre zum Entstehen einer depressiven Stimmungslage bei. Menschen, die viel Zeit in der Natur verbringen, leiden seltener an Depressionen. Die Winterdepression kommt in der ländlichen Region wesentlich seltener vor als in der Stadt. Depression kann man medikamentös, mit psychotherapeutischen Methoden und mit Verhaltensänderungen behandeln. Auf jeden Fall gehört sie in die Hände eines Fachmanns, denn die Depression ist zwar eine schwere Erkrankung, kann aber erfolgreich behandelt werden. Für die Linderung der Winterdepression sind spezielle Lichtquellen im Handel verfügbar.

Bei den nachfolgenden Behandlungsvorschlägen möchten wir darauf hinweisen, dass sowohl eine schwere Depression als auch eine lang dauernde Depression immer die Konsultation eines Facharztes benötigen.

Welche Heilkräuter eignen sich?

Johanniskraut (Hypericum perforatum)
Seit dem Mittelalter ist diese Pflanze das Mittel der ersten Wahl bei Depressionen. Einige Bestandteile des Johanniskrautes erhöhen die Lichtempfindlichkeit und beeinflussen so die Melatoninausschüttung. Bei Anwendung von Johanniskraut sollte man daher intensive Lichtbestrahlung, Sonnenbäder und Solarien meiden. Die stimmungsaufhellende Wirkung wird durch Hypericine und Flavonoide erzielt. Johanniskraut wirkt auch bei nervöser Unruhe, deshalb ist sein Anwendungsbereich auch im Speziellen die „agitierte“ Depression.

Johanniskrauttee
2 Teelöffel Johanniskraut mit 2 Tassen heißem Wasser übergießen und 15 Minuten ziehen lassen. Den Tee über den Tag verteilt trinken. Die Wirkung des Johanniskrauts setzt erst nach 3–4 Wochen ein.

Johanniskraut darf nicht mit Antikoagulantien (Hemmstoffen der Blutgerinnung) eingenommen werden. Es kommt außerdem zu einer erhöhten Lichtempfindlichkeit, daher Sonnenbäder meiden! Johanniskraut kann den Stoffwechsel bestimmter Medikamente beeinflussen, daher unbedingt mit einem Arzt Rücksprache halten! Die Wirkung des Tees tritt erst nach drei bis vier Wochen ein.

Melisse (Melissa officinalis) und Baldrian (Valeriana officinalis) siehe Bereich „Schlaf und Psyche“ (siehe S. 207, 208).

Baldrianwurzel- und Melissenblättertee
4 Teelöffel der Kräutermischung aus Baldrianwurzel und Melissenblättern mit $^1/_2$ Liter heißem Wasser 20 Minuten ziehen lassen, dann abseihen. Jeweils morgens und abends eine Tasse trinken.

Was kann man noch tun?
- Bei allen Formen der Depression, vor allem aber bei der Winterdepression, empfiehlt sich eine Lichttherapie. Man sollte täglich 1–2 Stunden in der frischen Luft spazieren gehen. Dies ist auch generell zu empfehlen und erfrischt die Seele.
- Außerdem ist auf eine gesunde Lebensweise zu achten: regelmäßig und

ausgewogen essen, genügend Ruhephasen in den Tagesablauf einplanen.
- Erinnern Sie sich an Tätigkeiten oder Hobbys, denen Sie früher gerne nachgegangen sind. Durch Aktivität schaffen es viele Betroffene, kurze depressive Phasen zu überstehen.
- Verwechseln Sie Depression nicht mit dem Burn-out-Syndrom.

Migräne

Die Migräne ist eine Erkrankung der heutigen Zeit, denn sie nimmt seit Jahren ständig zu. Es sind vor allem junge Frauen betroffen. Doch auch schon in früherer Zeit trat die Migräne auf – wenn auch wesentlich seltener. Das Wort Migräne leitet sich aus dem Griechischen ab und bedeutet halbe Gehirnschale.
Das berühmte *Elsässer Arzneibuch* weiß über die Migräne zu berichten: *„Dem der Kopf schmerzt, in der Weise, die man das halbe Kopfweh nennt, nehme Lorbeerblätter und vermische sie mit wenig Wein und bestreiche sodann seine Stirn und sein ganzes Haupt und lege sich zur Ruhe und bedecke sein Haupt gut, damit es ihm warm wird; so werden die Beschwerden, also das halbe Hauptweh, gemildert.“*

Von der Migräne

Die Migräne gehört neurologisch gesehen zu den Anfallskrankheiten des zentralen Nervensystems. Im deutschsprachigen Raum leiden rund 2000 von 100.000 Menschen an Migräneattacken. Frauen sind öfter betroffen als Männer. Man unterscheidet zwei Formen:

- Migräne ohne Aura

Hierbei kommt es ohne vorangehender Symptomatik zu einem heftigen, einseitigen Kopfschmerz, der nach kurzer Zeit auf die andere Seite übergreift. Dabei kommt es zusätzlich häufig zu starker Übelkeit, Erbrechen, Durchfall und Überempfindlichkeit gegen Lärm und Licht.

- Migräne mit Aura

Bei dieser häufigeren Form der Migräne kommt es vor dem Kopfschmerz zu Sehstörungen mit Lichblitzen und Farbempfindungsstörungen. Hören diese visuellen Symptome auf, beginnen die Kopfschmerzen.

Der genaue Mechanismus der Entstehung der Migräne ist noch nicht geklärt. Häufig werden aber Fehleinstellungen des Blutgefäßspannung einer Gehirnhälfte und Ödeme der Gehirnhäute gesehen. Bei Frauen wirken zusätzlich hormonelle Ursachen mit. Hier ist der Frauenarzt gefragt, denn ihm sind Migräneattacken seiner Patientinnen mit der „Pille" geläufig. Bei manchen Patienten wird der Migräneanfall durch so genannte „Triggersubstanzen" ausgelöst: Alkohol, Nikotin, Kaffee, Schokolade oder Nüsse. Auch Stress, Schlafmangel und Überarbeitung sollten vermieden werden. Häufig sind Migränepatienten wetterempfindlich. Die heute sehr wirksamen Medikamente zur Behandlung der Migräne beeinflussen einen wichtigen Botenstoff im Gehirn, das Serotonin. Diesem wird eine wichtige Rolle in der Entstehung der Migräne zugeschrieben. Interessanterweise gelten die bereits erwähnten „Trigger" wie Nüsse und Schokolade ebenfalls als serotoninreiche Lebensmittel. Besonders wichtig ist die Prophylaxe, da jede Migräneattacke eine starke Belastung für den Körper darstellt. Zur Entspannung kann man eine Aromatherapie einsetzen, aber auch Entspannungsbäder, Tees oder beruhigende Öle. Während eines Anfalls sollte man Lärm und Lichteinfluss strikt meiden.

Welche Heilkräuter eignen sich?

Pfefferminze (Mentha piperita)
Sie war schon bei den Römern ein unentbehrliches Gewürz und hilft gegen Brechreiz und Kopfschmerzen.

Pfefferminzöl
15 ml Pfefferminzöl mit 150 ml Jojobaöl (wird als Basisöl verwendet) gut mischen. Dann vorsichtig ins Gesicht und besonders in die Schläfen einmassieren, ohne dabei zu großen Druck auszuüben. Die Augen und verletzte Hautstellen aussparen. Vorsicht: Nicht bei Säuglingen und Kleinkindern anwenden! Als Alternative kann man das Pfefferminzöl auch ins Badewasser geben.

Schlüsselblume (Primula veris)
Da die Schlüsselblume eine der ersten Pflanzen ist, die nach dem Winter blüht, gilt sie seit langem als Fruchtbarkeitsmittel. In der Medizin wird die Wurzel verwendet, die Saponine, Flavonoide und Kieselsäure enthält. Die Schlüsselblume ist schon lange im Volksmund als Mittel gegen

Migräne bekannt. Schlüsselblumentee wirkt auch als Hustenmittel und bei Nervenschmerzen.

Schlüsselblumentee
2 nicht gehäufte Teelöffel Schlüsselblumenwurzel mit 2 Gläsern kochendem Wasser 7 Minuten ziehen lassen. Mehrmals täglich 1 Tasse trinken.

Mutterkraut (Matricaria recutita)
Das Mutterkraut wurde bis zum Ende des 19. Jahrhunderts in der Volksmedizin zur Behandlung von Frauenleiden angewandt. Im Fachhandel ist das Mutterkraut in Kapselform erhältlich. Diese können regelmäßig angewendet werden, um Migräneattacken zu verhindern. Die Wirkung des Mutterkrauts beruht auf der Hemmung der Serotoninsekretion aus den Blutplättchen und der Verminderung der Histaminausschüttung.

Pestwurz (Petasites hybridus)
Die Pestwurz enthält entzündungshemmende Substanzen, die in Kapselform konsumiert werden können.

Rosmarin (Rosmarinus officinalis)
Wirkt erfrischend und anregend gegen Erschöpfung und Schmerzen. In der Antike galt der Rosmarin als Stärkungsmittel. Die Rosmarinblätter enthalten ätherische Öle, Flavonoide und Triterpensäure.

Ingwer (Zingiber officinale)
Wird in der asiatischen Heilkunst gegen Übelkeit und Erbrechen eingesetzt und hilft so gegen Begleitsymptome der Migräne. Verwendet wird die Ingwerwurzel mit ihren ätherischen Ölen und Stoffen wie Gingerol und Shogaol.

Ingwertee
2 Teelöffel Ingwerwurzel mit 2 Tassen heißem Wasser 10 Minuten ziehen lassen und mehrmals täglich 1 Tasse trinken.

Eukalyptus (Eucalyptus dives)
Siehe Bereich „Erkrankungen der Atemwege“ (siehe S. 239–242).

Lavendel (Lavandula angustifolia) siehe Bereich „Schlaf und Psyche“ (siehe S. 209).

Lavendelölbad
1 Esslöffel Lavendelöl mit 1 Eigelb und 1/4 l Schlagobers vermischen und ins Badewasser geben. Das Bad sollte dabei eine Temperatur von 38°C nicht überschreiten. Wahlweise kann man auch 1 oder 2 Esslöffel Honig beimischen. Mindestens 25 Minuten lang entspannt und ohne Stress am besten mit geschlossenen Augen baden.

Was kann man noch tun?

- Wenn man nicht baden will, kann man das Pfefferminz- und Lavendelöl auch in ein Duftlämpchen geben oder einfach mit ein bisschen Wasser vermischt auf eine warme Herdplatte stellen. Dadurch verteilen sich die ätherischen Öle in der Raumluft und sorgen für einen angenehmen Geruch. Die heilende Wirkung der Öle wird durch die Schleimhäute der Nase aufgenommen.
- In der Apotheke kann man Mutterkraut- und Pestwurzkapseln kaufen, die über einen längeren Zeitraum gekaut, als gute Prophylaxe gegen Migräne wirken.
- Wenn Sie die ersten Anzeichen eines Migräneanfalls spüren, legen Sie sich gleich zur Ruhe, noch bevor die Attacke zur vollen Stärke aufgelaufen ist. Vermeiden Sie Licht und Lärm. Schmerzstillende Medikamente können in dieser Situation frühzeitig eingenommen werden.
- Vermeiden Sie den Genuss von Lebensmitteln, von denen Sie festgestellt haben, dass sie bei Ihnen einen Migräneanfall auslösen.

Besprechen Sie alle Präparate, die Sie in der Apotheke kaufen, immer mit Ihrem Arzt – vor allem wenn Sie weitere Medikamente nehmen, schwanger sind oder Ihr Baby stillen!

Nachlassen der Geisteskraft und altersbedingte Hirnleistungsstörungen

Genauso wie der Körper im Laufe der Zeit abbaut, ist auch beim Gehirn ab dem 25. Lebensjahr eine degenerative Tendenz zu beobachten. Es ist daher wichtig, sein Gehirn genauso wie die Muskulatur zu trainieren, um im Alter gesund und fit zu bleiben. Denn gerade im Ruhestand, wenn man mehr Zeit für sich selber hat, ist es schön, Kunst, Kultur und andere Freizeitaktivitäten verstehen und genießen zu können. Im Kapitel über die Benediktsregel haben Sie bereits erfahren, wie positiv sich geistige Betätigung im Alter auswirkt (siehe S. 73).

Welche Heilkräuter eignen sich?

Ginkgo (**Ginkgo biloba**)

Der Ginkgo dient nicht nur als japanischer Tempelbaum, sondern ist schon seit langer Zeit eine bewährte Heilpflanze. Eine Besonderheit des Ginkgobaumes ist, dass er heute als einzige Art einer bereits ausgestorbenen Nadelbaumfamilie noch lebt – allerdings nicht mehr in der freien Natur. Er wird vom Menschen kultiviert.

Nachgewiesen ist die Wirkung der Ginkgo-Blätter bei Hirnleistungsstörungen infolge altersbedingter Demenz, bei Durchblutungsstörungen auf Grund arteriellen Verschlusses und bei gefäßbedingtem Schwindel, Tinnitus und Hörsturz. Die Blätter enthalten Flavonoide, Procyanidine, Diterpenoide, Ginkgolide und Bilobalid. Diese Wirkstoffe stärken die Zellmembran und verbessern dadurch die Durchblutung, vor allem im Gehirn. Vorbeugend eingenommen, wirkt dies einem Gefäßverschluss entgegen. Flavonoide haben auch die Eigenschaft, schädigende freie Sauerstoff-Radikale abzufangen. So wird das Gehirn gegenüber einem Sauerstoffmangel, wie er etwa bei einem Verschluss auftritt, besser geschützt. Die Gedächtnis- und Konzentrationsleistungen werden verbessert.

Fertigpräparate

Ginkgo wird in Form von standardisierten Fertigpräparaten in der Apotheke angeboten. Die Einnahmedauer und -dosierung sollte mit ärztlicher Absprache erfolgen. Grundsätzlich gilt: Tagesdosis bei Hirnleistungsstörungen 120–240 mg mehrmals täglich mindestens 8 Wochen lang; nach 3 Monaten sollten Sie mit Ihrem Arzt eine weitere Einnahme absprechen. Bei Tinnitus, Hörsturz und Gefäßverschlusskrankheiten ist eine Einnahme von täglich höchstens 120–160 mg bis zu 6 Wochen lang zu empfehlen.

Auch Allergiker dürfen Ginkgo-Präparate einnehmen. Als seltene Nebenwirkungen treten Magen-Darm-Beschwerden oder Kopfschmerzen auf.

Was kann man noch tun?
- Trainieren Sie Ihr Gehirn täglich: leichte Gedächtnisübungen, Gedichte auswendig lernen, viel lesen, Kreuzworträtsel.
- Ausgewogene, vitaminreiche Ernährung.

Essen Sie zum Frühstück öfter Müsli mit Joghurt und streuen Sie Nüsse darunter. Nüsse halten das Gehirn frisch und enthalten wichtige Spurenelemente, sind aber sehr kalorienreich.

ALLGEMEINE SCHWÄCHEZUSTÄNDE UND REKONVALESZENZ

Ältere Menschen reagieren auf Belastungen sensibler und sind deshalb – ähnlich wie Kinder – anfälliger für Krankheiten und Infektionen. Grund dafür ist ein Nachlassen der Immunreaktionen. Es ist daher ratsam für eine stabile Gesundheit im Alter, die körpereigenen Abwehrkräfte langfristig zu stärken. Bei älteren Menschen ist dies auch insofern wichtig, da die Genesung nach Krankheiten oder Operationen durch ein gestärktes Immunsystem beschleunigt wird. Durch die Unterstützung der Abwehrkräfte ist auch eine Besserung der altersbedingten Erschöpfungszustände zu beobachten. Es ist auch bei jüngeren Menschen wichtig, das Immunsystem zu stärken, um Krankheiten vorzubeugen. In der Klostermedizin haben zur Immunstärkung vor allem Salbei, Holunder und Lindenblüten eine wichtige Bedeutung, insbesondere in der Vorbeugung und zur Behandlung von Erkältungskrankheiten. Diese Heilpflanzen werden vorwiegend als Tee zugeführt.
In der europäischen Klosterheilkunde waren die folgenden Pflanzen zwar noch nicht bekannt, sie sind aber heute die effektivsten Mittel im Einsatz zur Immunstärkung.

Sonnenhut (Echinacea purpurea)
Zur allgemeinen Unterstützung der Immunabwehr, zur Vorbeugung von Erkältungen und bei Infektanfälligkeit hilft diese in Nordamerika beheimatete Pflanze. Sie wurde schon von den Indianern zur Desinfektion von Wunden verwendet und wird auch heute bei Verletzungen angewendet.

Sonnenhuttropfen
Fertigpräparate aus der Apotheke eignen sich am besten. Die Anwendungsdosis und -dauer sowie die Gegenanzeigen entnehmen Sie bitte dem Beipackzettel. In Salbenform wirkt Echinacea auch gegen Hauterkrankungen und bei schlecht heilenden Wunden.

Ginseng (Panax ginseng)
Ginseng gilt heute als Phyto-Geriatrikum schlechthin. Aber schon in der chinesischen Medizin verwendete man ihn, um auch im hohen Alter noch vital zu bleiben. Man sagt ihm sogar eine lebensverlängernde Wirkung nach, was aber keine falschen Hoffnungen wecken soll. Unbestritten ist jedoch die belebende Wirkung des Ginseng bei altersbedingten Schwächezuständen, Erschöpfung und nachlassender Leistungs- und Konzentrationsfähigkeit.

Ginsengtee
3 g zerkleinerte Ginsengwurzel mit 1 Tasse heißem Wasser übergießen. 5 Minuten zugedeckt ziehen lassen, abseihen und 3-mal täglich 1 Tasse trinken. Nicht länger als 3 Wochen anwenden.

Fertigpräparate
Der konzentrierte und frische Extrakt der Ginsengwurzel enthält die Wirkstoffe Triterpensaponine, ätherische Öle und Polysaccharide. Da dieser Extrakt aber in Europa fast nicht zugänglich ist, empfehlen wir die Verwendung von Fertigpräparaten aus der Apotheke.

Ginseng darf nicht bei Bluthochdruck angewendet werden. Bei einer zu hohen Dosierung kann Ginseng zu Schlaflosigkeit, Bluthochdruck und Wassereinlagerungen führen.

Hagebutte (Rosa canina)
Die Hagebutte ist die Frucht der Hundsrose, die im Herbst heranreift. Die Hagebutte ist reich an Vitamin C, Fruchtsäuren, Carotinoiden und Pektinen und eignet sich daher zur Unterstützung der Therapie bei Vitamin-C-Mangelzuständen, chronischen Krankheiten, Müdigkeit und Rekonvaleszenz. Darüber hinaus wirkt die Hagebutte als mild abführendes und wassertreibendes Mittel.

Hagebuttentee
2,5 g zerkleinerte Hagebutten 1 Tasse mit aufkochendem Wasser übergießen und 10 Minuten ziehen lassen. 2-mal täglich trinken.

Was kann man noch tun?
Wichtig für ein gesundes und starkes Immunsystem ist eine gesunde Lebensweise.

- Ausreichend Schlaf und Entspannung tragen schon viel zur Stärkung der Abwehrkräfte bei. Stress schwächt das Immunsystem, lässt sich aber nicht immer vermeiden. Versuchen Sie deshalb aber umso bewusster, einen Ausgleich zu Ihrem alltäglichen Stress zu finden, wie zum Beispiel Freizeitbeschäftigungen in der Natur.
- Vitaminreiche Ernährung stärkt das Immunsystem und fängt schädliche Sauerstoffradikale ab. Somit hilft sie wesentlich den Alterungsprozess hinauszuzögern. Auch das Spurenelement Zink ist zur Stärkung der Abwehr notwendig.
- Abhärtung stärkt das Immunsystem: Führen Sie Kaltwasserduschen, Kneipp-Kuren und Saunagänge durch. Hierzu lesen Sie bitte im Abschnitt über die Kneipp-Therapie nach (siehe S. 302).

VENENBESCHWERDEN UND VERKALKUNGEN DER BLUTGEFÄSSE

Im Mittelalter waren anatomische Untersuchungen untersagt, und so hatte man noch keine Kenntnis über den geschlossenen Blutkreislauf im Körper. Man nahm damals an, dass sich die Adern im Körper verlaufen würden. Nicht verbrauchtes Blut würde im Gewebe abgelagert und könne so Wassersucht verursachen. Eine Therapie – bedingt durch diese Hypothese – war der im Mittelalter so oft praktizierte Aderlass. Indem man das „alte Blut“ abfließen ließ, wollte man den Körper anregen, neues, frisches Blut zu produzieren. Damals dachte man auch, dass die Leber für die Blutbildung zuständig sei. Erst viel später entdeckte man, dass es die Aufgabe des Herzens ist, das Blut im Körper zu transportieren. Seit dem 17. Jahrhundert weiß man über die geschlossene Blutzirkulation Bescheid.
Herz-Kreislauf-Erkrankungen zählen heute mit fast 50 % zu den häufigsten Todesursachen weltweit und sind vor allem in den westlichen Staaten auf Grund der rasanten und üppigen Lebensführung weiter im

Vormarsch. Zu einem Großteil sind Herz-Kreislauf-Erkrankungen von der Ernährung abhängig. Für ausführliche Erklärungen zu diesem Thema schlagen Sie bitte in diesem Buch das Kapitel über das liturgische Jahr auf (siehe S. 161).

In der Kräutermedizin hat sich vor allem eine Pflanze als wahrer Allrounder gegen Herzbeschwerden bewährt – der Weißdorn.

Weißdorn (Crataegus monogyna/laevigata)
Der Weißdorn gehört zur Familie der Rosen und wächst in ganz Europa. Er besitzt eine nachweisliche Schutzwirkung auf das Herz, wird aber erst in den letzten zwei Jahrhunderten als Herzmittel eingesetzt. Im Mittelalter hieß er auch „Bedegar" oder „Hagedorn", und sein Einsatzgebiet bei Krankheiten war variabel. Heute sind Weißdornblätter und -früchte ein anerkanntes Mittel zur generellen Herzstärkung, das bei funktionellen Herzbeschwerden, Rhythmusstörungen und besonders auch bei Herzschwäche (bis ins medizinische Stadium II) eingesetzt wird. Die Inhaltsstoffe des Weißdorns sind die Procyanidine und Flavonoide. Sie bewirken eine Erweiterung der Herzkranzgefäße, wodurch es zu einer gesteigerten Durchblutung und besseren Sauerstoffzufuhr zum Herzen kommt. Sie erhöhen außerdem die Schlagkraft und Kontraktionsstärke des Herzens, wodurch auch die Herzfrequenz gesteigert werden kann. Eine allgemeine Kräftigung und Harmonisierung der Herzarbeit ist die Folge. Besonders relevant sind diese Weißdornwirkungen auch im Zusammenhang mit Schwächeerscheinungen beim Altersherz. Eine regelmäßige Anwendung von Weißdornsaft oder -tee kann eine nachhaltige Kräftigung des Herzens bewirken und so Herzschwächen im Alter entgegenwirken.

Weißdorntee
Gießen Sie 1–2 Teelöffel Weißdornblätter und -blüten mit 1 Tasse heißem Wasser auf, 10–15 Minuten ziehen lassen und abseihen. Trinken Sie 3-mal täglich 1 Tasse davon. Die Tagesdosis an Weißdornblättern und -blüten beträgt 5 Gramm. Den Tee können Sie zur Geschmacksverbesserung auch mit etwas Honig süßen – diese Zuckerzufuhr hat auch einen positiven Nebeneffekt auf das Herz.

Für einen merkbaren Erfolg muss der Tee über einen Zeitraum von mindestens 4 Wochen regelmäßig eingenommen werden.

Weißdornsaft und Fertigpräparate
Für eine langfristige Anwendung empfehlen sich Weißdorn-Fertigpräparate wie Kapseln oder Tropfen. Sie sind unkompliziert einzunehmen und garantieren eine ausgewogene Zusammensetzung. Der Weißdornsaft wird aus den Früchten gepresst und ist wie Kapseln und Tropfen in der Apotheke erhältlich. Wenden Sie diese wie im Beipackzettel beschrieben an.
Dennoch gehören Herzbeschwerden wie Kollapszustände oder Rhythmusstörungen zunächst von einem Arzt abgeklärt. Speziell die Herzrhythmusstörungen betreffend, gibt es harmlose Varianten, die mit Kräutern behandelt werden können, aber auch gefährliche Formen, die eine medikamentöse Therapie oder das Setzen eines Herzschrittmachers erfordern.

Von den Herzrhythmusstörungen

Herzrhythmusstörungen sind sehr häufig und kommen sowohl bei organisch Gesunden als auch bei Erkrankungen des Herzens und anderer Organe vor. Als Ursachen kommen angeborene Herzfehler, Schädigungen des Herzmuskels, Elektrolytverschiebungen, Hormonstörungen und Wirkstoffnebenwirkungen in Frage. Auch psychovegetative Faktoren können eine gewichtige Rolle spielen. Oft werden Herzrhythmusstörungen gar nicht oder nur als „Herzrasen" oder „Herzstolpern" wahrgenommen. Diese beiden Formen sind meistens harmlos und entsprechen einer „Tachykardie/Tachyarhythmie" bzw. „Extrasystolie". Ein gesunder Mensch toleriert Schwankungen der Herzfrequenz problemlos zwischen 40 und 160 Schlägen pro Minute. Treten im Rahmen von Herzrhythmusstörungen jedoch Symptome wie Benommenheit, Schwindel, Verwirrtheitszustände, Sprach- und Sehstörungen oder gar vorübergehender Bewusstseinsverlust auf, ist dringender Behandlungsbedarf gegeben. Die beste Diagnosemethode ist nach wie vor das EKG, welches auch über 24 Stunden durchgeführt werden kann und jede Änderung des Herzschlags registriert. Die Therapie der Herzrhythmusstörungen obliegt dem Kardiologen, der zunächst zwischen harmlosen und weniger harmlosen Varianten zu unterscheiden hat. Im Falle der Behandlungsbedürftigkeit stehen verschiedene medikamentöse und elektrotherapeutische Maßnahmen zur Verfügung. Der weithin bekannte Herzschrittmacher ist letztendlich nichts anderes als ein elektrischer Schrittmacher, der die Aktivität des Herzmuskels steuern soll. Moderne Herzschrittmacher sind heute kleine Wunder der Technik und sehr ausgereift.

Koronare Herzerkrankungen

Krankheiten der Herzkranzgefäße wurden früher „Cardiaca" genannt und mit der Gabe von Arnika behandelt. Auch Johann Wolfgang von Goethe soll auf diese Methode geschworen haben. Heute wird von der innerlichen Anwendung der Arnika, z. B. als Tee, allerdings abgeraten, da giftige Substanzen enthalten sind. Außerdem reagieren viele Menschen auf Arnika allergisch.

Schlechte Lebensführung wie fettreiche Ernährung, Nikotin, viel Stress und wenig Bewegung führen zu einem erhöhten Cholesterinspiegel. Cholesterin lagert sich gemeinsam mit Kalkpartikeln an den Gefäßwänden ab und führt zu einem Verschluss der Arterien. Diese Risikofaktoren können auch zu einem Verschluss der zarten Herzkranzgefäße führen. Dadurch kommt es zu einem Sauerstoffmangel des Herzmuskels, der in seiner lebenswichtigen Funktion beeinträchtigt wird. Dieses Beschwerdebild bezeichnet man als Angina pectoris oder koronare Herzkrankheit. Heftige Schmerzen in der Brustgegend deuten auf eine Angina pectoris hin, wobei man zwischen Angina pectoris in Ruhe und bei körperlicher Betätigung unterscheidet. Vor allem die Angina pectoris in Ruhe deutet auf einen drohenden Herzinfarkt hin, deshalb ist eine ärztliche Behandlung bei solchen Beschwerden unbedingt erforderlich. Auch Heilkräuter können in diesem Zusammenhang nur vorbeugend oder unterstützend zu einer ärztlichen Behandlung angewendet werden. Besonders Pflanzen, die die Gefäße stärken und Ablagerungen vermeiden helfen, können als Prophylaxe empfohlen werden.

Wenn Sie Brustschmerzen, Beklemmungsgefühle und Kurzatmigkeit verspüren, nachdem Sie gelaufen oder Stiegen hochgegangen sind oder eine andere körperliche Betätigung ausgeführt haben, sollten Sie einen Arzt aufsuchen. Der Verdacht auf das Vorliegen einer koronaren Herzkrankheit drängt sich auf.

Welche Heilkräuter eignen sich?

Knoblauch (Allium sativum)

Knoblauch trägt zur Senkung von Blutfettwerten bei und wirkt auch gerinnungshemmend. So kann Verstopfungen von Herzkranzgefäßen vorgebeugt werden. Der Knoblauch wirkt aber nur, wenn gleichzeitig Gewicht reduziert wird und Kalorien eingespart werden! Männer, die reichlich Knoblauch verzehren, haben noch einen weiteren Vorteil: Sie schützen ihre Prostata vor Krebs!

Essen Sie 2–3 frische Knoblauchzehen täglich! Dazu ein Tipp aus der Küche der Provence: Wenn Sie den grünen Keim aus der Mitte der Knoblauchzehe entfernen, ist die Geruchsbelastung für Ihre Mitmenschen geringer.

Als weitere vorbeugende Maßnahme kann auch eine langfristige Einnahme von Weißdorn hilfreich sein, er wirkt aber nicht bei Akutfällen (siehe S. 221).

Achten Sie generell auf eine fettarme, ballaststoffreiche (Gemüse, Vollkornbrot) Ernährung.

Funktionelle Herzbeschwerden

Funktionelle Herzbeschwerden äußern sich in ähnlichen Symptomen wie Rhythmusstörungen oder koronare Herzerkrankungen: ein beklemmendes Gefühl in der Herzgegend, unregelmäßiger, stolpernder Herzschlag, auch Erschöpfung, Angstgefühle und Schweißausbrüche können zu diesem Beschwerdebild gehören. Im Gegensatz zu oben genannten organischen Herzerkrankungen können aber bei funktionellen Herzbeschwerden im EKG keine Auffälligkeiten beobachtet werden; man kann also keine organische Ursache nachweisen.

Funktionelle Herzbeschwerden resultieren meist aus übermäßigem Stress oder psychischen Belastungen und sind damit gut mit Heilpflanzen zu behandeln.

Da man aber niemals durch die Symptome allein ein schwerwiegenderes Herzleiden als Ursache für die Beschwerden ausschließen kann, muss man vor Beginn einer Selbstmedikation mit Heilpflanzen unbedingt eine Untersuchung beim Arzt durchführen lassen.

Welche Heilkräuter eignen sich?

Es eignen sich besonders herzstärkende Pflanzen, wie der Weißdorn, oder das Herzgespannkraut, das gegen nervöse Herzbeschwerden hilft. Zur Beruhigung und Linderung krampfartiger Schmerzen kann auch Baldrian oder Rosmarin angewendet werden.

Weißdorn (Crataegus monogyna/laevigata) siehe Bereich „Venenbeschwerden und Verkalkung der Blutgefäße“ (siehe S. 221).

Herzgespann (Leonurus cardiaca)
Das Herzgespannkraut wird in der Volksmedizin bei Nerven- und Herzstörungen angewendet. Wissenschaftliche Befunde zur Wirkung von Herzgespann gibt es noch nicht genügend. Aus der Erfahrung weiß man aber, dass es Herzklopfen und Atembeschwerden lindert, und so wird es gegen nervöse Herzbeschwerden wirksam eingesetzt. Die Wirkstoffe im Herzgespann sind Alkaloide und Bitterstoffe sowie geringe Mengen an Glykosiden. Der Tee sollte daher nicht überdosiert werden.

Herzgespanntee
2 Teelöffel Herzgespannkraut mit 1 Tasse heißem Wasser aufgießen, kurz ziehen lassen und abseihen. Täglich 1 Tasse 3 Wochen hindurch trinken; danach 3 Wochen pausieren.

Besonders wirkungsvoll hat sich eine Kombination von Herzgespannkraut mit Melisse und Baldrian herausgestellt. Stellen Sie eine Teemischung aus je zwei Teilen Herzgespannkraut und Melissenblättern sowie je drei Teilen Weißdornblättern und Baldrianwurzel her. Gießen Sie 1–2 Teelöffel mit 1 Tasse heißem Wasser auf, lassen Sie den Tee ziehen und trinken Sie 3-mal täglich 1 Tasse.

Baldrian (Valeriana officinalis)
Baldrian wurde bereits im Bereich „Schlaf und Psyche“ vorgestellt (siehe S. 207). Seine beruhigenden Eigenschaften kann man auch bei funktionellen Herzbeschwerden nutzbringend anwenden.

Rosmarin (Rosmarinus officinalis)
Rosmarin besitzt eine Vielzahl an ätherischen Ölen und ist deshalb vor allem zur Kreislaufankurbelung im Einsatz (siehe auch Bereich „Hypotonie“ (siehe S. 231). Das Öl wirkt, äußerlich auf die Haut aufgetragen, leicht durchblutungsfördernd und krampflösend. So werden Schmerzen gelindert.

Was kann man noch tun?
- Erkennen Sie, dass Ihr Leben das Einzige ist, das Sie haben. Ordnen Sie daher Ihre Prioritäten neu und finden Sie heraus, was für Sie wirklich wichtig ist. Ballast werfen Sie am besten ab.
- Lernen Sie „nein“ zu sagen!
- Wichtig ist, Stress und Sorgen so gut wie möglich zu meiden. Achten Sie auf genügend erholsamen Schlaf und legen Sie bewusst Pausen ein. Entspannung ist der größte Schritt zu einer Besserung bei nervösen Beschwerden.

Herzschwäche (Herzinsuffizienz)

Die Herzschwäche oder Herzinsuffizienz bezeichnet die Abnahme der Herzleistung und geht auf einen Verlust und eine Schwächung von Herzmuskelzellen zurück. Die Ursache dafür kann Bluthochdruck, ein bereits vergangener Herzinfarkt oder auch ein angeborener Herzklappenfehler sein.

Von der Herzschwäche (Herzinsuffizienz)

Herzinsuffizienz zeigt sich in genereller Müdigkeit und geringer Belastbarkeit bei körperlicher Arbeit – man ist kurzatmig und bekommt im fortgeschrittenen Stadium diese Beschwerden auch im Ruhezustand. Auf Grund der verminderten Herztätigkeit staut sich das Blut vermehrt in den Venen, wodurch der übermäßige Druck zu Flüssigkeitsaustritt in das umliegende Gewebe führt. Es bilden sich Ödeme, Wassereinlagerungen im Gewebe. Ein Ödem erkennt man, indem man auf die betroffene Körperstelle drückt und die Druckstelle beobachtet. Wenn die Druckstelle länger als 10 Sekunden bestehen bleibt, handelt es sich um ein Ödem. Ist der linke Vorhof des Herzens und die linke Herzkammer betroffen, führt dies zu einem Rückstau des Blutes in der Lunge. Wasserstau in der Lunge, Atemnot und Sauerstoffmangel sind die Folge. Der betroffene Patient läuft blau an. Ist hingegen die rechte Herzkammer betroffen, so findet man Ödeme in der Körperperipherie, beispielsweise an den Beinen.

Nach der New York Heart Association teilt man die Herzinsuffizienz in vier Schweregrade ein:

I Beschwerdefreiheit, normale körperliche Belastbarkeit
II Beschwerden bei starker körperlicher Belastung
III Beschwerden schon bei leichter körperlicher Belastung
IV Beschwerden bereits im Ruhezustand

In der Medizin verwendet man zur Therapie von Herzinsuffizienz verschiedene Arzneimittel: ACE-Hemmer, Betablocker oder Digitalisglykoside. Herzglykoside sind das Pharmakon zur Therapie von Herzinsuffizienz. Auch sie sind pflanzlicher Herkunft, nämlich aus dem Digitalis purpurea, lanata, lutea: roter, wolliger und gelber Fingerhut. Der Herzrhythmus beruht auf einer komplexen Änderung der Konzentrationen der Ionen Natrium, Kalium und Kalzium im Herzmuskel. Da Digitalis auf diesen Ionenhaushalt wirkt, stimuliert er in therapeutischen Dosen den Herzmuskel und damit die Herzleistung. Aber gerade auch deswegen bewirken Glykoside in überhöhten Dosen Herzrhythmusstörungen und Extrasystolen mit potenziellem tödlichem Ausgang.

Heilpflanzen werden mit gutem Erfolg in den Frühstadien I und II der Herzinsuffizienz eingesetzt, d. h. bei Beschwerden, die unter größeren körperlichen Anstrengungen auftreten. Sie sind wegen der guten Verträglichkeit und der relativ geringen Nebenwirkungen eine gute Alternative. Besonders bewährt haben sich digitalis- und flavonoidhältige Pflanzen.

Welche Heilkräuter eignen sich?

Meerzwiebel (Scilla maritima), Maiglöckchen (Convallaria majalis) und Adonisröschen (Adonis vernalis)

Alle drei Pflanzen wirken über dieselben Wirkstoffe: Digitalisglykoside! Diese stärken das Herz nachhaltig. Eine Selbstanwendung ist jedoch problematisch, da eine Überdosierung gefährliche Folgen haben kann.

Fertigpräparate
Die Wirkstoffe der genannten Pflanzen sind einzeln oder als Kombinationspräparate in der Apotheke erhältlich. Sprechen Sie über die Dosierung und über mögliche Nebenwirkungen mit Ihrem Arzt. Bei Digitalispräparaten darf keine Selbstmedikation erfolgen.

Weißdorn (**Crataegus monogyna/laevigata**) siehe Bereich „Venenbeschwerden und Verkalkungen der Blutgefäße" (siehe S. 221).

Bluthochdruck (arterielle Hypertonie)

Der große Arzt des Mittelalters Galen würde bei einem Hypertoniker vom Temperament eines Sanguinikers sprechen, denn Menschen mit Bluthochdruck sind tatkräftig und voller Energie. Erst wenn der Blutdruck sehr stark erhöht ist, klagen die Betroffenen über ein allgemeines Unwohlgefühl, Kopfschmerzen und pochende Herzbeschwerden.

Der hohe arterielle Blutdruck

Der normale arterielle Blutdruck sollte im systolischen Wert ungefähr 120 mm Hg und im zweiten, diastolischen Wert rund 80 mm Hg betragen (120 zu 80 mm Hg). Ein erhöhter Blutdruck wird vom Arzt festgestellt – ein Richtwert für erhöhten Blutdruck ist ein Messwert ab 140/90 mm Hg, wobei schwere Hypertoniker allerdings einen stetigen Blutdruck von bis zu 200–250 mm/Hg erreichen können!
Die Ursachen für Hypertonie sind vielfältig: am häufigsten ist er konstitutionell bedingt, das bedeutet, dass man keine eindeutige Ursache dafür feststellen kann. Aber auch Organschäden an der Niere, der Nebennierenrinde oder dem Gehirn können Bluthochdruck auslösen. Diese Möglichkeit muss vom Arzt abgeklärt werden. Im Alter steigt der Blutdruck gefäßbedingt an und tritt bei bis zu einem Drittel der älteren Menschen auf.
Allgemeine Risikofaktoren für arteriellen Bluthochdruck sind Überge-

wicht, Rauchen und Stress sowie erhöhter Cholesterinspiegel mit der Folge der Artherosklerose. Diese Faktoren sollten Sie deshalb zur Bekämpfung von Bluthochdruck möglichst ausschalten. Oft ist das wirksamste Mittel zur Senkung des Blutdrucks die Gewichtsreduktion. Länger andauernder, starker Bluthochdruck muss genau beobachtet werden, da er schwerwiegende Folgen haben kann (Herzinfarkt, Schlaganfall). Hoher Blutdruck ist also in 99 % der Fälle eine Zivilisations- bzw. Alterskrankheit. Im deutschsprachigen Raum ist er vornehmlich durch Überernährung bedingt. Das Mäßigungsgebot, welches wir bereits in der benediktinischen Ordensregeln kennen gelernt haben, sollte von allen Betroffenen beachtet werden.

Hoher Blutdruck ist heimtückisch: Lange Zeit bemerkt man ihn nicht; er verursacht keine Schmerzen. Aber nach zehn oder mehr Jahren kann er töten.

Welche Heilkräuter eignen sich?

Vor allem im frühen Stadium der Hypertonie oder bei nervös bedingtem Bluthochdruck können Pflanzen therapeutisch gut eingesetzt werden. Bei starkem Bluthochdruck sind der pflanzlichen Therapie aber Grenzen gesetzt – er kann nur vom Arzt behandelt werden. Da Hypertonie die Gefäße übermäßig beansprucht, ist es sinnvoll, auch gefäßstärkende Kräuter einzunehmen.

Mistel (Viscum album)
Aus der Erfahrung weiß man, dass eine Mistelkur einen positiven Einfluss auf den Blutdruck haben kann. Allerdings konnte man diese Wirkung bis heute nicht objektiv bestätigen oder auf genau einen Inhaltsstoff des Mistelkrauts zurückführen. Bei Hypertonie-Patienten ist aber eine nachweisliche Besserung der Begleitbeschwerden aufgetreten. Geringfügig erhöhte Blutdruckwerte konnten im Laufe der Behandlung gesenkt werden. Die Mistel erzielt auch gute vorbeugende Erfolge gegen Bluthochdruck.

Misteltee
1–2 Teelöffel geschnittenes Mistelkraut mit 1 Tasse kaltem Wasser übergießen, über Nacht oder mindestens 10 Stunden lang ziehen lassen. Trinken Sie 1–2 Tassen Misteltee täglich!

Mistel-Fertigpräparate
Zu empfehlen sind auch Mistel-Fertigpräparate aus der Apotheke. Oft sind sie in Kombination mit anderen herzstärkenden (Weißdorn) oder beruhigenden Kräutern erhältlich.
Eine Teemischung mit **Melisse** und **Weißdorn** hat sich zur Blutdrucksenkung bei nervös bedingtem Bluthochdruck bewährt. Der Weißdorn stärkt das Herz allgemein.

Teemischung
Man mischt zu gleichen Teilen Weißdorn, Mistelkraut und Melissenblätter und gießt 2 Teelöffel der Kräutermischung mit 1 Tasse heißem Wasser auf. 5–10 Minuten ziehen lassen und warm trinken.

Knoblauch (Allium sativum)
Zur Stärkung der Gefäße bei Bluthochdruck kann zusätzlich die Einnahme von Knoblauch empfohlen werden. Er hilft die Gefäße elastisch zu halten; dadurch können sie dem erhöhten Durchflussdruck bei Hypertonie leichter standhalten. Auch ein leicht blutdrucksenkender Effekt ist beobachtbar – dieser scheint auf die gefäßerweiternde Wirkung der Allicine zurückzugehen. Zusätzlich hält Knoblauch die Gefäße frei von artherosklerotischen Ablagerungen und wirkt blutfettsenkend.

Frische Knoblauchzehen
Essen Sie 2–3 frische Knoblauchzehen pro Tag – am besten in Salaten oder als Brotaufstriche. Die Tagesdosis beträgt mindestens 4 g. Wenn Sie den grünen Keim aus der Mitte der Knoblauchzehe entfernen, ist die Geruchsbelastung für Ihre Mitmenschen geringer.

Was kann man noch tun?
- Das wichtigste Mittel gegen Bluthochdruck ist die Vorbeugung. Versuchen Sie folgende Risikofaktoren so weit wie möglich auszuschalten:
- Bauen Sie Übergewicht langfristig ab. Übergewicht führt zu Ablagerungen in den Arterien, dessen Endstadium die Atherosklerose ist. Essen Sie möglichst fettarm und ballaststoffreich.
- Stress vermeiden.
- Machen Sie regelmäßig Bewegung – auch das trägt zur Entspannung bei! Gehen Sie täglich an der frischen Luft spazieren.
- Rauchen verboten.

Niederer Blutdruck (Hypotonie)

Menschen mit zu niederem Blutdruck fühlen sich oft schlapp, müde und antriebslos, was zwar unangenehm, aber viel ungefährlicher ist als der hohe Blutdruck. Schwindel und Konzentrationsstörungen können ebenfalls von einem zu niedrigen Blutdruck herrühren. Von niederem Blutdruck spricht man bei Frauen ab einem Wert von unter 100 mm Hg systolisch und 60 mm Hg diastolisch, bei Männern unter 110 mm Hg systolisch. Hypotonie kommt sehr oft bei jüngeren Menschen vor, wobei meist keine Ursache erkennbar ist. Seltener kann niedriger Blutdruck durch einen Mangel an Flüssigkeit, Salz oder durch Blutverlust bedingt sein. Niederer Blutdruck kann am besten mit pflanzlichen Mitteln bekämpft werden. Hält der niedere Blutdruck aber über einen längeren Zeitraum an, muss die Ursache vom Arzt abgeklärt werden. Eine organische Funktionsstörung könnte vorliegen.

Welche Heilkräuter eignen sich?

Eine gute Methode, den Kreislauf anzukurbeln, ist eine Therapie mit Rosmarin.

Rosmarin (Rosmarinus officinalis)
Der Rosmarin gehört zur Familie der Lippenblütler und wird heute gern als Küchengewürz verwendet. Schon in der Klosterheilkunde des 9. Jahrhunderts schätzte man den Einsatz von Rosmarin gegen Erschöpfungszustände und Schmerzen. Die Hauptwirkstoffe von Rosmarin sind in den Blättern enthaltene ätherische Öle wie Kampfer und Cinneol. Auch Gerb- und Bitterstoffe sowie Flavonoide tragen zum Wirkungsspektrum des Rosmarins bei. Neben seiner positiven Wirkung gegen Kreislaufschwäche oder Schwäche bei älteren Menschen wird Rosmarin auch bei Verdauungsproblemen und rheumatischen Beschwerden eingesetzt.

Rosmarin kann sowohl innerlich als Tee oder äußerlich angewendet werden, z. B. als Bad oder Salbe.

Rosmarintee
Der Tee wird als Aufguss von 1 Teelöffel Rosmarinnadeln mit 1 Tasse heißem Wasser zubereitet, 10 Minuten ziehen gelassen und dann abge-

seiht. Trinken Sie den Tee wegen der kreislaufanregenden Wirkung nicht am Abend, außerdem sollten Sie den Tee nicht langfristig einnehmen. Während der Schwangerschaft darf Rosmarin nicht angewendet werden!

Es ist auch möglich, gegen Kreislaufbeschwerden und zu niedrigem Blutdruck Kneipps Rosmarinwein einzunehmen. Trinken Sie zweimal täglich ein Stamperl Rosmarinwein!

<u>*Rosmarinbad*</u>

Wegen seiner ätherischen Öle eignet sich Rosmarin auch hervorragend als Kreislaufbad. Verwenden Sie dazu bis zu 10 Tropfen Rosmarinöl in einem warmen Vollbad (38°C). Wenn Sie das Öl vorher mit ein wenig Milch oder Obers mischen, kann es sich besser im Wasser verteilen. Oder kochen Sie 50 g Rosmarinblätter mit 1 Liter Wasser auf und geben Sie das Ganze einem Vollbad zu. Baden Sie bis zu einer halben Stunde lang. Kalmus- oder Lavendelzusätze haben den gleichen Effekt.

Was kann man noch tun?

- Kreislaufanregend wirkt schon allein der Duft von Rosmarin. Diesen kann man über eine Duftlampe im Raum verbreiten; man verspürt sofort eine anregende Wirkung. Auch Lavendel, der eigentlich beruhigend wirkt (siehe Bereich „Schlaf und Psyche“ (siehe S. 209), kann in kleinen Megen als Aromatherapie den Kreislauf in Schwung bringen.
- Abgesehen von der Kräutertherapie sollten Sie bei niedrigem Blutdruck auf mehr Bewegung achten. Gehen Sie häufig spazieren (vor allem Waldspaziergänge) oder machen Sie leichte Gymnastikübungen, aber übertreiben Sie nichts! Ebenso wichtig ist, dass Sie viel trinken.
- Sollten Sie über einen längeren Zeitraum hinweg an zu niederem Blutdruck leiden, sollten Sie unbedingt einen Arzt konsultieren und die Ursache dafür abklären lassen. Der Grund für Hypotonie könnte auch eine Organschädigung (Herz, Niere) sein.

Gefäßverkalkung (Artherosklerose, Arteriosklerose)

Artherosklerose oder Gefäßverkalkung ist einer der wichtigsten Risikofaktoren für Schlaganfall und Herzinfarkt. Die Ursachen dafür liegen in erhöhten Cholesterin- und Fettwerten im Blut, hohem Blutdruck und den daraus folgenden Mikroverletzungen der Arterien. Gemeinsam mit dem überschüssigen Fett lagern sich zelluläre Blutbestandteile und Kalk an der Innenwand der Gefäße ab und führen zu einer Verstopfung. Das Immunsystem versucht, diese Verstopfung zu beseitigen, löst dabei aber kleine Entzündungen an der Gefäßwand aus, die unter Narbenbildung verheilen. Folgen dieses Heilungsprozesses sind Gefäßverhärtung (gr. „skleros": Verhärtung) und Elastizitätsverlust, wodurch die Gefäße mehr strapaziert werden und auch die Blutversorgung im Körper erschwert wird, da das Herz einen höheren Druck aufwenden muss. Durch den Artheroskleroseprozess verletzte Gefäße sind außerdem anfälliger für Infektionen, z. B. mit Chlamydien, Krankheitserregern, die ihrerseits die Gefäßverstopfung begünstigen.
Weitere Risikofaktoren für Artherosklerose können auch Diabetes und andere Stoffwechselerkrankungen sein. Meistens ist die altersbedingte Gefäßverkalkung jedoch die Folge des Lebensstils: unausgewogene, fettreiche Ernährung, Nikotinkonsum, Stress und wenig Bewegung gelten als die Hauptfaktoren für die Ausbildung von Artherosklerose.

Wenn Sie bewusst versuchen, diese Risikofaktoren in Ihrer Lebensführung weitgehend auszuschalten, leisten Sie bereits den größten Beitrag zu einer guten körperlichen und geistigen Fitness im Alter!

Näheres zum Thema Gefäßverkalkung entnehmen Sie bitte dem Kapitel über das liturgische Jahr, in dem ausführlich über Fasten und Ernährung berichtet wird (siehe S. 161).

Welche Heilkräuter eignen sich?

Die Vorbeugung gegen Artherosklerose und Gefäßverschleiß stärkt den gesamten Organismus und wirkt auch Herz-Kreislauf-Erkrankungen und Demenz entgegen. Deshalb zählt der Knoblauch neben Weißdorn und Ginkgo zu den Heilpflanzen der ersten Wahl, wenn es darum geht, Alterserscheinungen der Gefäße zu verlangsamen.

Knoblauch (**Allium sativum**)
Sein Status als Heilpflanze geht weit in der Menschheitsgeschichte zurück und ist schon in einem Keilschrifttext aus 3000 v. Chr. überliefert. Während des Pyramidenbaus in Ägypten soll er wegen seiner gesundheitsstärkenden und antimikrobiellen Wirkung an die Arbeiter zum Verzehr ausgeteilt worden sein. Weitere Anwendungen für Knoblauch waren Vergiftungen durch Schlangenbisse oder verschmutztes Wasser, Verdauungsstörungen und Erkältungen. Der Knoblauch gilt als generelles Mittel gegen altersbedingte Beschwerden – er wird vornehmlich zur Vorbeugung gegen Gefäßverkalkung und Bluthochdruck eingesetzt (siehe S. 224).
Der vorbeugende Effekt gegen Gefäßverkalkung wird nur durch eine regelmäßige Einnahme erzielt. Manchmal kann es jedoch zu Magen-Darm-Reizungen kommen. Sollte Ihnen der Knoblauchgeruch unangenehm sein, können Sie auch Fertigpräparate aus der Apotheke verwenden.

Artischocke (**Cynara scolymus**)
Das Hauptanwendungsgebiet der Artischocke sind Magen-Darm-Beschwerden, in letzter Zeit hat sich aber auch die Anwendung in der Vorbeugung gegen Artherosklerose als sinnvoll erwiesen. Es wurde gezeigt, dass Artischockenblätter vor allem die Cholesterinwerte senken und dadurch vorbeugend gegen Gefäßverkalkung helfen. Die Tagesdosis beträgt 6 g, sie darf aber nicht bei einer Korbblütlerallergie oder bei Gallenverschluss eingenommen werden.

Fertigpräparate
Die beste Wirkung erzielen Sie durch die Verwendung von in der Apotheke erhältlichen Fertigpräparaten – sie garantieren die Ausgewogenheit aller Wirkstoffe der Artischockenblätter am besten.

Schlaganfall (Apoplexie)

Gefäßverkalkungen können auch die Arterien im Gehirn betreffen und so zum Schlaganfall führen. In diesem Zusammenhang kann man nur raten, vorbeugend tätig zu werden oder die Symptome, die nach einem

Schlaganfall auftreten, unterstützend zu behandeln. Näheres dazu, vor allem bezogen auf die Warnzeichen eines drohenden Schlaganfalls, erfahren Sie im Kapitel über das liturgische Jahr (siehe S. 187).
Als Vorbeugung gegen Schlaganfall und zur Gefäßstärkung helfen die im Bereich „Gefäßverkalkung“ besprochenen Heilpflanzen (siehe S. 233, 234). Auch der Ginkgo hilft, die Arterien freizuhalten und verbessert dadurch Hirnleistungsstörungen. Knoblauch fördert die Gefäßfunktion allgemein.

Venenleiden

Bedingt durch Sitz- und Stehberufe leiden viele Menschen an Venenproblemen. Bewegungsmangel ist ein weiterer Riskofaktor in unserer Gesellschaft.

Von den Krampfadern

Aus Gründen der Schwerkraft sind vor allem die Beine betroffen. Durch eine hormonell bedingte zunehmende Schwäche des Bindegewebes und Funktionsverlust der Venenklappen können die Beinvenen nicht mehr genügend Blut aus den unteren Extremitäten hinaustransportieren. Dadurch staut sich das Blut in den Gefäßen, und der entstehende Druck presst Flüssigkeit ins umliegende Gewebe – Ödeme entstehen. Diese Art des Venenleidens nennt man chronische Veneninsuffizienz und geht mit Krampfadern einher. Eine weitere Folge sind entzündliche Venenleiden (Thrombophlebitis), die zu Thrombosen führen können. Im Speziellen kennen Frauen das leidige Problem mit den Krampfadern. In der Schwangerschaft treten diese häufig auf, weil das im Mutterleib heranwachsende Kind durch seine Raumforderung den Blutfluss der Mutter aus den Beinen behindern kann. Anders ist die Enstehung von „Varizen“, wie sie in der medizinischen Fachsprache heißen, im Wechsel. Hier wirkt sich vor allem der Mangel an Gelbkörperhormon aus, welches in der reproduktiven Phase der Frau die Venenwände stärkt. Dementsprechend können Venenbeschwerden wie Wasserstau und ziehende Schmerzen in den Beinen bei Frauen im Wechsel mit progesteronhältigen Gels behandelt werden. Bei Männern spielen auch erbliche Faktoren eine große Rolle. Bei einem chronischen Venenleiden kann die Durchblutungsstörung zur Ausbildung eines offenen Geschwürs führen (Ulcus cruris). Gerade bei älteren und bettlägrigen Personen muss die

Bildung eines solchen Geschwürs vermieden werden, da diese Wunden schlecht heilen und auch immer wieder aufbrechen können. Halten Sie die Haut an den Beinen schon deshalb vorbeugend durch regelmäßige Pflege mit fetthaltigen Salben oder Cremes elastisch. Weitere Risikofaktoren für Venenleiden sind Rauchen, Übergewicht und wenig Bewegung. Frauen müssen auch beachten, dass die Pille durch ihre Östrogenwirkung bindegewebslockernd wirkt und deshalb die Bildung von Krampfadern begünstigt. Langes Stehen ist ebenfalls belastend für die Venen. Zur Behandlung von Krampfadern ist die moderne Medizin noch eine wirklich gute Lösung schuldig geblieben. Erfolgreich werden stützende Venenstrümpfe verordnet, die gefährdeten Personen durchaus auch prophylaktisch empfohlen werden können. Bevor man sich unter das Skalpell eines Venenchirurgen begibt, sollte man auf jeden Fall einige der Heilpflanzen testen. Der Nachteil der Venenchirurgie („Varizen-Stripping") besteht nämlich darin, dass sie das Problem häufig nicht löst, sondern nur auf andere Venen verlagert.

Welche Heilkräuter eignen sich?

Rosskastanie (Aesculus hippocastanum)
Rosskastanien wirken auf Grund ihres Aesculingehalts tonisierend auf die Venenwände. Sie erhöhen die Spannungskraft der Venen und verringern die Durchlässigkeit der Venenwände. So wird der Flüssigkeitsaustritt gebremst und Ödemen vorgebeugt. Auch Beinschmerzen und Schweregefühl in den Beinen werden deutlich besser.

Fertigpräparate
Es wird empfohlen, Fertigpräparate aus der Apotheke zu verwenden.

Rosskastaniensalben
Salben mit Rosskastanien helfen ebenfalls. Sie sollten sanft aufgetragen, aber nicht einmassiert werden, da bestehende Entzündungen sonst gefördert werden!

Buchweizen (Fagopyrum esculentum)
Aus Buchweizen wird das bei uns heute eher selten gebrauchte Heidenmehl hergestellt. Vor der Einführung der Kartoffel war er aber eine wichtige Nahrungsgrundlage. Buchweizen enthält große Mengen an Rutin. Diese stärken die Gefäßwände und verhindern so die Ödembil-

dung. Rutin wirkt außerdem einer Verklumpung der Blutplättchen entgegen und kann damit Thrombosen (Blutgerinnseln) vorbeugen.

Buchweizentee
Übergießen Sie 2 Teelöffel Buchweizenkraut mit 1 Tasse heißem Wasser und lassen Sie den Tee 10 Minuten ziehen. Abseihen und 2–3 Tassen täglich trinken. Halten Sie die Kur über mindestens 4 Wochen durch.

Arnika (Arnica montana)
Arnika ist ein altbewährtes Mittel in der Volksheilkunde zur Behandlung von stumpfen Verletzungen, rheumatischen Beschwerden und Entzündungen. Sie ist in der Behandlung von oberflächlichen Venenentzündungen ebenfalls hilfreich.

Stellen Sie entweder Arnika-Umschläge her oder reiben Sie die betroffenen Stellen mit einer Arnikasalbe, die Sie in der Apotheke kaufen können, sanft ein.

Arnika-Umschläge
Übergießen Sie 4 g Arnikablüten mit 1/4 Liter heißem Wasser. 10 Minuten ziehen lassen. Legen Sie ein Baumwolltuch in den ausgekühlten Tee, wringen Sie es gut aus und wickeln Sie es um die betroffene Körperstelle. Fixieren Sie den Umschlag mit einem Außentuch.
Forscher einer deutschen Universität testeten Arnika-Auflagen in Kombination mit Lavendelmilchbädern mit anschließender Schwitzpackung an 17 Patienten als Therapie gegen Rückenschmerz. Alle Probanden stuften ihren Schmerz danach deutlich geringer ein.

Weißkohl (Brassica oleracea)
Kohl mildert ebenfalls die Entzündungen oberflächlich liegender Venen. Er wird in Form von kalten Wickeln angewendet.

Kalter Kohlwickel
Drücken Sie die frischen Kohlblätter leicht an, sodass ein wenig Saft austritt. Legen Sie die Blätter dann überlappend auf die betroffene Körperstelle und binden Sie alles mit einem Tuch fest. Lassen Sie den Wickel mindestens 1 Stunde, aber nicht länger als 12 Stunden einwirken. Erneuern Sie den Umschlag, sobald sich die Blätter bräunlich verfärben.

Zaubernuss (Hamamelis virginiana)
Ringelblume (Calendula officinalis)

Zur Behandlung eines offenen Geschwürs an den Beinen sind die Anwendung von Hamamelis- oder Ringelblumensalben zu empfehlen. Auch Teeumschläge sind hilfreich. Beide Pflanzen wirken beruhigend und fördern den Heilungsprozess. Salben und Tee sind in der Apotheke erhältlich. Darüber hinaus werden Ringelblumensalben heute zur postoperativen Wundpflege – auch bei Wundheilungsstörungen und Druckgeschwüren (Dekubitus) – angewandt.
Die Zaubernuss stammt ursprünglich aus dem Osten Nordamerikas und wird seit längerem in Europa kultiviert. Sie wirkt entzündungshemmend und abschwellend und findet daher ihr Einsatzgebiet bei Hämorrhoiden, Krampfadern, Haut- und Schleimhautentzündungen.
Umschläge und Salben müssen regelmäßig angewendet werden.

Was kann man noch tun?

- Stützstrümpfe und Kompressionsmaßnahmen unterstützen die Venenfunktion und fördern den besseren Abtransport von Blut aus den Beinen. Sie können erblich belasteten Personen und solchen, die berufsbedingt viel Zeit stehend verbringen müssen, auch prophylaktisch empfohlen werden.
- Regelmäßige Bewegung fördert die Durchblutung und hilft so bei Venenproblemen. Spaziergänge oder leichte Fußgymnastik haben sich dabei besonders bewährt.
- Außerdem sollten Betroffene viel trinken – bis zu 2,5 Liter täglich. Dadurch wird das Blut verdünnt und kann leichter durch den Körper transportiert werden. Das Rauchen sollte generell aufgegeben werden.
- Langes Stehen und Sitzen sollte möglichst vermieden werden.
- Zur Vorbeugung gegen offene Beingeschwüre sollte die Haut möglichst elastisch gehalten und mit viel Feuchtigkeit versorgt werden: Pflegecremes verwenden!

ERKRANKUNGEN DER ATEMWEGE

Chronische Bronchitis

Eine chronische Bronchitis besteht, wenn in zwei aufeinander folgenden Jahren in mindestens drei Monaten hintereinander Husten mit Auswurf erfolgt. Der Auswurf kann dabei schleimig, eitrig oder blutig sein.
Die Hauptursache der chronischen Bronchitis ist der langjährige Nikotinmissbrauch.

Wir möchten hier darauf hinweisen, dass jahrelanges Rauchen extrem gesundheitsschädlich und niemals mit einem langen Leben vereinbar ist. Jede Zigarette, die Sie weniger rauchen, ist ein Schritt zu einem längeren und gesünderen Leben!

Vom Lungenkrebs (Bronchuskarzinom)

Der Lungenkrebs ist eine traurige Berühmtheit; er ist für 25 % aller Karzinome verantwortlich und stellt die häufigste Krebserkrankung des Mannes bzw. die zweithäufigste der Frau dar. Für rund 85 % aller Lungenkrebsfälle ist das Rauchen direkt verantwortlich, allerdings gibt es auch genetische Faktoren sowie andere Schadstoffe, die die Erkrankungen provozieren können. Dazu zählen Chromverbindungen, Arsen- und Asbestverbindungen sowie radioaktive Strahlung. Wenn diese Schadstoffbelastung mit Rauchen kombiniert wird, steigt das Risiko nochmals an. Rauchen ist im Übrigen nicht nur für fast alle Lungenkrebsfälle verantwortlich, sondern begünstigt auch die Entstehung der Lungenüberblähung (Emphysem), chronischer Bronchitis und Asthma. Daneben gilt es als bedeutender Risikofaktor des Zungen-, Rachen-, Kehlkopf-, Blasen-, Nieren-, Bauchspeicheldrüsen-, Prostata- und Gebärmutterhalskrebses. Unglücklicherweise verursacht der Lungenkrebs im Frühstadium fast keine oder nur unspezifische Beschwerden, sodass Brustschmerzen oder Husten oft anders gedeutet werden. Treten schließlich gröbere Probleme wie blutiger Husten oder Atemnot auf, ist meist schon ein fortgeschrittenes Stadium erreicht. Die Diagnose Lungenkrebs wird durch bildgebende Verfahren (Lungenröntgen, Computertomographie) und durch Gewebeentnahme gestellt. Trotz verschiedener moderner Therapiemöglichkeiten wie Operation, Chemo- und Strahlentherapie ist die Prognose dieser Erkrankung schlecht. Die meisten Patienten sind bei der Diagnosestellung bereits inoperabel.

Aber auch schlechte, verschmutzte Atemluft und häufige Infektionen des Respirationstraktes begünstigen die Entstehung einer chronischen Bronchitis. In Ländern mit schlechten Umweltstandards, wie etwa den postkommunistischen Staaten, leiden wesentlich mehr Menschen, insbesondere Kinder, an Asthma und chronischer Bronchitis als in Ländern mit hoher Luftqualität. Auch in den Großstädten ist im Vergleich mit der Landbevölkerung ein ähnlicher Trend zu verzeichnen. Chronische Infekte der Atemwege können zur Entstehung von Asthma bronchiale führen.
Auf Grund einer Funktionsstörung der Flimmerhärchen wird das Bronchialsekret ungenügend weitertransportiert (von den Lungen in Richtung Atemwege) und führt so zu Atemnot und mangelnder Leistungsfähigkeit. Die pflanzliche als auch die chemische Behandlung beruht vor allem auf zwei Säulen: Einerseits muss die Bildung des Bronchialsekrets vermindert und der bestehende Schleim aufgelöst werden, damit die Atmung erleichtert wird. Andererseits soll der Hustenreiz gelindert werden, damit das allgemeine Wohlbefinden gesteigert wird.

Welche Heilkräuter eignen sich?

Anis (Pimpinella anisum)
Anis wirkt, wie auch seine Verwandten, nämlich Kümmel, Fenchel und Dille, schleimlösend und wird schon seit der Antike bei Atemwegserkrankungen und Verdauungsstörungen eingesetzt. Verwendet werden die Früchte, die Anethol, ein ätherisches Öl, enthalten.

Anistee
2 Teelöffel getrocknete Anisfrüchte mit 2 Tassen heißem Wasser übergießen und 10 Minuten ziehen lassen. Über den Tag verteilt mehrere Tassen trinken.

Thymian (Thymus vulgaris)
Thymian wirkt krampf- und schleimlösend und wird schon von Dioskurides als Mittel gegen Asthma empfohlen. Das Kraut enthält ätheri-

sche Öle, Flavonoide und Gerbstoffe. Thymian ist auch ein hervorragendes Gewürz.

Thymianöl-Inhalation
Das Thymianöl eignet sich vor allem zur Inhalation. Am besten wirkt es, wenn man es mit Latschenkiefer- und Minzöl kombiniert. Dazu 1 Liter Wasser zum Kochen bringen, kurz stehen lassen, in eine Schüssel geben und je 2 Tropfen der Öle zugeben und mischen. Ein Handtuch über den Kopf geben, den Kopf über die Schüssel halten und etwa 15 Minuten inhalieren. Nach dem Inhalieren das Gesicht trocknen und sich ins Bett legen, damit man sich nicht erkältet.

Eukalyptus (Eucalyptus dives)
Eukalyptus wirkt schleimlösend und erfrischend. Er kann gut als Aromatherapie, aber auch als Sauna-Aufguss verwendet werden.

Eukalyptusöl
15 ml Eukalyptusöl mit 150 ml Jojobaöl (wird als Basisöl verwendet) gut mischen.
Auf die Brust auftragen und gut einmassieren.

Als Badezusatz
1 Esslöffel Eukalyptusöl mit 1 Eigelb und 1/4 l Schlagobers vermischen und ins Badewasser geben. Das Bad sollte dabei eine Temperatur von 38° C nicht überschreiten. Nicht länger als 20 Minuten baden. Nach dem Baden gründlich abtrocknen und anziehen, damit man sich nicht erkältet!

Um die Wirkung zu optimieren, empfiehlt es sich, das Eukalyptusöl mit Latschenkieferöl zu mischen.

Spitzwegerich (Plantago lanceolata)
Spitzwegerich wirkt gegen Hustenreiz. In der Medizin kommen die Blätter zur Anwendung, die Flavonoide, Gerbstoffe und Iridoidglykoside sowie Kieselsäure enthalten.

Spitzwegerichtee
2 Teelöffel Spitzwegerich mit 2 Tassen heißem Wasser übergießen und 10 Minuten ziehen lassen. Über den Tag verteilt mehrere Tassen trinken.

Neben den oben beschriebenen Heilpflanzen wirken auch Latschenkiefer, Minze und Pfefferminze (Mentha piperita) schleimlösend!

Gebräuchlicher Eibisch (Althaea officinalis)
Der Eibisch ist ein Malvengewächs; es werden sowohl seine Wurzeln als auch die Blätter verwendet. Der Eibisch wirkt in den Atemwegen reizlindernd, indem er die Flimmerhärchen der Bronchien beruhigt und körpereigene Immun-„Fresszellen" aktiviert. Darum wird dieses Heilkraut bei Schleimhautreizungen im Bronchial- und Rachenbereich und dem damit verbundenen, trockenen Reizhusten eingesetzt.

Eibischtee aus der Wurzeldroge
3 g fein geschnittene Althaea radix auf eine Tasse mit kaltem Wasser ansetzen und 30 Minuten ziehen lassen, danach abseihen und erwärmen, aber nicht kochen. Bis zur Besserung des Reizhustens anwenden.

Eibischtee aus der Blätterdroge
2 g auf eine Tasse mit kaltem Wasser ansetzen. 1–2 Stunden mazerieren und anschließend abseihen. Den erwärmten Tee 2–3-mal täglich trinken, bis sich der Husten bessert.

Huflattich (Tussilago farfara)
Der Huflattich war bereits in der Antike gut bekannt. Wie der lateinische Name schon verrät, eignet sich Huflattlich bevorzugt als Hustenmittel. Er wirkt reizlindernd und entzündungshemmend bei Katarrhen der Atwemwege mit Husten und Heiserkeit.

Huflattichblättertee
2 g Huflattichblätter auf 1 Tasse mit kochendem Wasser aufgießen und 10 Minuten ziehen lassen.

Die maximale Tagesdosis von 5 g Huflattichblättern sollte nicht überschritten werden, da ihren Inhaltsstoffen im Tierexperiment lebertoxische Wirkung nachgewiesen wurde. Die therapeutische Anwendung soll deswegen maximal 4–6 Wochen pro Jahr dauern. Verwenden Sie nicht Blütenstände, Kraut und Wurzeln, sondern nur die Huflattichblätter!

PROBLEME DES VERDAUUNGSTRAKTES

Reizmagen

Der Reizmagen ist eines der häufigsten Beschwerdebilder in der ärztlichen Praxis und hat in den letzten Jahren stark zugenommen. Hauptursachen sind unser heutiger Lebensstil: Stress, ungesunde Ernährung und zu wenig Zeit zum Essen. Das führt dazu, dass zu viel und wenig schonende Nahrung (Fastfood) eingenommen wird. Auch Alkohol, Nikotin oder psychische Belastungen sind ungünstige Faktoren. Auch das so genannte Reizdarmsyndrom (Colon irritabile) spielt eine Rolle in der Entstehung des Reizmagens. Es kommt dabei zu einer zu langsamen Magenentleerung, das heißt, die Nahrung verbleibt zu lange im Magen und führt dort auf Grund des erhöhten Ausstoßes an Magensäure zu Entzündungen der Schleimhaut. Die Schleimhautentzündung (Gastritis) kann unbehandelt zur Entstehung eines Magengeschwürs führen.

Die Symptome des Reizmagens sind vielfältig und äußern sich in Sodbrennen, Völlegefühl, Aufstoßen, Bauchschmerzen und Blähungen. Unbehandelt kann der Reizmagen zu schweren Entzündungen der Magenschleimhaut und der Speiseröhre bis hin zu Magengeschwüren und Magenkrebs führen.

Bei der Therapie des Reizmagens müssen Magen- und Darmtätigkeit angeregt werden, damit die Magenentleerung beschleunigt wird. Dies kann man mit Heilkräutern, aber auch mit regelmäßiger körperlicher Bewegung erreichen. Zweitens muss man die Zellen stimulieren, die für die Produktion des Magensaftes zuständig sind. Diese liegen in der Magenwand, in der Leber und in der Bauchspeicheldrüse.

Liegt jedoch bereits eine Gastritis oder ein Magengeschwür vor, ist diese Maßnahme nicht mehr richtig. Deshalb ist es unbedingt erforderlich, dass Sie Ihre Magenbeschwerden vorher von einem Arzt abklären lassen!

Drittens ist eine dauerhafte Umstellung der Ernährung sehr wichtig. Dabei sollte man vor allem auf eine abwechslungsreiche, fettarme, ballaststoffreiche Kost achten, die man mit Ruhe verzehrt, also ohne Stress und Zeitdruck.

Welche Heilkräuter eignen sich?

Weißkohl (Brassica oleracea)
In der Kräuterheilkunde werden die großen, saftigen Blätter des Weißkohls verwendet. Sie enthalten Vitamine (B und C), Mineralien, Spurenelemente und Ballaststoffe. Außerdem besitzt der Weißkohl den so genannten Anti-Ulkus-Faktor, der für die Behandlung von Magengeschwüren verwendet wird. Da Kohl grundsätzlich blähend wirkt, empfehlen wir den Frischpress-Saft.

Weißkohlsaft
Den Weißkohl auspressen, bis man ca. 1 Liter Saft erhalten hat. Jeweils nach dem Essen 1 Glas trinken.

Nicht länger als 4 Wochen anwenden!

Angelikawurzel (Angelica archangelica)
Angelika ist eine Pflanze des Nordens, darum wird sie in den ältesten klösterlichen Heilschriften noch nicht erwähnt. Ihren Siegeszug in die mitteleuropäischen Länder feierte sie während der ersten großen Pestwelle am Ende des 14. Jahrhunderts. Die Angelikawurzel regt die Verdauung an, wirkt antibakteriell und krampflösend. Die Wurzel enthält Bitterstoffe und ätherische Öle, die die Magensaftsekretion anregen.

Angelikawurzeltee
4 gehäufte Teelöffel in 1/2 Liter kaltes Wasser geben, aufkochen und 4 Minuten ziehen lassen. Jeweils vor den Mahlzeiten 1 Tasse trinken.

Ingwer (Zingiber officinale)
Der Ingwer ist zwar keine einheimische Pflanze, wurde aber dennoch schon in der Klostermedizin verwendet. Er wird in der asiatischen Heilkunst gegen Übelkeit und Erbrechen und von karibischen Fischern schon seit Jahrhunderten gegen die Seekrankheit eingesetzt. In der islamischen Welt gilt Ingwer auch als Aphrodisiakum. Verwendet wird die Ingwerwurzel mit ihren ätherischen Ölen und Stoffen wie Gingerol und Shogaol.

Ingwerwurzeltee
2 Teelöffel geriebene Ingwerwurzel mit 2 Tassen heißem Wasser 10 Minuten ziehen lassen und jeweils 1 Tasse vor den Mahlzeiten trinken.

Artischocke (Cynara scolymus)
Es werden vor allem die Blätter der Artischocke verwendet, die Bitterstoffe und Flavonoide enthalten. Die Artischocke senkt den Cholesterinspiegel und trägt so zu einer gesunden Verarbeitung der Nahrung bei. Außerdem regt sie den Gallenfluss an und fördert die Fettverdauung.

In der Apotheke sind gute Artischockenpräparate als Dragees oder Kapseln erhältlich.

Galgant (Alpinia officinarum)
Der Galgant war und ist in Indien sehr beliebt und kam vermutlich durch arabische Kaufleute nach Europa und in die Heilkundebücher unserer Klöster. Die Wurzel enthält Gingerole, Flavonoide und Gerbstoffe, die als krampflösend und antibakteriell bekannt sind. Dadurch wirkt er besonders gut bei Verdauungsbeschwerden und besitzt eine vergleichbare Wirkung wie der Ingwer.

Galgantwurzeltee
2 Teelöffel geriebene Galgantwurzel mit 2 Tassen heißem Wasser 10 Minuten ziehen lassen und jeweils 1 Tasse vor den Mahlzeiten trinken.

Erdrauch (Fumaria officinalis)
Das Erdrauch-Kraut enthält Alkaloide, Flavanoide und Bitterstoffe und wirkt krampflösend, ist jedoch in größeren Dosen giftig und deshalb vorsichtig zu dosieren. Bei Verdauungsbeschwerden und Gallenproblemen sollte man das Kraut vor allem als Tee zubereiten.

Erdrauchkrauttee
2 nicht gehäufte Teelöffel Erdrauchkraut in 1/2 Liter heißem Wasser 15 Minuten ziehen lassen und jeweils vor den Mahlzeiten 1 Tasse trinken.

Magenschleimhautentzündung (Gastritis) und Sodbrennen (Reflux)

Von der Gastritis

Die häufigsten Ursachen sind – wie auch beim Reizmagen – ungesunde Ernährung, häufiger Alkoholgenuss und Rauchen. Auch einige Medikamente (wie Aspirin®) können zu einer Gastritis führen, wenn sie chronisch ohne Magenschutzmaßnahmen angewendet werden. Sehr häufig ist auch das Bakterium Helicobacter pylori der Verursacher einer Magenschleimhautentzündung. Diese ist mit Antibiotika zu behandeln, da sie unbehandelt große Beschwerden verursachen kann. Außerdem muss man darauf achten, dass die akute Entzündung nicht in eine chronische Entzündung übergeht, da diese schwerer zu behandeln ist. Symptome der Gastritis sind Bauchschmerzen, saures Aufstoßen und Übelkeit. Für die Entstehung der Gastritis gibt es also drei Gründe:

Gastritis Typ A: autoaggressive Gastritis vom Immuntyp, vergesellschaftet mit perniziöser Anämie. Seltenes Vorkommen.
Gastritis Typ B: das Bakterium Helicobacter pylori als Auslöser der Entzündung.
Gastritis Typ C: chemisch-toxische Einflüsse schädigen die Magenschleimhaut.

Die Therapie besteht aus der Linderung der Beschwerden, der Umstellung der Ernährung, der Keimhemmung und der Blockierung der Magensäurebildung. Die genaue Diagnose der Gastritis ergibt sich aus dem Befund der Magenspiegelung. Diese sollte bei länger anhaltenden Magenbeschwerden auf alle Fälle durchgeführt werden, da nur durch diesen kurzen Eingriff der Magenkrebs verlässlich und mittels Gewebeentnahme ausgeschlossen werden kann. Häufig ist die Entzündung der Magenschleimhaut auch mit der so genannten „Refluxkrankheit" verbunden. „Reflux" bedeutet, dass saurer Mageninhalt in die Speiseröhre aufgestoßen wird. Die Folge ist das bekannte Sodbrennen, bei dem Schmerzen bis hinter das Brustbein auftreten können. Dieser „Brustschmerz" muss dann vom Arzt von der Schmerzkonstellation eines Herzinfarkts unterschieden werden. Die Medizin teilt die Refluxkrankheit in mehrere Schweregrade ein, die ebenfalls mittels Spiegelung diagnostiziert werden. Die Riskofaktoren für die Refluxkrankheit ähneln denen der Gastritis; hinzu kommen noch anatomische Besonderheiten und Übergewicht.

Welche Heilkräuter eignen sich?

Die Blätter des Weißkohls eignen sich für die Behandlung von Magengeschwüren. Nachdem Kohl grundsätzlich blähend wirkt, empfehlen wir den Frischpress-Saft (siehe S. 244).

Leinsamen (Linum usitatissimum)
Der wichtigste Bestandteil des Leinsamens sind die Ballaststoffe, die eine Schleimschicht bilden und so die Magenschleimhaut schützen.

Leinsamen
4 Esslöffel Leinsamen (aus einem Naturkostladen) in einem ½ Liter Wasser über Nacht einweichen. Vor dem Verzehr kurz aufwärmen und über den Tag verteilt essen. Man muss darauf achten, dass man genügend Flüssigkeit zu sich nimmt, da Leinsamen im Magen noch weiter aufquillt und dem Körper viel Flüssigkeit entzieht. Bekömmlicher ist es, den aufgequollenen Leinsamen in ein Müsli oder Joghurt zu mischen.

Kamille (Matricaria recutita)
Man verwendet die Blüten der Kamille, die Flavonoide, Schleimstoffe und ätherische Öle enthalten. Die Kamille wirkt entzündungshemmend und antibakteriell sowie krampflösend.

Kamillentee
2 Esslöffel getrocknete Kamillenblüten mit 2 Tassen heißem Wasser 15 Minuten ziehen lassen und jeweils vor den Mahlzeiten trinken. In akuten Fällen kann auch stündlich 1 Tasse getrunken werden.

Schafgarbe (Achillea millefolium)
Es werden die Wurzel und die Blüte der Schafgarbe verwendet, die Gerbstoffe, ätherische Öle und Mineralstoffe enthalten. In ihrer Wirkung ist sie mit der Kamille vergleichbar, denn auch sie wirkt entzündungshemmend, antibakteriell und krampflösend.

Schafgarbetee
3 Teelöffel getrocknete Schafgarbe mit ¾ Liter heißem Wasser aufgießen und 10 Minuten ziehen lassen. Jeweils vor den Mahlzeiten 1 Tasse trinken.

Magen- oder Zwölffingerdarmgeschwür

Das Magen- oder Zwölffingerdarmgeschwür ist häufig eine Folge einer chronischen Magenschleimhautentzündung oder einer unbehandelten Helicobacter-pylori-Infektion.
Seltener wird ein Geschwür durch Selbstmedikation von Medikamenten ausgelöst, wie etwa durch falsche Anwendung der Acetylsalicylsäure, dem Wirkstoff des Aspirin®. Raucher erkranken häufiger an Magengeschwüren als Nichtraucher.

Auch hier gilt: Sich unbedingt von einem Arzt behandeln lassen und nicht selbst therapieren!
Heilkräuter können zur Linderung der Symptome und zur Keimreduktion eingesetzt werden.

Im Unterschied zur Gastritis und Refluxerkrankung liegen beim Geschwür (Ulkus) bereits sichtbare Defekte der Magen- oder Darmschleimhaut vor; die Schädigung ist also bereits fortgeschritten. Geschwüre entstehen meistens im Magen, dem Zwölfingerdarm und der Speiseröhre und können dort zur Entstehung von bösartigem Zellwachstum führen.
Bei vernünftiger Lebensweise und angemessener Therapie können die Geschwüre allerdings wieder verheilen.

Welche Heilkräuter eignen sich?
Auch bei diesen Beschwerden eignet sich eine Therapie mit Weißkohl (siehe S. 244).

Süßholzwurzel (Glycyrrhiza glabra)
Es wird die Wurzel mit ihren Saponinen, Cumarinen, Phytosterolen und Schleimstoffen verwendet, die entzündungshemmend wirken und so die Abheilung von Magengeschwüren beschleunigen.

Süßholzwurzeltee
2 Teelöffel Süßholzwurzel mit 2 Tassen heißem Wasser 15 Minuten ziehen lassen und jeweils vor den Mahlzeiten 1 Tasse trinken.

Süßholzwurzel darf nicht länger als 1 Monat und täglich nicht mehr als 10 g eingenommen werden. Fragen Sie deshalb Ihren Arzt oder Apotheker!

Kamille (**Matricaria recutita**)
Man verwendet die Blüten der Kamille, die Flavonoide, Schleimstoffe und ätherische Öle enthalten. Die Kamille wirkt entzündungshemmend und antibakteriell sowie krampflösend.

Kamillentee
2 Teelöffel getrocknete Kamillenblüten mit 1 Tasse heißem Wasser 15 Minuten ziehen lassen und jeweils vor den Mahlzeiten 1 Tasse trinken. Bei akuten Beschwerden kann man auch stündlich 1 Tasse trinken.

Was kann man noch tun?

- Entzündungen und Geschwüre der Schleimhäute, des Magens, der Speiseröhre und des Zwölffingerdarms kann man gut mit Maßnahmen des Lebensstils bekämpfen.
- Langsam und gemütlich essen! Gut gekaut ist halb verdaut.
- So gut wie möglich sollte man schlechte Einflüsse wie Alkohol, Rauchen und Stress ausschalten.
- Üppige und spätabendliche Mahlzeiten sollten unbedingt vermieden werden.
- Die alten Azteken kannten ein Mittel gegen Magengeschwüre: Chilis. In jenen Gegenden Südamerikas, wo viele Chilis konsumiert werden, ist das Auftreten von Magengeschwüren sehr selten. Der in Chilis, Paprika und Pfefferoni enthaltene Wirkstoff Capsaicin fördert nämlich die Magendurchblutung und erhöht so seine Widerstandskraft. Es spricht also einiges dafür, seine Mahlzeit zweimal pro Woche mit ein paar Chilis zu „verschärfen“!
- Gewichtsreduktion!

Reizdarm (Colon irritabile)

Der Reizdarm ist eine recht häufige Erkrankung – vor allem bei Frauen – mit zahlreichen und unterschiedlichen, diffusen Beschwerden. Sie belasten den Patienten oft sehr, sind aber schwierig nachzuweisen. Hauptursachen sind – wie beim Reizmagen – unser heutiger Lebensstil:

Stress, ungesunde Ernährung und zu wenig Zeit zum Essen führen dazu, dass zu viel und schlechte Nahrung (Fastfood) zu sich genommen wird. Auch Alkohol und Nikotin oder Depressionen und starke Trauer sind ungünstige Faktoren. Beim Reizdarm kommt es zu anfallsartigen Bauchkrämpfen mit einem häufigen Wechsel zwischen Verstopfung, Durchfall und Blähungen. Lang andauernde Beschwerden können daher auch Gewichtsverlust und Mangelernährung zur Folge haben. Vielfach spielen auch psychische Faktoren bei der Entstehung des Reizdarms ein Rolle. Familiäre und berufliche Stresssituationen und selbst auferlegter Druck werden oft auf das Verdauungssystem projiziert. In den Vereinigten Staaten von Amerika ist dieses Beschwerdebild besonders häufig. Gegenwärtig werden verschiedene Medikamente zur Behandlung des Reizdarmsyndroms entwickelt; ihnen wird ein Marktpotenzial in Milliardenhöhe vorausgesagt.

Vorsicht: Unregelmäßige Verdauungstätigkeit mit abwechselnden Phasen von Verstopfung und Durchfall, eventuell mit Blutbeimengung sowie Gewichtsverlust können auch Anzeichen eines Darmkrebses sein! Zum Ausschluss dieser Erkrankung sollte eine Darmspiegelung durch den Facharzt durchgeführt werden.

Welche Heilkräuter eignen sich?

Leinsamen (Linum usitatissimum)
Der wichtigste Bestandteil des Leinsamens sind die Ballaststoffe, die eine Schleimschichte bilden, die die Schleimhaut des Verdauungstraktes schützt. Ferner wirkt er als Füll- und Quellmittel und – durch die Erhöhung der Peristaltik – als Abführmittel.

Leinsamen:
4 Esslöffel Leinsamen (aus einem Naturkostladen) in einem 1/2 Liter Wasser über Nacht einweichen. Vor dem Verzehr kurz aufwärmen und über den Tag verteilt essen. Man muss darauf achten, dass man genügend Flüssigkeit zu sich nimmt, da Leinsamen im Magen noch weiter aufquillt und dem Körper viel Flüssigkeit entzieht. Bekömmlicher ist es, den aufgequollenen Leinsamen in ein Müsli oder Joghurt zu mischen.

Fenchel (Foeniculum vulgare)
In der Medizin werden im Gegensatz zur Kochkunst nicht die Knolle, sondern die Samen verwendet.
Diese enthalten Sterole und Flavonoide, die eine krampflösende und entzündungshemmende Wirkung besitzen. Die Darmtätigkeit wird angeregt. Die Wirkung des Fenchels ist äußerst mild, sodass er auch bei Babys und Kleinkindern angewandt wird.

Fencheltee
2 Teelöffel Fenchelsamen mit 2 Tassen kochendem Wasser 15 Minuten ziehen lassen und mehrmals täglich 1 Tasse trinken.

Fenchelknollen sind fixer Bestandteil der hohen Kochkunst. Gedämpft oder mit Käse überbacken bieten sie eine äußerst bekömmliche, wohlschmeckende und magenschonende Beilage zu allen Fleischgerichten.

Indische Flohsamenschalen (Plantago afra)
Indische Flohsamenschalen wirken als Füll- und Quellmittel; dadurch wird die Peristaltik erhöht und ein Abführeffekt erzielt. Der Wirkungseintritt ist nach 12 Stunden bis 3 Tagen zu erwarten.

Indische Flohsamenschalen
10 g Indische Flohsamenschalen mit 2 Gläsern Wasser zu sich nehmen. Man muss darauf achten, dass man viel trinkt, da Indische Flohsamenschalen im Magen noch weiter aufquellen und dem Körper viel Flüssigkeit entziehen. Einnahme morgens und abends.

Kümmel (Carum carvi)
Verwendet werden die getrockneten Kümmelfrüchte, die reich an ätherischen Ölen und Flavonoiden sind.
Die Kümmelfrucht ist Gewürz- und Heilmittel gleichzeitig. Sie fördert die Speichel- und Magensaftbildung, wirkt krampflösend, antimikrobiell und entblähend. Kümmeltee oder die gestoßenen Früchte als solche genossen werden bei Völlegefühl, krampfartigen Magen-Darm-Störungen und Blähungen eingesetzt.

Kümmeltee
1,5 g frisch gestoßene Kümmelfrüchte auf 1 Tasse mit kochendem Wasser übergießen und 10 Minuten ziehen lassen. 2–3-mal täglich eine Tasse trinken.

Minze und Pfefferminze (**Mentha piperita**)
Minze und Pfefferminze wirken schleimlösend.

Pfefferminztee
3 Esslöffel Pfefferminzblätter mit 2 Tassen heißem Wasser 15 Minuten ziehen lassen und mehrmals täglich 1 Tasse trinken.

Was kann man noch tun?
- Erforschen Sie Ihre Seele nach möglichen Konfliktherden und versuchen Sie diese selbst oder mit Hilfe von außen zu lösen.
- Schalten Sie öfter ab und reinigen Sie Ihren Geist immer wieder vom Ballast des Alltags.

Verstopfung (Obstipation)

Bei der Verstopfung unterscheidet man zwei Formen: entweder eine zu seltene oder eine zu harte Stuhlentleerung, die mit Schmerzen einhergehen kann. Die Verstopfung wird vor allem durch schlechte, ballaststoffarme Ernährung, Bewegungsmangel und unzureichende Flüssigkeitszufuhr verursacht. Bei der so genannten „spastischen Obstipation" liegen meist psychische Ursachen vor. Diese Patienten sind oft schlank und sehr nervös.

Vorsicht: Nicht jede verzögerte Darmentleerung ist eine Verstopfung und muss deswegen auch nicht gleich behandelt werden! Die „normale" Stuhlfrequenz ist individuell unterschiedlich und variiert von 2-mal täglich bis 2-mal pro Woche.

Die Verstopfung behandelt man am besten mit Mitteln, die die Darmtätigkeit anregen oder die als Füll- und Quellmittel wirken.

Alle empfohlenen Abführmittel sollten nicht länger als 2–3 Wochen eingenommen werden, da dies zu Elektrolytverschiebungen führen kann. Sollte die Verstopfung nicht besser werden, müssen Sie unbedingt einen Arzt aufsuchen! Ebenso sollten Abführmittel keinesfalls als Schlankmacher eingesetzt werden.

Welche Heilkräuter eignen sich?

Leinsamen und *Indische Flohsamenschalen* sind bewährte Naturmittel bei Darmträgheit (siehe S. 250, 251).

Aloe (Aloe barbadensis)
In der Medizin werden die Blätter der Aloe ausgepresst. Dieser Saft enthält Anthranoide und ist eines der stärksten Abführmittel. Außerdem verhindert er die Wasserresorption im Dickdarm; so kann der Stuhl leichter ausgeschieden werden.

Feige (Ficus carica)
Der Feigenbaum ist im gesamten Mittelmeerraum heimisch und kann in entsprechenden Klimazonen weltweit kultiviert werden. Man verwendet die frischen, getrockneten oder gebrannten Früchte. Die Milch des Feigenbaums hingegen kann bei Hautkrankheiten und Geschwüren der Mundhöhle angewandt werden.

Rohe Feigen, 3–5 Stück pro Tag verzehrt, wirken abführend und regen die Darmtätigkeit an.

Was kann man noch tun?

- Das beste Mittel zur Anregung der Darmtätigkeit ist ballaststoffreiche Ernährung und körperliche Betätigung. Wenn man zu viel liegt, wird auch der Darm faul!
- Trinken Sie reichlich!
- Führen Sie sich außerdem öfter ein traditionelles Gericht des deutschsprachigen Raums zu: Sauerkraut. Sauerkraut ist vitaminreich, abführend und hemmt das Wachstum verschiedener bösartiger Tumore.
- Gewöhnen Sie Ihrem Darm eine zeitlich regelmäßige Entleerung an (siehe Benediktsregel, S. 36–38).

Leber- und Gallebeschwerden

Die Leber ist unser Entgiftungsorgan. Viele giftige Substanzen, die wir in unserem Leben mit der Nahrung, dem Wasser, Medikamenten aufnehmen, werden in die Leber transportiert und durch verschiedene biochemische Prozesse in ungefährliche Stoffe umgewandelt. Auch die Verstoffwechslung des Alkohols findet hier statt (Leberzirrhose bei langjährigem Alkoholmissbrauch!). Demnach ist es verständlich, dass die Leber ständig stark beansprucht wird und wir deshalb darauf achten sollten, sie so wenig wie möglich zu belasten.
Eine weitere zentrale Rolle unserer Leber ist die Bildung der Gallenflüssigkeit, die die Fettverdauung regelt. Kommt es zu Fehlern in der Zusammensetzung der Gallenflüssigkeit oder gar zu mangelnder Bildung, führt dies zu krampfartigen Bauchschmerzen, Fettstühlen, Übelkeit und Blähungen.
Fehlende Gallenflüssigkeit kann einerseits durch mangelhafte Neubildung, die durch Funktionsstörungen der Leber bedingt ist, oder durch Gallensteine, die die Ausführgänge verschließen, zustande kommen. Gallensteine sind meistens ausgefallene Cholesterinkristalle, die sich im Laufe der Zeit vergrößern und zu Steinen werden können. Risikofaktoren hierfür sind mittleres bis höheres Lebensalter, Übergewicht, Blutfetterhöhung, Entzündungen der Gallenwege, aber auch die Einnahme der „Pille" oder einer Östrogenersatztherapie im Wechsel. Auch in der Schwangerschfaft kommen Gallensteine öfter vor.

Große Gallensteine führen nach jeder Mahlzeit zu starken Schmerzen (Gallenkolik) und müssen unbedingt von einem Arzt behandelt werden!

Solange die Gallensteine nicht allzu groß sind und keine wirkliche Abflussbehinderung in der Gallenblase darstellen, können zur Schmerzlinderung und Verbesserung der Verdauung Kräuter eingesetzt werden.

Welche Heilkräuter eignen sich?

Schöllkraut (Chelidonium majus)
Das Schöllkraut gehört zur Familie der Mohngewächse. In der Medizin werden die Blätter verwendet, die Alkaloide enthalten. Diese Alkaloide

wirken krampflösend und verdauungsfördernd. Außerdem wird die Gallentätigkeit angeregt.

Erdrauch (Fumaria officinalis)
Auch der Erdrauch zählt zu den Mohngewächsen. Verwendet wird das Kraut, das Schleimstoffe, Alkaloide und Flavonoide enthält. Der wichtigste Wirkstoff jedoch ist das Fumarin. Dieser wirkt krampflösend und verdauungsfördernd, die Gallentätigkeit wird angeregt.

Erdrauchkrauttee
4 Teelöffel Erdrauchkraut mit 1 Tasse kochendem Wasser 15 Minuten ziehen lassen. 3-mal täglich vor den Mahlzeiten trinken.

Schwarzer Rettich (Raphanus sativus)
Die Wurzel des Rettichs enthält Senfölglykoside (daraus wird auch das Senföl gewonnen). Dieses Öl wirkt stark verdauungsfördernd und hilft deshalb Krämpfe zu lösen.

Rettichwurzelsaft
Eine schwarze Rettichwurzel beim Gemüsehändler kaufen, schälen und in einer Saftpresse auspressen. Dreimal täglich vor den Mahlzeiten 4 Teelöffel nehmen.

Der Saft sollte nicht länger als 5 Wochen eingenommen werden, da die Rettichwurzel die Magenschleimhäute reizen kann.

Artischocke (Cynara scolymus)
Es werden vor allem die Blätter der Artischocke verwendet, die Bitterstoffe und Flavonoide enthalten. Die Artischocke senkt den Cholesterinspiegel und trägt so zu einer gesunden Ernährung bei. Außerdem regt sie den Gallenfluss an und fördert die Fettverdauung.

Artischockenblättertee
2 Teelöffel Artischockenblätter mit 2 Gläsern kochendem Wasser vermischen und 15 Minuten ziehen lassen. Dreimal täglich vor den Mahlzeiten 1 Tasse trinken.

Mariendistel (Silybum marianum)
Die Mariendistel findet bei toxischen Leberschäden, chronisch entzündlichen Lebererkrankungen und Leberzirrhose Anwendung. Die Früchte der Mariendistel sind reich an Flavonoiden (Silybinin und Phytosterine) und werden als Tee zubereitet.

Mariendistelfrüchtetee
5 g zerdrückte Früchte auf 1 Tasse mit kochendem Wasser übergießen und 10–15 Minuten ziehen lassen. 3-mal täglich 1 Tasse trinken.

Was kann man noch tun?
- Schöllkraut, Artischocke und Erdrauchkraut kann man auch als Präparate in der Apotheke kaufen!
- Ferner sollte man die Ernährung umstellen: weniger Fett, kleinere Portionen und keinen Kaffee!

STOFFWECHSEL

Der griechische Arzt und Philosoph Galen von Pergamon verfasste im 2. Jahrhundert n. Chr. die Lehre der vier Körpersäfte, die aus Blut, Schleim, schwarzer und gelber Galle bestehen würden. Die Vier-Säfte-Lehre prägte die Medizin noch bis ins 16. Jahrhundert grundlegend. Man dachte, dass Krankheiten auf die Unausgewogenheit der vier Säfte zurückzuführen seien und versuchte mit Methoden wie Schröpfen oder Aderlass, das Gleichgewicht der Säfte wiederherzustellen. Diese Vorgangsweisen sind auf Grund des heutigen Wissensstandes natürlich nicht mehr aktuell. Das Prinzip eines anderen klassischen Hausmittels zur Beseitigung der „schlechten Säfte" hat sich aber bis heute bewährt: die so genannten „Blutreinigungstees".
Blutreinigungstees regen die Leber- und Nierentätigkeit an. Damit wird die Harnproduktion gefördert, und Gift- und Abfallstoffe werden vermehrt aus dem Körper abtransportiert. Man „entschlackt". Neben der „Entschlackung" sind die stoffwechselfördernden Heilkräutertees auch zur Vorbeugung und Unterstützung von Krankheiten im Einsatz, die Spätfolgen eines schlechten Stoffwechsels sind: z. B. rheumatische Beschwerden und Steinerkrankungen (Nieren-, Blasensteine). Auch bei Harnwegsinfekten wird diese entwässernde Eigenschaft als unterstützende Maßnahme zur Ausspülung von Bakterien genutzt.

Ein gesunder Stoffwechsel stärkt demnach die Gesundheit langfristig und beugt altersbedingten Krankheiten, die aus Ablagerungserscheinungen resultieren, vor. Werden Sie also möglichst früh aktiv, um den Stoffwechsel langfristig zu stärken!

Wie kann man den Stoffwechsel fördern?

- Besonders wichtig für einen gesunden Stoffwechsel ist es, auf eine reichliche Flüssigkeitszufuhr zu achten! Trinken Sie mindestens 2 Liter pro Tag – am besten Wasser oder ungezuckerten Tee. So wird der Harn verdünnt, und es kommt weniger leicht zu Ablagerungen, wie Nieren- und Blasensteinen. Alkohol, süße Fruchtsäfte und Kaffee sollten nicht zum Ausgleich des Flüssigkeitshaushalts herangezogen werden.
- Bewegung hält Stoffwechsel und Kreislauf in Schwung – machen Sie regelmäßige Spaziergänge an der frischen Luft, sie sind eine gute Grundlage für einen gesunden Stoffwechsel!

<u>Welche Heilkräuter eignen sich?</u>

Heilkräuter können den Stoffwechsel durch ihre harnanregende und entwässernde Wirkung bei der „Entgiftung“ unterstützen. Vor allem *Löwenzahn, Brennnessel* und *Birke* haben sich zur Verwendung in Stoffwechseltees bewährt.

Löwenzahn (Taraxacum officinale)
Wie aus einem Schriftstück des arabischen Arztes Avicenna hervorgeht, war die harntreibende Wirkung des Löwenzahns bereits im 11. Jahrhundert n. Chr. bekannt. Darauf deutet auch der heutige wissenschaftliche Name des Löwenzahns hin: „Taraxacum“ hat arabische Wortwurzeln und bedeutet übersetzt so viel wie „Harn lassen“. In der Klosterheilkunde wurde Löwenzahn gegen Gallen- und Leberbeschwerden und auch bei Fieber eingesetzt.

Achtung: Löwenzahn darf nicht bei Erkrankungen der Galle (Entzündung, Steine, Verschluss) oder bei Verdacht auf Darmverschluss angewendet werden.

Heute weiß man, dass die Inhaltsstoffe des Löwenzahns die Nierenaktivität steigern, stark harntreibend wirken und zusätzlich noch die Gallenblasentätigkeit fördern. Es handelt sich hierbei um Bitterstoffe, Flavonoide, Mineralstoffe, Vitamin C und E. Sie stärken das Bindegewebe, was eine Anwendung des Löwenzahns bei arthrotischen Beschwerden sinnvoll macht.

Löwenzahntee
1–2 Teelöffel Löwenzahnwurzel und -kraut in 1 Tasse kaltem Wasser kurz aufkochen, 10 Minuten ziehen lassen und abseihen. Trinken Sie täglich 2–3 Tassen! Sie sollten den Tee wegen seiner entwässernden Wirkung aber nicht vor dem Schlafengehen trinken.

Probieren Sie im Frühling die jungen Löwenzahnblätter auch als Salat oder Brotbelag. Dies schmeckt nicht nur gut, sondern unterstützt die Teekur.

Große und kleine Brennnessel (Urtica dioica und Urtica urens)
In der Klostermedizin war die Brennnessel bei vielerlei Beschwerden im Einsatz, z. B. gegen Halsweh und Husten. Wegen der kleinen Härchen auf den Brennnesselblättern versuchte man sie laut der Signaturenlehre von Paracelsus als Haarwuchsmittel einzusetzen. Auch eine aphrodisierende Wirkung wurde ihr nachgesagt. Eine damals sehr häufige Anwendung war auch das Schlagen mit frischen Brennnesseln gegen rheumatische Beschwerden. Dies ist heute auch wissenschaftlich belegt und kann im Kapitel „Erkrankungen des Rheumatischen Formenkreises“ nachgelesen werden (siehe S. 286). Im Frühling sind die jungen Brennnesselpflanzen besonders frisch und reich an Inhaltsstoffen.
Auch die harntreibende Wirkung der Brennnessel war schon vormals bekannt. Dieser Effekt geht wahrscheinlich auf den hohen Kaliumgehalt der Pflanze zurück. Zusätzlich mit Kalzium und Kieselsäure ist auch ein entzündungshemmender Effekt der Brennnessel bestätigt, der bei Infekten der Harnwege und rheumatischen Erkrankungen positiv wirkt. Ihre harntreibende Wirkung hilft unterstützend bei Nierensteinen und Harnwegsinfekten. Zur allgemeinen Stoffwechselanregung wird eine 6-wöchige Therapie mit Brennnesseltee durchgeführt. Man darf sie auf Grund der Organbelastungen jedoch nicht bei Ödemen infolge von Herzschwäche oder eingeschränkter Nierentätigkeit durchführen!

Brennnesseltee
2 Teelöffel Brennnesselblätter und -kraut mit 1 Tasse heißem Wasser übergießen und 10 Minuten ziehen lassen. Trinken Sie mehrmals täglich 1 Tasse (bis zu 1 Liter). Achten Sie zusätzlich auf eine ausreichende Flüssigkeitszufuhr. Dies unterstützt die Durchspülung.

Frischpress-Saft aus Brennnessel
Als Alternative zum Tee gibt es auch einen Frischpress-Saft. Nehmen Sie davon dreimal täglich 1 Esslöffel zu sich.

Bereiten Sie im Frühling die jungen, noch nicht brennenden Brennnesselblätter nicht nur als Tee zu, sondern probieren Sie auch die Brennnessel als Gemüse! Ein Brennnesselsalat, ein Brennnesselspinat oder eine Brennnesselsuppe sind nicht nur gesund, sondern auch äußerst schmackhaft!

Birke (Betula pendula Roth)
Die Birke war bei Hildegard von Bingen ein beliebtes Mittel gegen Hautkrankheiten, das sich auch heute noch manchmal in diesbezüglichen Teemischungen findet. Seine Wirkung in diesem Zusammenhang ist aber objektiv nicht nachgewiesen. Wissenschaftlich belegt ist aber der harntreibende Effekt der Birkenblätter. Sie erhöhen die Harnmenge, steigern die Harnwegsdurchströmung und fördern somit eine vermehrte Ausscheidung. Diese Eigenschaft geht auf den hohen Flavonoid-Gehalt der Blätter zurück und wird vermutlich noch durch einen hohen Vitamin-C-Gehalt ergänzt. So werden Birkenblätter als stoffwechselanregende Tees und zur Durchspülungstherapie bei Harnwegsinfekten und Nierensand eingesetzt – aber auch als unterstützende Therapie bei rheumatischen Erkrankungen und Gicht.

Die heilige Hildegard von Bingen, die erste deutsche Mystikerin, wurde 1098 n. Chr. geboren und von der seligen Jutta von Sponheim in einer klosterähnlichen Gemeinschaft erzogen. Zwischen 1147–1150 gründete Hildegard ihr eigenes Kloster und wenig später das Frauenkloster Eibingen bei Rüdesheim, welches bis heute besteht. Der Legende nach hatte Hildegard immer wieder Visionen, welchen sie in ihren zahlreichen religiösen und naturwissenschaftlichen Publikationen Ausdruck verlieh. Sie pflegte zahlreiche Kontakte zu Gelehrten und Herrschern, hielt Vorträge vor dem Volk und unternahm zahlreiche Bildungsreisen. Hildegard von Bingen starb am 17. September 1179 als Äbtissin der Benediktinerinnen auf dem Rupertsberg, wo sie auch ihre letzte Ruhestätte fand.

„... Mit zweiundvierzig Jahren und sieben Monaten durchbohrte ein blendender, feuriger Strahl, der vom Himmel kam, meinen ganzen Körper. Meine Seele war entzündet, der Strahl durchrieselte Brust und Gehirn und brannte mich sanft, ohne mich zu verzehren. Sodann fühlte ich mir neue Einsicht gegeben, ich verstand die Schriften. Ich betrachtete die Geheimnisse derselben, ohne die Buchstaben des Textes zu kennen ..."

Hildegard von Bingen wird als Äbtissin dargestellt, mit Buch und Feder, einen Brief übergebend. Oft wird sie auch mit drei strahlenden Türmen dargestellt, welche ihre Klöster, aber auch ihre Visionen darstellen. Sie ist die Patronin der Sprachforscher.

Birkenblättertee
2 Teelöffel zerkleinerte Birkenblätter mit 1 Tasse heißem Wasser aufgießen, 10 Minuten ziehen lassen und abseihen. Trinken Sie täglich bis zu 1 Liter des Birkenblättertees. Achten Sie dabei auf eine hohe Wasserzufuhr – dies unterstützt die Therapie. Die Tagesdosis beträgt bis zu 10 g.

Auch hier gilt wieder: Der Tee darf nicht bei Ödemen auf Grund eingeschränkter Nierentätigkeit oder Herzschwäche angewendet werden.

Was kann man noch tun?
- Eine gute Methode, vorbeugend tätig zu werden, sind die in der Erfahrungsheilkunde empfohlenen ***Frühjahrskuren***, um seinen Körper nach dem langen Winter wieder in Schwung zu bringen. Sie dienen der allgemeinen Entschlackung und treiben den Stoffwechsel an.
- Trinken Sie beginnend mit April oder Mai 6 Wochen lang Löwenzahntee. Bereiten Sie diesen wie zuvor beschrieben zu und trinken Sie 3-mal täglich 1 Tasse.
- Sinnvoll ist auch eine aus allen drei beschriebenen Stoffwechseltees kombinierte Kur: Trinken Sie in der Früh 1 Tasse Löwenzahntee, zu Mittag 1 Tasse Birkenblättertee und am Abend 1 Tasse Brennnesseltee.

UROLOGISCHE ERKRANKUNGEN

Im Mittelalter hatte die „Harnschau" eine besondere Bedeutung. Man prüfte den Urin des Patienten auf Farbe, Geruch und Trübungen und zog daraus Rückschlüsse auf die Allgemeinerkrankung. Mediziner werden deshalb in mittelalterlichen Abbildungen oft mit Harngläsern in der Hand dargestellt. Auch heute wird häufig eine Harnanalyse durchgeführt, um Aussagen über den Gesundheitszustand des Patienten zu treffen. So kann man bakterielle Infektionen, Zuckerkrankheit und andere Stoffwechselstörungen feststellen.
Urologische Erkrankungen sind ein großer Bereich in der Altersmedizin. Sie sind größtenteils durch die hormonelle Umstellung im Alter bedingt oder entstehen durch Blasenmuskelschwäche und Prostatavergrößerung. Erkrankungen im Bereich der Nieren und der Blase sind im Alter auch oft mit einer nachlassenden Stoffwechseltätigkeit verknüpft. Nieren- oder Blasensteine sind ein Beispiel. Blasenentzündung (Cystitis) ist zwar keine altersspezifische Krankheit, sie tritt aber öfter bei immunschwachen Patienten auf. Die Ursache ist häufig eine bakterielle Infektion.
Auf Grund der anatomisch festgelegten kurzen Harnröhre leiden Frauen viel öfter als Männer an Harnwegsinfekten. Bei alten Frauen kann dies zu einer regelrechten Plage werden. Bei Frauen im jungen und mittleren Alter kommt als Risikofaktor für Harnwegsinfekte ein ausschweifendes Sexualleben mit häufigem Partnerwechsel hinzu. Die partnerinduzierte Blasenentzündung wird deshalb im angelsächsischen Raum auch als „honeymoon cystitis" bezeichnet.
In der Klostermedizin bewährte Heilpflanzen können als unterstützende und heilungsfördernde Maßnahme bei urologischen Beschwerden eingesetzt werden. Neben schulmedizinischen Methoden etabliert sich deren Anwendung immer mehr.

Nierensteine

In der Geschichte der Medizin erkannte man Steinleiden schon früh als Ursache für Beschwerden beim Wasserlassen. Schon damals versuchten so genannte „Steinschneider", die Nierensteine operativ zu entfernen. Nierensteine sind Salzkristalle, die sich auf Grund von pH-Veränderungen im Nierenbereich ablagern. Wenn sie zu groß werden, können sie die Harnleiter verstopfen und schmerzhafte Krämpfe und Entzündun-

gen hervorrufen. Da die Gefahr einer Nierenkolik besteht, lässt sich bei schweren Beschwerden eine ärztliche Behandlung nicht umgehen.
Pflanzliche Heilmittel können bei der Bildung von Nierensteinen vorbeugend wirken und bei Beschwerden helfen. Durch ihre harntreibende Wirkung fördern sie die Durchspülung der Harnwege und schwemmen so kleine Ablagerungen aus dem Körper. Manche Pflanzen können durch zusätzliche Wirkstoffe auch Krämpfe lösen und Schmerzen beim Wasserlassen stillen. Schachtelhalm wirkt zusätzlich nierenstärkend.

Haben Sie länger andauernde Beschwerden in der Nierengegend, Fieber oder Blut im Urin, müssen Sie sofort den Arzt aufsuchen!

Welche Heilkräuter eignen sich?

Heilpflanzen wie *Löwenzahn* und *Brennnesselkraut* können durch ihre durchblutungsfördernde Wirkung auf die Nieren die Harnproduktion steigern und schonen dabei die Nieren. Deshalb sind sie als Alternative zu herkömmlichen Medikamenten (Diuretika) beliebt.
Die durchspülende Wirkung von Pflanzen, die bei Nierensteinen eingesetzt werden, geht auf Flavonoide oder ätherische Öle zurück. Flavonoide fördern die Nierenaktivität und wirken auch entzündungshemmend. Sie sind z. B. in *Brennnessel, Birkenblättern, Goldrute, Schachtelhalm* und *Löwenzahn* enthalten. Der *Schachtelhalm* enthält zudem noch Kieselsäure, die das Nierengewebe stärkt.

Sie sollten die folgenden Tees kurmäßig über 6 Wochen lang einsetzen. Beachten Sie, dass diese Tees als Durchspülungstherapie wirken und deshalb nicht bei Ödemen auf Grund eingeschränkter Nierentätigkeit oder Herzschwäche angewendet werden dürfen!

Löwenzahnwurzel- und Löwenzahnkrauttee
1–2 Teelöffel Löwenzahnwurzel und -kraut in 1 Tasse kaltem Wasser kurz aufkochen, 10 Minuten ziehen lassen und abseihen. Trinken Sie täglich 2–3 Tassen! Sie sollten den Tee wegen seiner entwässernden Wirkung aber nicht vor dem Schlafengehen trinken.

Brennnesselkrauttee
2 Teelöffel Brennnesselblätter und -kraut mit 1 Tasse heißem Wasser übergießen und 10 Minuten ziehen lassen. Trinken Sie mehrmals täglich 1 Tasse (bis zu 1 Liter).
Achten Sie zusätzlich auf eine ausreichende Flüssigkeitszufuhr. Dies unterstützt die Durchspülung.

Birkenblättertee
2 Teelöffel zerkleinerte Birkenblätter mit 1 Tasse heißem Wasser aufgießen, 10 Minuten ziehen lassen und abseihen. Trinken Sie täglich bis zu 1 Liter des Birkenblättertees. Achten Sie dabei auf eine hohe Wasserzufuhr – dies unterstützt die Therapie. Die Tagesdosis beträgt bis zu 10 g.

Goldrute (Solidago virgaurea)
Das Goldrutenkraut enthält Flavonoide, Saponine und Phenylglykoside. Seine Hauptanwendung liegt in der Durchspülungstherapie bei Harnwegsinfekten, wo es durch seine schmerzstillende, antimikrobielle und krampflösende Wirkung eine gute Besserung erzielt. Wegen seiner ausschwemmenden Wirkung kann es aber auch bei Nierensteinen günstig eingesetzt werden.

Goldrutentee
2 Teelöffel Goldrutenkraut mit 1 Tasse heißem Wasser übergießen und 10 Minuten ziehen lassen. Abseihen und täglich bis zu 3 Tassen trinken. Unterstützen Sie die Therapie durch viel Wassertrinken!

Der Tee darf bei Ödemen auf Grund eingeschränkter Nierentätigkeit oder Herzschwäche nicht angewendet werden!

Ackerschachtelhalm (Equisetum arvense)
Der Ackerschachtelhalm enthält Flavonoide, Saponine und viel Kieselsäure. Die Kieselsäure wirkt gewebsaufbauend, und so hat der Ackerschachtelhalm auch eine Bedeutung in der Behandlung schlecht heilender Wunden.
Er findet auch Anwendung als Tee zur Stoffwechselanregung und Nierenstärkung. Auch als Mittel bei rheumatischen Erkrankungen wird er angewendet.

Ackerschachtelhalmtee
2 Teelöffel Ackerschachtelhalmkraut mit 1 Tasse heißem Wasser aufgießen und 15 Minuten ziehen lassen. Bis zu 3-mal täglich 1 Tasse trinken und zusätzlich viel Wasser trinken!

Die beliebten Küchenkräuter *Liebstöckel* und *Petersilie* wirken bei der Unterstützung der Durchspülung hauptsächlich durch ihre ätherischen Öle.

Liebstöckel (Levisticum officinale Koch)
Liebstöckel wird heute vor allem in der Küche verwendet. In der Klostermedizin wurde die Pflanze gerne gegen Verdauungsstörungen eingesetzt. Hildegard von Bingen lobt Liebstöckel auch als Mittel gegen Husten und Halskatarrhe, wo sie in der Erfahrungskunde auch heute noch manchmal zum Einsatz kommt. Wissenschaftlich anerkannt ist die Anwendung der Liebstöckelwurzel als Durchspülungstherapie zur Vorbeugung von Nieren- und Blasensteinen und bei Harnwegsinfektionen. Die ätherischen Öle in der Wurzel wirken harntreibend, entwässernd und krampflösend. Oft findet man die Liebstöckelwurzel auch als Zutat in Teegemischen.

Liebstöckeltee
2 Teelöffel Liebstöckelwurzel mit 1 Tasse heißem Wasser übergießen, 10–15 Minuten ziehen lassen und abseihen. Trinken Sie mehrmals täglich 1 Tasse des Tees vor den Mahlzeiten (Tagesdosis: 4–8 g). Unterstützen Sie die Durchspülung mit reichlicher Wasserzufuhr.

Der Tee darf bei Ödemen auf Grund eingeschränkter Nierentätigkeit oder Herzschwäche, bei entzündlichen Nierenerkrankungen und während einer Schwangerschaft nicht angewendet werden!

Petersilie (Petroselinum crispum)
Auch die Petersilie ist nicht nur ein beliebtes Küchenkraut, sondern eine seit langem geschätzte Heilpflanze. Sie fand in der Klostermedizin Anwendung gegen Hautentzündungen, Nieren- und Blasenbeschwerden. Die harntreibende Wirkung der Petersilie wurde schon von den Griechen geschätzt und ist heute wissenschaftlich anerkannt. Die Petersilie eignet sich auf Grund ihrer ätherischen Öle (Apiol, Myristicin) als gutes Mittel zur Durchspülung, und man verwendet heute sowohl das

Petersilienkraut als auch die Wurzel für diesen Zweck. Auch bei einer Blasenentzündung kann eine Therapie mit Petersilie hilfreich sein. Bekannt ist außerdem der Petersilienherzwein nach dem Rezept Hildegards von Bingen.

Petersilientee
2 Teelöffel Petersilienkraut und -wurzel mit 1 Tasse heißem Wasser aufgießen und 10–15 Minuten bedeckt stehen lassen. Seihen Sie die Pflanzenteile ab und trinken Sie 2–3 Tassen täglich (Tagesdosis 6 g).

Sie sollten die Durchspülungstherapie nicht während einer Schwangerschaft durchführen, da Apiol eine spannungsfördernde Wirkung auf die Gebärmutter hat. Auch bei Ödemen auf Grund eingeschränkter Nierentätigkeit oder Herzschwäche darf die Therapie nicht durchgeführt werden.

Petersilie und Liebstöckel sind gut in Kombination mit anderen Diuretika und harndesinfizierenden Mitteln anzuwenden.

Wacholder (Juniperus communis)
Wacholderbeeren wurden schon im Altertum als Wundmittel und als Diuretika eingesetzt. Durch den hohen Anteil an ätherischen Ölen (vor allem Terpinen-4-ol) wird die Niere angeregt, mehr Primärharn zu produzieren. Heute ist allerdings bekannt, dass Wacholderbeeren bei längerer oder überdosierter Einnahme zu Nierenschädigungen und zu Magen-Darm-Reizungen führen können. So finden sich Wacholderbeeren heute nur mehr gelegentlich in Nieren- oder Blasentees. Auch bei Niereninsuffizienz oder einer Schwangerschaft darf Wacholder nicht eingenommen werden. Wegen der beschriebenen Nebenwirkungen sollten Sie auf eine Selbstanwendung verzichten und Ihren Arzt über eine mögliche Therapie mit Wacholderbeeren konsultieren. Nach wie vor zu empfehlen sind die Wacholderbeeren allerdings als Gewürz für Wildgerichte.

Was kann man noch tun?

- Nierensteine entstehen auch aus Harnstoffkristallen. Vorstufen von Harnstoff sind vor allem in eiweißreichen Lebensmitteln wie Fleisch- und Wurstprodukten enthalten. Diese werden im Körper zu Harnstoff umgebaut und können sich in Form von Kristallen ablagern. Reduzieren Sie deshalb Ihren Fleischkonsum auf 2–3-mal pro Woche. Übergewicht ist grundsätzlich zu reduzieren.

- Zu empfehlen bei schon bestehenden Nierensteinen sind warme Bäder. Durch die Wärme wird die Durchblutung gefördert, und dies kann zur Ausspülung von Nierensand förderlich sein.
- Baden Sie 25–35 Minuten bei einer Wassertemperatur von 36–38°C. Verwenden Sie auch Badezusätze! Besonders empfehlenswert sind Zusätze von ätherischen Ölen wie Baldrian, Melisse oder Rosmarin. Rezepte siehe Bäder in den praktischen Anleitungen!

Blasenentzündung

Frauen sind von einer Blaseninfektion häufiger betroffen als Männer, denn Frauen haben eine kürzere Harnröhre, und diese sitzt näher am Analbereich. Im Alter kommt bei Frauen noch der Mangel an Eierstockhormonen dazu, der nochmals das Risiko steigert, eine Harnwegsinfektion zu erleiden.

Die Blasenentzündung (Zystitis)

Heute ist eine Vielzahl an Erregern identifiziert, meist coliforme Darmbakterien, die Entzündungen der Harnwege hervorrufen. Sie wandern die Harnröhre entlang zur Blase und können in einem fortgeschrittenen Stadium sogar die Nieren befallen. Eine Blasenentzündung äußert sich durch brennende Schmerzen beim Wasserlassen, Unterbauchkrämpfe, verstärkten Harndrang und Harnbeschwerden in der Nacht. Bei mehrtägigen Beschwerden sollte man unbedingt einen Arzt aufsuchen. Eine wichtige Hilfe in der Diagnosestellung ist neben dem klinischen Beschwerdebild vor allem die Untersuchung des Harns auf Bakterien, Eiweiß und weiße Blutkörperchen. Besonders aufpassen sollten auch alle schwangeren Frauen, denn Harnwegsinfekte in der Schwangerschaft können zu Komplikationen führen. Besonders wichtig bei einer Blasenentzündung ist das Abtöten der Bakterien. Dies wird am besten durch die Gabe von Antibiotika erzielt und ist bei einem Befall der Nieren unerlässlich.

Heilpflanzen können aber immer als Begleittherapie oder Prophylaxe eingesetzt werden: Sie fördern das Ausschwemmen der Keime, hemmen die Entzündungsreaktion und tragen zur Schmerzlinderung bei. Besonders bei chronischen Leiden können Heilpflanzen wegen der guten Verträglichkeit und der wenigen Nebenwirkungen helfen. Auch weil Bakterien immer häufiger Resistenzen gegen Antibiotika entwickeln, ist die Kräutertherapie vor allem bei längerfristiger Anwendung eine sinnvolle Lösung.

<u>Welche Heilkräuter eignen sich?</u>

Bärentraube (Arctostaphylos uva ursi)
Die Blätter des Bärentraubenkrauts finden sich zwar noch nicht in der Klostermedizin, sind aber heute ein anerkanntes Mittel zur Behandlung von akuten Blasenentzündungen. Die Inhaltsstoffe (Hydrochinonglykoside wie Arbutin) wirken antibakteriell und harndesinfizierend. Die enthaltenen Gerbstoffe können bei längerer Anwendung zu Magenschleimhautreizungen führen. Deshalb eignen sich die Bärentraubenblätter vor allem für eine Kurzzeitanwendung.

<u>Bärentraubentee</u>
Lassen Sie 2 Teelöffel zerkleinerte Bärentraubenblätter in 1/4 Liter kaltem Wasser mehrere Stunden lang ziehen. Die Pflanzenteile abseihen und mehrmals täglich 1 Tasse des erwärmten Tees zu sich nehmen. Nicht länger als 1 Woche einnehmen.

Essen Sie bei einer Bärentraubentherapie viel Gemüse – dieses macht die Inhaltsstoffe der Bärentraubenblätter erst wirksam!

<u>Bärentraubenblätter-Fertigpräparate</u>
Bärentraubenblätter sind auch als Fertigpräparate in der Apotheke erhältlich. Diese sind oft kombiniert mit Goldrutenkraut, das schmerzlindernd wirkt, oder mit Schachtelhalmkraut, das harntreibend wirkt.

Goldrute (Solidago virgaurea)
Das Goldrutenkraut besitzt ein besonders wirkungsvolles Spektrum an Inhaltsstoffen zur Behandlung von Harnwegsinfektionen. Flavonoide steigern den Harnfluss und helfen so, Bakterien auszuschwemmen. Sie wirken auch entzündungshemmend. Saponine und ätherische Öle wirken antibakteriell, krampflösend und wassertreibend. Die Phenylglyko-

side haben einen schmerzlindernden Effekt. Goldrute eignet sich zur Anwendung bei akuten und chronischen Beschwerden.

Goldrutentee
2 Teelöffel Goldrutenkraut mit 1 Tasse heißem Wasser übergießen und 10 Minuten ziehen lassen. Abseihen und täglich bis zu 3 Tassen trinken. Unterstützen Sie die Therapie durch viel Wassertrinken!

Achtung: Der Tee darf bei Ödemen auf Grund eingeschränkter Nierentätigkeit oder Herzschwäche nicht angewendet werden!

Kren (Armoracia rusticana)
Der Kren wirkt mit seinen Senfölen antibakteriell und kann gut gegen eine Blasenentzündung eingesetzt werden. Es stehen zwei Darreichungsformen des Krens zur Verfügung: der Frischpress-Saft und der Wickel. Den Saft sollten Sie aber nicht langzeitig einnehmen, da Senföle stark reizend auf den Magen wirken. Auch bei Nierenerkrankungen sollten Sie den Saft nicht einnehmen. Die Wirkung eines Krenwickels entsteht durch die Hautreizung, durch die die Durchblutung gefördert wird.

Kren–Frischpress-Saft
Trinken Sie 2-mal täglich 1 Esslöffel frisch gepressten Krensaft.

Krenauflage
4 Esslöffel frisch geriebenen Kren auf ein Baumwolltuch legen und gut einpacken, sodass nichts austritt (Hautreizung!). Die Auflage auf die Blasenregion legen und den gesamten Bauch mit einem Handtuch bedecken. Nicht länger als 5 Minuten einwirken lassen und anschließend die Haut mit einer fetthaltigen Salbe pflegen.

Kapuzinerkresse (Tropaeolum majus)
Gleich wie der Kren wirkt die Kapuzinerkresse über Senföle – es gelten aber auch die gleichen Vorsichtshinweise wie für den Kren. Nehmen Sie den Saft nicht langzeitig ein und auch nicht, wenn Sie Magen-Darm-Probleme oder ein Nierenleiden haben. Für Kinder ist die Kapuzinerkresse nicht geeignet.

Kapuzinerkresse–Frischpress-Saft
Trinken Sie 2-mal täglich 1 Esslöffel frisch gepressten Saft der Kapuzinerkresse.

Zur Unterstützung der Bakterienausschwemmung ist es auch hilfreich, Kräuter anzuwenden, die einen durchspülenden Effekt haben. *Brennnessel*, *Birke*, *Ackerschachtelhalm* oder *Liebstöckel* kommen deshalb auch bei der Therapie von Blaseninfektionen zum Einsatz. Es gelten jedoch die gleichen Warnhinweise bei einer Anwendung der Tees wie bei einer Durchspülungstherapie. Wenden Sie die Therapie also nicht bei Ödemen auf Grund eingeschränkter Nierentätigkeit oder Herzschwäche an. Vorsicht ist auch während einer Schwangerschaft geboten!

Birkenblättertee
2 Teelöffel zerkleinerte Birkenblätter mit 1 Tasse heißem Wasser aufgießen, 10 Minuten ziehen lassen und abseihen. Trinken Sie täglich bis zu 1 Liter des Birkenblättertees. Achten Sie dabei auf eine hohe Wasserzufuhr – diese unterstützt die Therapie.

Brennnesseltee
2 Teelöffel Brennnesselblätter und -kraut mit 1 Tasse heißem Wasser übergießen und 10 Minuten ziehen lassen. Trinken Sie mehrmals täglich 1 Tasse (bis zu 1 Liter). Achten Sie zusätzlich auf eine ausreichende Flüssigkeitszufuhr. Dies unterstützt die Durchspülung.

Goldrutentee
2 Teelöffel Goldrutenkraut mit 1 Tasse heißem Wasser übergießen und 10 Minuten ziehen lassen. Abseihen und täglich bis zu 3 Tassen trinken. Unterstützen Sie die Therapie durch viel Wassertrinken!

Ackerschachtelhalmtee
2 Teelöffel Ackerschachtelhalmkraut mit 1 Tasse heißem Wasser aufgießen und 15 Minuten ziehen lassen. Bis zu 3-mal täglich 1 Tasse trinken und zusätzlich viel Wasser trinken!

Liebstöckelwurzeltee
2 Teelöffel Liebstöckelwurzel mit 1 Tasse heißem Wasser übergießen, 10–15 Minuten ziehen lassen und abseihen. Trinken Sie mehrmals täglich 1 Tasse des Tees vor den Mahlzeiten (Tagesdosis: 4–8 g). Unterstützen Sie die Durchspülung mit reichlich Wasserzufuhr.

Petersilientee
2 Teelöffel Petersilienkraut und -wurzel mit 1 Tasse heißem Wasser aufgießen und 10–15 Minuten bedeckt stehen lassen. Seihen Sie die Pflanzenteile ab und trinken Sie 2–3 Tassen täglich (Tagesdosis 6 g).

Besonders zu empfehlen zur Behandlung von Blasenentzündungen sind Kombinationen aus den oben angeführten Kräutern. Durch die Mischung wird die Wirkung einzelner Inhaltsstoffe noch verstärkt.

Mischen Sie Ackerschachtelhalm, Petersilienkraut, Liebstöckelwurzel und Hauhechel zu gleichen Teilen. Lassen Sie 1 Esslöffel der Kräutermischung 10 Minuten in 1 Tasse heißem Wasser ziehen, abseihen und täglich 2–3 Tassen trinken!

Kürbissamen (Cucurbitae peponis semen)
Die Wirkung des Kürbis gegen Nieren- und Blasenleiden war schon früh bekannt. Adam Lonitzer z. B. schreibt in seinem „Kräuterbuch“ um 1560, dass der Kürbis „gut für entzündete Nieren und für den Harn“ sei. Kürbissamen wirken harntreibend und entzündungshemmend. Ihre Hauptanwendung finden sie zwar bei der Behandlung einer beginnenden Prostatavergrößerung, auf Grund der genannten Eigenschaften sind sie aber auch zur Unterstützung des Heilungsprozesses bei einer Blaseninfektion förderlich.

Kauen Sie 3-mal täglich 1 Esslöffel Kürbiskerne! Die Einnahme sollte regelmäßig über mindestens 3 Monate erfolgen. Es gibt keinerlei Nebenwirkungen.

Was kann man noch tun?
- Preiselbeersaft hat sich ebenfalls als positiv bei chronischen Harnwegsentzündungen erwiesen. Regelmäßig getrunken sorgt er für eine Ansäuerung der Harnwege und verringert so die Bakterienzahl. Die positiven Auswirkungen des Preiselbeersafts senken vor allem das Wiederauftreten von Harnwegsinfekten, ein Umstand, der vor kurzem in einer renommierten britischen Fachzeitschrift publiziert wurde.

- Auch der regelmäßige, aber gering dosierte Genuss von hochwertigem Apfelessig hat sich als vorteilhaft erwiesen. Apfelessig säuert den Harn an und dämmt so das Wachstum von Bakterien ein. Probieren Sie täglich ein Stamperl verdünnten Apfelessig! Nicht anwenden sollten Sie diese Therapie bei Neigung zu Gastritis, Sodbrennen und Magenübersäuerung.
- Ratsam bei Blasenentzündungen sind auch warme Sitzbäder. Sie entspannen die Muskulatur und wirken schmerzlindernd.
- Achten Sie auf warme Kleidung, damit der Heilungsprozess nicht durch eine neuerliche Erkältung erschwert wird!
- 2 bis 2,5 Liter Flüssigkeit pro Tag trinken!

Reizblase

Die Reizblase tritt häufig bei Frauen um das 50. Lebensjahr auf. Ihre Ursachen können auf die hormonellen Umstellungen zurückzuführen sein, sind aber auch oft im psychischen Bereich (Stress, Sorgen) zu suchen. Die Reizblase lässt sich in ihren Symptomen kaum von einer Blasenentzündung unterscheiden. Häufiger Harndrang und Schwierigkeiten beim Wasserlassen sind die Beschwerden. Im Gegensatz zu einer Blasenentzündung liegt bei einer Reizblase aber keine Infektion mit Keimen vor.
Ziel einer Therapie soll es sein, die Blase zu stärken und den Harngang zu normalisieren. Hierbei können durchspülende Heilpflanzen wie *Brennnessel*, *Goldrutenkraut* oder *Birkenblätter* helfen. Bitte lesen Sie die Zubereitungen im Vorkapitel nach. Beachten Sie aber auch die gleichen Vorsichtsmaßnahmen: nicht während einer Schwangerschaft oder bei Ödemen auf Grund eingeschränkter Nierentätigkeit oder Herzschwäche anwenden!

Welche Heilkräuter helfen?

Kürbiskerne (Cucurbitae peponis semen)
Ein allgemein stärkendes Blasenmittel für Mann und Frau sind Kürbissamen. Sie sollen mindestens drei Monate regelmäßig eingenommen werden. Nebenwirkungen sind nicht bekannt.

Kauen Sie 3-mal täglich 1 Esslöffel Kürbiskerne!

Zur Bekämpfung der Ursache einer Reizblase bei Stress und psychischen Belastungen empfiehlt sich der Einsatz beruhigender Pflanzen wie *Baldrian, Hopfen* oder *Johanniskraut*. Eine nähere Beschreibung dieser Heilpflanzen finden Sie im Kapitel „Schlaf und Psyche“ (siehe S. 206).

Baldrian (Valeriana officinalis)

Baldrianwurzeltee
Die Baldrianwurzel zerhacken und 3 nicht gehäufte Teelöffel in 1 Glas kaltem Wasser 13 Stunden ziehen lassen. Den Tee kurz erwärmen und über den Tag verteilt in kleinen Portionen trinken.

Blasenschwäche und Inkontinenz

Eine häufige Erscheinung im Alter ist die Blasenschwäche. Durch die hormonellen Änderungen lässt die Blasenschließmuskulatur nach und unkontrollierter Harnabgang (Inkontinenz) ist die Folge. Manchmal findet man in diesem Zusammenhang auch eine Schwäche der Beckenbodenmuskulatur. Beide Muskelpartien können mit der Anwendung von Heilpflanzen langfristig gestärkt werden.

Von der Harninkontinez

Das willkürliche Harnlassen auf einen Befehl des Großhirns hin ist ein komplexer Prozess, der die intakte Funktion verschiedener Organe, Nerven- und Muskelbahnen voraussetzt. Beim Mann kann dieses Zusammenspiel vor allem durch die Vergrößerung der Prostata gestört werden, bei der Frau kommen meistens Bindegewebsschwäche, Senkungserscheinungen der inneren Genitale und Hormonmangel in Frage. Oft tragen Schäden durch mehrmalige Geburten oder Operationen im Unterbauch noch das Ihre dazu bei. Das typische Zeichen der Harninkontinenz ist der unwillkürliche Abgang von Urin beim Heben, Niesen oder Hüpfen oder unbemerkt in der Nacht. Abgesehen von seltenen, neurologisch bedingten Inkontinenzformen unterscheidet man heute vor allem die Stressinkontinez von der Dranginkontinenz.

Bei der Stressinkontinenz tritt der Harnverlust vor allem bei körperlicher Aktivität auf, bei der Dranginkontinenz kommt es bei ständigem Harndrang zur nicht mehr zu hemmenden Blasenentleerung. Während die Stressinkontinenz meist durch Beckenbodenschwäche ausgelöst wird, ist die Dranginkontinenz durch eine Funktionsstörung der Blasenmuskulatur bedingt. Für beide Inkontinenzformen stehen heute hormonelle bzw. medikamentöse Behandlungen zur Verfügung. Die Stressinkontinenz kann darüber hinaus chirurgisch gebessert werden, allerdings ist das gezielte Beckenbodentraining genauso wichtig.

Welche Heilkräuter eignen sich?

Kürbiskerne stärken die Blasenmuskulatur, während *Schachtelhalm* und *Schafgarbe* die Beckenbodenmuskeln kräftigen.

Kürbissamen (Cucurbitae peponis semen)
Kürbissamen enthalten unter anderem Steroide, Phytosterole und Vitamin E. Sie stärken die Blasenmuskulatur und entspannen gleichzeitig den Schließmuskel.

Essen Sie 3-mal täglich 1 Esslöffel Kürbiskerne! Für einen Erfolg sollte die Einnahme über mehrere Monate erfolgen und ist, da keine Nebenwirkungen bekannt sind, unbedenklich.

Schachtelhalm (Equisetum arvense)
Der Schachtelhalm enthält Kieselsäure und wirkt gewebsstärkend. Die Anwendung sollte über 3 Wochen erfolgen und kann mit sinnvollen Pausen immer wieder durchgeführt werden.

Schachtelhalmtee
2 Teelöffel Ackerschachtelhalmkraut mit 1 Tasse heißem Wasser aufgießen und 15 Minuten ziehen lassen. Bis zu 3-mal täglich 1 Tasse trinken und zusätzlich viel Wasser trinken!

Schafgarbe (Achillea millefolium)
Die Schafgarbe taucht in der Klosterheilkunde vor allem als Mittel zur Wundbehandlung auf, wo sie teilweise auch heute noch wegen der keim- und entzündungshemmenden Eigenschaften angewendet wird. Auf

Grund ihres Bitterstoffgehalts und der krampflösenden Eigenschaft ihrer ätherischen Öle ist das Hauptanwendungsgebiet der Schafgarbe heute die Behandlung von Verdauungsbeschwerden, Appetitlosigkeit und zur Linderung von Menstruationsbeschwerden. Die Bitterstoffe haben erfahrungsgemäß auch eine tonisierende Wirkung auf die Beckenbodenmuskulatur. Der Tee empfiehlt sich deshalb als längerfristige Grundbehandlung gegen Blasenschwäche.

Schafgarbentee
1 Teelöffel Schafgarbenkraut und -blüten mit 1 Tasse heißem Wasser aufgießen, zugedeckt 5 Minuten ziehen lassen und abseihen. Trinken Sie über 3 Wochen täglich 2–3 Tassen des Tees. Sie können diese Kur mit mindestens gleich langen Zwischenpausen regelmäßig wiederholen.

Schafgarbe darf bei einer Korbblütlerallergie nicht angewendet werden.

Was kann man noch tun?
- Durch gezielte Gymnastikübungen kann die Beckenbodenmuskulatur gestärkt werden.
- Sitzbäder mit Schachtelhalmtee. Bereiten Sie mit dem Tee ein Sitzbad vor.

Gutartige Prostatavergrößerung

Eine gutartige Vergrößerung der Prostata ist eine der häufigsten Erscheinung bei Männern im Alter von 50 Jahren: Mehr als die Hälfte sind davon betroffen!

Von der gutartigen Vergrößerung der Vorsteherdrüse (Prostatahyperplasie)

Zeitlebens entwickelt fast jeder Mann eine Prostatavergrößerung. Die Ursache des zunehmenden Wachstums der Prostata ist eine altersbedingte Hormonumstellung. Da die Drüse in der Nähe der Harnröhre sitzt, drückt sie diese bei Größerwerden zusammen, und es kommt zu unangenehmen Beschwerden beim Wasserlassen. Häufiger, auch nächtlicher Harndrang mit dann nur verzögertem und tröpfelndem Harnabgang sind die bezeichnendsten Symptome einer beginnenden Prostatavergrößerung. Im weiteren Verlauf bildet sich wegen der unvollständigen Entleerung ein Harnrückstand in der Blase. Dieser so genannte Restharn reizt den gesamten Blasenbereich und kann in der Folge zu Entzündungen führen, die die Niere schädigen können. Als unterstützende Therapie zur Bekämpfung der Symptome einer Prostatavergrößerung im frühen Stadium haben sich heute Heilpflanzen herausgestellt. Die Pflanzen fördern die vollständige Blasenentleerung, hemmen Entzündungen und stärken die Blase langfristig. So wird vor allem der nächtliche Harndrang vermindert, was eine bedeutende Steigerung der Lebensqualität bringt. Die regelmäßige Einnahme von Kürbiskernen scheint insgesamt einen günstigen Einfluss auf den Krankheitsverlauf zu haben. Man darf sich durch die Pflanzentherapie jedoch keine vollständige Hemmung des Prostatawachstums erwarten. Verzichten Sie deshalb nicht auf die regelmäßigen Kontrolluntersuchungen bei Ihrem Urologen! Eine operative Entfernung der Prostata steht erst am Schluss der medizinischen Behandlung. Vor Beginn einer Heilkräuterkur müssen Harnverschluss oder eine bösartige Veränderung der Prostata unbedingt ausgeschlossen werden.

Welche Heilkräuter eignen sich?

Kürbis (Cucurbita pepo)
Die Wirkung des Kürbis gegen Nieren- und Blasenleiden war schon seit alters her bekannt. Die damals verbreitete Sorte des Flaschenkürbis ist heute in der Pflanzenheilkunde aber weitgehend durch den aus der „Neuen Welt“ eingeführten Gartenkürbis ersetzt. Besonders die Sorte des „Steirischen Ölkürbis“, aus dem das sehr wohlschmeckende Kürbiskernöl hergestellt wird, hat sich bewährt. Die langfristige Einnahme von Kürbiskernen zur Besserung der Beschwerden bei einer gutartigen Prostatavergrößerung in den ersten Stadien ist in der Pflanzenheilkunde heute das Mittel erster Wahl.
Die Kürbiskerne enthalten Phytosterole (Steroide wie ß-Sitosterol oder Delta-7-Sterol), Öle, Fettsäuren, Vitamin E und Selen. Der direkte stärkende Einfluss des Kürbis auf die Prostata dürfte auf die hormonähnliche Wirkung der Sterole zurückgehen. Vitamin E und Selen wirken schmerzlindernd und beugen der Entstehung von Prostatakrebs vor. Auch eine Entzündungshemmung und Blasenstärkung werden durch die regelmäßige Einnahme von Kürbiskernen erreicht.

Essen Sie 3-mal täglich 1 Esslöffel Kürbiskerne! Die Einnahme sollte regelmäßig über mehrere Monate erfolgen. Es gibt keinerlei Nebenwirkungen. Auch Müslis können mit geschroteten Kürbiskernen verfeinert werden.

Brennnesselwurzel (**Urticae radix**)
Die durchspülende Wirkung des Brennnesselkrauts wurde bereits bei den stoffwechselfördernden Kräutern beschrieben. In letzter Zeit gewinnt aber auch der Einsatz von Brennnesselwurzeln zunehmend an Bedeutung. Man entdeckte, dass die Wurzeln große Mengen an Phytosterolen (ß-Sitosterol) enthalten, wodurch eine positive Wirkung auf die Prostata gegeben ist. Gleich wie das Kraut fördert auch die Wurzel die Harnausscheidung und unterstützt die Blasenentleerung – der Restharn wird reduziert. Eine allgemeine Besserung der Beschwerden kann erreicht werden.

Brennnesselwurzeltee
Trinken Sie über den Tag verteilt 3-mal 1 Tasse Brennnesselwurzeltee! 1 Teelöffel zerriebene Brennnesselwurzel mit 1 Tasse Wasser aufkochen, 10 Minuten ziehen lassen und abseihen.

Achten Sie darauf, dass der Tee nicht bei Ödemen auf Grund eingeschränkter Nierentätigkeit oder Herzschwäche angewendet werden darf!

Sägepalme (**Serenoa repens**)
In der Klosterheilkunde zwar noch nicht eingesetzt, aber heute ebenfalls anerkannt in der Behandlung von Beschwerden bei Prostatavergrößerung sind die Früchte der Sägepalme.
Die Sägepalme ist vor allem in den südöstlichen Bundesstaaten der USA heimisch und ist deswegen sogar im Staatswappen von Florida abgebildet. In der traditionellen indianischen Medizin der Südstaaten von Amerika wurden die Früchte der Sägepalme bereits verwendet. Die Wirkung der Sägepalme geht auf Phytosterole zurück. Die Pflanze ist bei uns nicht heimisch, deshalb sollten Sie am besten Fertigpräparate aus der Apotheke verwenden.

Pygeum africanum
Die Rinde des afrikanischen Hochgebirgsbaums Pygeum africanum enthält einen Liposterinkomplex, der entzündungshemmend wirkt und bei mehrmonatiger Anwendung das Wachstum der Prostata hemmt. Wenn Sie diese Option in Erwägung ziehen wollen, wäre es auch in diesem Fall am einfachsten, auf Fertigpräparate aus der Apotheke zurückzugreifen.

Was sollte man noch beachten?

- Bei einer Prostatavergrößerung ist es immer notwendig, regelmäßige Untersuchungen beim Arzt durchzuführen. So kann eine notwendige Operation rechtzeitig durchgeführt werden, und bösartige Vergrößerungen können früh erkannt werden. Ab 40 sollten überhaupt regelmäßige Vorsorgeuntersuchungen durchgeführt werden.
- Vermeiden Sie langes Sitzen und bewegen Sie sich viel. Man sollte den Harn nie verhalten und auch auf einen regelmäßigen Stuhlgang achten.

Impotenz

Die Impotenz ist eine sehr belastende Erscheinung beim Mann, die sich einerseits in einer Erektionsschwäche, andererseits in fehlender Ejakulation äußern kann.
Die Ursachen sind vielfältig. Stress, psychische oder partnerschaftliche Probleme als Gründe der Impotenz lassen sich medikamentös schwer behandeln. Aber auch Hormonstörungen, Durchblutungsstörungen des Penis und Stoffwechselerkrankungen wie die Zuckerkrankheit (Diabetes mellitus) kommen als Ursache in Frage. Nicht selten ist die Impotenz auch durch Medikamentennebenwirkungen bedingt: Antidepressiva, blutdrucksenkende Mittel oder Schmerzmittel.

Welche Heilkräuter eignen sich?

Kürbis (Cucurbita pepo)
In der Medizin werden die Kürbissamen (Kerne) verwendet, die Fettsäuren, Phytosterole, Carotinoide, Magnesium, Selen und Vitamin E enthalten. Der Kürbis wirkt entzündungshemmend und regulierend auf den Hormonhaushalt.

Steirisches Kürbiskernöl ist nicht nur sehr gesund, sondern schmeckt auch hervorragend zu allen Salatgerichten!

Kürbissamen
Täglich bis zu 100 g Kürbiskerne über den Tag verteilt mit ein bisschen Wasser kauen!

Kalmus (Acorus calamus)
Es wird der Wurzelstock verwendet. Dieser enthält Bitterstoffe, Schleimstoffe, ätherische Öle, Stärke und Gerbstoffe. Der Kalmus wirkt vor allem durchblutungsfördernd, aber auch krampflösend und reizlindernd.

Kalmuswurzeltee
2 Esslöffel fein geriebene Kalmuswurzel mit 2 Tassen heißem Wasser 20 Minuten ziehen lassen. 3-mal täglich eine Tasse trinken.

Petersilie (Petroselinum crispum)
Es werden das Kraut (auch als Gewürzmittel!) und der Wurzelstock verwendet. Diese enthalten viele ätherische Öle, die stimulierend wirken.

Petersilientee
Für den Tee wird die Petersilwurzel verwendet. Die Wurzel fein hacken und 2 Esslöffel mit 2 Gläsern heißem Wasser 15 Minuten ziehen lassen. 2 Tassen über den Tag verteilt trinken.

Weißdorn (Crataegus monogyna/laevigata)
Es werden die Blätter, Blüten und Früchte verwendet. Der Weißdorn enthält Flavonoide und Procynidine, die die Durchblutung fördern.

Weißdorntee
2 Esslöffel Weißdornblätter mit 2 Tassen heißem Wasser 25 Minuten ziehen lassen. Täglich bis zu 3 Tassen trinken.

Rosmarin (Rosmarinus officinalis)
Es werden die Blätter verwendet, die gepresst werden. Dieses Öl enthält Flavonoide, Triterpene sowie Gerb- und Bitterstoffe. Auch Kampfer ist im Rosmarinöl enthalten. Es besitzt durchblutungsfördernde Wirkung.

Rosmarinölbad
25 Tropfen Rosmarinöl mit – 1/4 Liter Schlagobers vermischen und ins 38° C warme Bad geben. Nicht länger als 25 Minuten baden.

Rosmarin- und Pfefferminzölbad
25 Tropfen Rosmarinöl und 5 Tropfen Pfefferminzöl mit – 1/4 Liter Schlagobers vermischen und ins 38° C warme Bad geben. Nicht länger als 25 Minuten baden.

Vorsicht: Greifen Sie nicht zu asiatischen Aphrodisiaka und potenzfördernden Mittel. Diese stammen oft von geschützten Tieren, die durch diese Praktiken auf unverantwortliche Weise an den Rand der Ausrottung gebracht werden.

Was kann man noch tun?

- Ein empfehlenswert potenzsteigerndes Mittel aus Asien ist die Ingwerwurzel. Sie ist sehr schmackhaft zu allen asiatischen Gerichten!
- Außerdem sollte man versuchen, die körperliche Kondition zu steigern: mindestens zwei Stunden pro Woche ordentlich ins Schwitzen kommen! Bei psychischen Problemen sollte man mit einem Facharzt sprechen.

FRAUENBESCHWERDEN

Die gebärfähige Frau unterliegt einem monatlichen Zyklus, der etwa 28 Tage dauert. Während dieser Zeit kommt es zur Reifung einer oder mehrerer Eizellen, die entweder befruchtet werden oder degenerieren. Die degenerierten Eizellen werden samt Gebärmutterschleimhaut durch die Menstruation abgestoßen. Dieser Zyklus wird durch die weiblichen Geschlechtshormone reguliert. In der Menopause kommt es zu einem Abfall dieser Hormone – der monatliche Zyklus bleibt aus. Diese Phase des Übergangs nennt man Wechseljahre.
Frauen leiden in den Tagen vor oder während der Menstruation unter besonderen Beschwerden, die man das prämenstruelle Syndrom und Menstruationsschmerzen nennt.

Prämenstruelles Syndrom (PMS)

In der zweiten Zyklushälfte können Beschwerden wie innere Unruhe, Reizbarkeit, depressive Verstimmungen, Kopf- und Rückenschmerzen, Brustspannen, Wasserstau und Verdauungsstörungen auftreten. Die Intensität der Beschwerden sind von Frau zu Frau unterschiedlich stark und enden, sobald die Monatsblutung beginnt. Über die Entstehung des prämenstruellen Syndroms ist sich die Wissenschaft nicht ganz im Klaren. Störungen im Gelbkörperhormon-Haushalt, Störungen des Wasserhaushalts, aber auch psychosomatische Faktoren kommen als Auslöser in Frage. Die medikamentöse Therapie beginnt mit der Verschreibung des Gelbkörperhormons oder wasseraustreibender Medikamente und endet mit der Verabreichung von Antidepressiva und anderer Psychopharmaka.

<u>Welche Heilkräuter eignen sich?</u>

Mönchspfeffer oder Keuschlamm (Vitex agnus castus)
Der Mönchspfeffer wurde schon in der Antike verwendet. Man dachte, er könne sexuelle Begierden zügeln. So wurde die Pflanze auch in Klöstern eingesetzt, um den Mönchen die Enthaltsamkeit zu erleichtern. Der Name „Mönchspfeffer" erinnert heute noch an diesen Verwendungszweck. Mönchspfeffer besitzt Iridoide, die auf den Hormonhaushalt wirken. So werden PMS-Beschwerden gelindert.

<u>Mönchspfeffer-Fertigpräparate</u>
Fertigpräparate gewährleisten die beste Wirkung. Verwenden Sie deshalb Mönchspfefferpräparate aus der Apotheke (Tropfen, Tabletten) und wenden sie diese laut Beipackzettel an.

Traubensilberkerze (Cimicifuga racemosa)
Die Traubensilberkerze ist ein gutes Mittel zur allgemeinen Behandlung von Wechselbeschwerden. Aus der Erfahrung weiß man, dass sie auch bei PMS wirkungsvoll ist.

<u>Traubensilberkerzentee</u>
Gießen Sie 1 Teelöffel gehackter Traubensilberkerzenwurzel mit 1 Tasse heißem Wasser auf, 10 Minuten ziehen lassen, abseihen. 2–3-mal täglich

1 Tasse trinken. Für einen sichtbaren Erfolg sollten Sie den Tee bis zu 6 Wochen lang regelmäßig einnehmen.

Achtung: Bei Brustkrebs und anderen hormonell bedingten Tumoren darf der Tee nur nach ärztlicher Absprache und regelmäßigen Kontrollen eingesetzt werden. Auch in der Schwangerschaft und während der Stillzeit darf der Tee nicht eingenommen werden!

Gemeiner Frauenmantel (Alchemilla vulgaris)
Der Frauenmantel wurde als Adstringens, Diuretikum und Wundheilmittel eingesetzt. In zahlreichen „Frauentees“ findet er Anwendung gegen schmerzhafte Menstruations-, aber auch gegen Wechselbeschwerden.

Frauenmanteltee
1–2 g getrocknetes Frauenmantelkraut mit 1 Tasse kochendem Wasser übergießen und 15 Minuten ziehen lassen. 2–5-mal täglich 1 Tasse trinken. Zu verabreichen in der 2. Zyklushälfte.

Wechseljahre (Klimakterium)

Die Wechseljahre setzen bei den meisten Frauen um das 50. Lebensjahr ein und gehen mit grundlegenden körperlichen Veränderungen einher. Die Eierstöcke stellen ihre Funktion ein, es kommt zu keinem Eisprung mehr. Zuerst senkt sich der Progesteronspiegel, danach der Östrogenspiegel. Die monatlichen Blutungen lassen nach und werden unregelmäßiger, bis sie schließlich ganz aussetzen (Menopause). Diese Veränderungen sind Teil des natürlichen Reifeprozesses. Sie bringen aber bei so mancher Frau körperliche und psychische Beschwerden mit sich: Hitzewallungen, Schweißausbrüche und trockene Schleimhäute sind die Begleiterscheinungen. Auch Migräne, Schwindel und Herzrasen sowie Stimmungsschwankungen, Angstzustände und Depressionen sind durch die hormonelle Umstellung bedingt.

Welche Heilkräuter eignen sich?

Zur Behandlung von Beschwerden während der Wechseljahre hat sich eine Pflanze als Allrounder herausgestellt. Sie wird auch in der Medizin eingesetzt, wenn eine Hormontherapie noch nicht nötig oder aus Vorsichtsgründen nicht möglich ist.

Traubensilberkerze (Cimicifuga racemosa)
Die Traubensilberkerze, auch Wanzenkraut genannt, wächst in Nordamerika und wurde früher von den Indianern als Mittel gegen Schlangenbisse und unterstützend bei Geburten verwendet. Heute wird die Traubensilberkerze mit Erfolg zur Besserung von Wechselbeschwerden eingesetzt, was auch durch klinische Studien bestätigt ist. Die Wirkung der Traubensilberkerze geht auf Inhaltsstoffe ihrer Wurzel (Triterpenglykoside, Flavonoide, Harze) zurück. Diese scheinen in ihrer Gesamtheit eine Östradiol ähnliche Wirkung zu haben und die Wechselbeschwerden durch Einflussnahme auf den Regelkreis Hypophyse-Eierstock zu erleichtern.

Traubensilberkerzentee
Gießen Sie 1 Teelöffel gehackter Traubensilberkerzenwurzel mit 1 Tasse heißem Wasser auf, 10 Minuten ziehen lassen, abseihen. 2–3-mal täglich 1 Tasse trinken. Für einen sichtbaren Erfolg sollten Sie den Tee bis zu 6 Wochen lang regelmäßig einnehmen, eine Anwendung über diesen Zeitraum hinaus sollten Sie mit Ihren Arzt absprechen.

Achtung: Bei Brustkrebs und anderen hormonell bedingten Tumoren darf der Tee nur nach ärztlicher Absprache und regelmäßigen Kontrollen eingenommen werden.

Traubensilberkerzen-Fertigpräparate
In der Apotheke sind Fertigpräparate von Traubensilberkerzenextrakt allein sowohl als auch in Kombination mit Johanniskraut erhältlich. Zur Dosierung und Dauer der Anwendung sollte mit dem Arzt Rücksprache gehalten werden.

Johanniskraut (Hypericum perforatum)
Als gutes Kombinationsmittel gegen Wechselbeschwerden kann Johanniskraut empfohlen werden. Dieses hilft gegen depressive Verstimmungen und Angstzustände, wie sie typischerweise in den Wechseljahren vorkommen.

Johanniskraut darf nicht mit Blutverdünnungsmitteln eingenommen werden. Es kommt außerdem zu einer erhöhten Lichtempfindlichkeit, daher Sonnenbäder meiden! Johanniskraut kann den Stoffwechsel bestimmter Medikamente beeinflussen, daher unbedingt mit einem Arzt Rücksprache halten!

Johanniskrauttee
3 Teelöffel Johanniskraut mit 1 1/2 Gläsern Wasser vermischen und 25 Minuten köcheln lassen. Dann 2–3-mal täglich am besten vor den Mahlzeiten jeweils 1 Tasse trinken. Die Wirkung des Tees tritt erst nach 3 bis 4 Wochen ein.

Rotklee (Trifolium pratense)
Ein Kraut, dem in der Vergangenheit wenig Bedeutung zugemessen wurde, ist der heimische Rotklee. Erst in den letzten Jahren wurde entdeckt, dass er sehr viele natürliche Östrogene beinhaltet: Genistein, Daidzein, Biochanin A und Formononetin. Regelmäßig zugeführt dämpfen diese Hitzewallungen, bessern Schlafstörungen, senken den Cholesterinspiegel, schützen das Knochengewebe und können damit in gewissen Fällen sogar als eine Hormonersatztherapie in den Wechseljahren angesehen werden. Auch zur Förderung des Haarwuchses lässt sich der Rotklee einsetzen; schon frühzeitig haben Mönche beobachtet, dass Pferde, die auf kleereichen Weiden grasen, ein besonders schönes Fell haben!

Rotklee-Fertigpräparate
In der Apotheke sind Fertigpräparate – meist in einer täglichen Dosis von 40 mg Isoflavone – erhältlich. Auch Kombinationspräparate, die Rotklee mit Soja oder Traubensilberkerzenextrakt kombinieren, sind empfehlenswert.

Einzelbeschwerden des Klimakteriums können auch durch andere Heilkräuter behandelt werden. Details zur genauen Zubereitung und der Anwendungsdauer lesen Sie bitte in den Spezialkapiteln nach!

- Blutdruckschwankungen: Misteltee (siehe Bluthochdruck, S. 229, 230).
- Kopfschmerzen: Pfefferminze (siehe Migräne, S. 214)

Beschwerden der weiblichen Brust

Zyklusabhängige Brustbeschwerden zeichnen sich durch periodisches Auftreten vor der zu erwartenden Regelblutung aus und sistieren meist mit dem Eintreten der Menstruation.
In Abhängigkeit vom weiblichen Zyklus kann es zu Verhärtungen des Bindegewebes kommen. Brustspannungen und Schmerzen sowie Druck- und Tastempfindlichkeit können daraus resultieren.
Diese Beschwerden sind zwar unangenehm, aber ungefährlich. Jegliche andere Art von Brustbeschwerden wie Knoten oder entzündliche Erkrankungen der Brust gehören aber unbedingt in die Obhut eines Facharztes! Wenn Sie kurz vor der Menstruation einen Knoten in Ihrer Brust tasten, warten Sie Ihre Menstruation ab und tasten Sie dann nochmals. Meistens handelt es sich um gutartige Veränderungen, die während des Zyklus entstehen. Sollte ein Knoten nach der Menstruation jedoch immer noch tastbar sein, oder fühlen Sie sich unsicher, kontaktieren Sie bitte Ihren Gynäkologen.
Deshalb empfiehlt es sich, wenn jede Frau nach der Menstruation einmal im Monat mit kreisenden Bewegungen beide Brüste abtastet – im Stehen und im Liegen. Die Brustselbstuntersuchung ist die wichtigste Vorsorgemaßnahme für die Frau.

Welche Heilkräuter eignen sich?

Bei Brustbeschwerden werden die Heilkräuter äußerlich als Umschläge angewendet.
Interessant ist, dass auch bei diesen Beschwerden Weißkohl in Form von Umschlägen Linderung verschaffen kann.

Weißkohlumschlag
Rohe Kohlblätter flachdrücken und je nach Brustgröße 3–5 Blätter auf die Brust legen und befestigen. Es muss dabei die ganze Brust bedeckt sein. Mindestens 1 Stunde und höchstens über Nacht einwirken lassen. Danach die Kohlblätter abnehmen und die Brust mit warmem Wasser abwaschen.

Keuschlamm oder Mönchspfeffer (Vitex agnus castus)
Verwendet werden die Früchte des Keuschlamms. Sie enthalten Flavonoide, Bitterstoffe, ätherische Öle sowie Diterpene und Iridoide. Der Keuschlamm ist schon ein altbekanntes Mittel in der Frauenheilkunde und wird vor allem bei Menstruationsstörungen und -beschwerden sowie Brustbeschwerden eingesetzt. Mönchspfeffer hemmt in diesem Zusammenhang die Freisetzung des Hirnanhangsdrüsenhormons Prolaktin, das Brustbeschwerden mitverursachen kann.

Keuschlammpräparate (Dragees, Tinkturen) sind in der Apotheke erhältlich!

Pfefferminze (Mentha piperita)
Es werden die Blätter verwendet, die Gerbstoffe, Flavonoide, ätherische Öle und Menthol enthalten. Besonders das Menthol wirkt kühlend und erfrischend, krampflösend und desinfizierend.

Pfefferminzölumschlag
4 Tropfen Pfefferminzöl mit 6 Esslöffeln Schlagobers und 2 Litern kaltem Wasser vermischen und auf ein Leintuch verteilen. Mit diesem Leintuch umwickelt man die Brüste, legt darauf ein trockenes Tuch und darauf noch ein Wolltuch. Den Umschlag etwa 30 Minuten einwirken lassen und dann die Brust abtrocknen.

Wilde Malve (Malva silvestris)
Die Blätter und Blüten der Malve kommen äußerlich zur Wundbehandlung und bei Entzündungen der weiblichen Brust zur Anwendung. Die Wirkstoffe der Malve sind reizlindernd. Des Weiteren benutze man den Malventee aus der Blütendroge zur Förderung der Milchsekretion.

Malvenblütentee
1,5–2 g fein geschnittene Malvenblüten auf 1 Tasse mit kaltem Wasser 5–10 Stunden ansetzen, abseihen und vor der Einnahme kurz aufkochen. Malvenblüten können auch als heißer Aufguss zubereitet werden.

Was kann man noch tun?
- Ferner ist eine gesunde Lebensweise mit ausgewogener Ernährung, ausreichend Schlaf, viel Bewegung und genügend Erholungsphasen zu empfehlen.
- Auch mehrfach ungesättige Fettsäuren, wie sie in den Fischölen vorkommen, helfen bei zyklischen Frauenbeschwerden. Fischölkapseln sind in der Apotheke erhältlich. Sie beugen außerdem Herz-Kreislauf-Erkrankungen vor.
- Alkohol sollte vermieden werden. Er ist der Feind der Brust.

ERKRANKUNGEN DES RHEUMATISCHEN FORMENKREISES

Rheumatische Erkrankungen umfassen eine Vielzahl an Krankheiten, die mit schmerzhaften Veränderungen des Stützgewebes und des Bewegungsapparats einhergehen. Sie werden durch entzündliche Vorgänge im Körper verursacht. Davon sind Abnützungserscheinungen der Gelenke und der Wirbelsäule abzugrenzen, die durch den Alterungsprozess, Übergewicht und mangelndes Training entstehen.
Die zwei häufigsten Erkrankungen aus diesem Formenkreis sind:
1. Die *degenerative Arthrose* – sie geht auf eine ständige, ungleichmäßige Belastung der Gelenke (am häufigsten Knie-, Hüft-, Schultergelenke) zurück. Ursachen dafür können eine angeborene Fehlstellung des Bewegungsapparats sein, sie kann aber auch durch Unfälle oder alltagsbedingte Abnutzungen bedingt sein. Die ständige Abreibung an den Gelenken führt zu Entzündungen, die sich mit Schmerzen, Rötung und Schwellung äußern.
2. Die *entzündliche Arthritis* (chronische Polyarthritis) – sie wird im Volksmund als „Rheuma“ bezeichnet. In ihren Symptomen ähnelt sie der Arthrose – Schmerzen, Schwellungen und Rötung der betroffenen Gelenke. Die Ursache für die Arthritis ist aber keine mechanische Abnützung, sondern eine Autoimmunschwäche. Das heißt, der Körper

richtet seine Immunwaffen gegen sich selbst – im Fall der Arthritis gegen das körpereigene Knorpelgewebe. Am häufigsten sind Fingergelenke (Polyarthritis) betroffen, aber auch Gelenke der Lendenwirbel (Morbus Bechterew).
Die Bedeutung des Wortes „Rheuma" kommt vom griechischen „rheo" und bedeutet „ich fließe", was die ziehenden und fließenden Schmerzen bei rheumatischen Erkrankungen vortrefflich beschreibt. Akute Schübe mit Schmerzen, Schwellungen und Rötungen des betroffenen Gelenks („Rheumaschub") wechseln mit dazwischenliegenden symptomfreien Phasen. Im Allgemeinen kann man sagen, dass die Behandlungserfolge für diese Krankheiten noch nicht zufriedenstellend sind. Man kann einzelne Symptome bekämpfen, aber keine vollständige Heilung erzielen. Da die Krankheiten chronisch verlaufen, kann man aber empfehlen, langfristig tätig zu werden und versuchen, den symptomfreien Zustand so lange wie möglich zu erhalten. Dabei können Heilpflanzen helfen. Besonders bewährt haben sich in der Rheumabehandlung Anwendungen von Umschlägen, Bädern und die Einnahme von Tees.

Welche Heilkräuter eignen sich?

Löwenzahn (Taraxacum officinale)
Die wichtigsten Inhaltsstoffe des Löwenzahn sind Bitterstoffe, Flavonoide, Mineralstoffe, Vitamin C und E. Er wirkt durchspülend und fördert auch die Gallenblasentätigkeit. Gute Erfolge mit einer Löwenzahnteekur wurden vor allem bei der Vorbeugung arthrotischer Gelenkserkrankungen erzielt.

Löwenzahntee
1–2 Teelöffel Löwenzahnwurzel und -kraut in 1 Tasse kaltem Wasser kurz aufkochen, 10 Minuten ziehen lassen und abseihen. Sie sollten den Tee wegen seiner entwässernden Wirkung nicht vor dem Schlafengehen trinken – der französische Name des Löwenzahn „pissenlit" („ins Bett nässen") erinnert daran.

Achtung: Löwenzahn darf nicht bei Erkrankungen der Galle (Entzündung, Steine, Verschluss) oder bei Darmverschluss angewendet werden.

Birkenblätter (Betula pendula Roth)
Birkenblätter üben einen wohltuenden Effekt auf Gelenke und das Stützgewebe aus. Die bioaktiven Inhaltsstoffe der Birkenblätter scheinen außerdem eine harmonisierenden Wirkung auf das Immunsystem zu haben.

Birkenblättertee
2 Teelöffel zerkleinerte Birkenblätter mit 1 Tasse heißem Wasser aufgießen, 10 Minuten ziehen lassen und abseihen. Achten Sie dabei auf eine hohe Wasserzufuhr, diese unterstützt die Therapie.

Bei beiden Tees gilt aber: nicht bei Ödemen auf Grund eingeschränkter Nierentätigkeit oder Herzschwäche anwenden!

Brennnessel (Urtica dioica/urtica urens)
Brennnesseln wirken nicht nur durchspülend, sondern greifen auch hemmend in die Produktion entzündungsfördernder Stoffe (Prostaglandine und Leukotriene) ein. Deshalb ist eine Brennnesselteekur bei rheumatischen Leiden besonders zu empfehlen.

Brennnesseltee
2 Teelöffel Brennnesselblätter und -kraut mit 1 Tasse heißem Wasser übergießen und 10 Minuten ziehen lassen. Abseihen und trinken.

In früheren Zeiten fand sich eine besondere Methode zur Linderung von Rheumaschmerzen: das Schlagen mit frischen Brennnesseln. Durch die Hautreizung wird eine allgemeine Schmerzlinderung erzielt.

Man kann die Tees auch in einer wirkungsvollen Kombination anwenden: Trinken Sie in der Früh 1 Tasse Löwenzahntee, zu Mittag 1 Tasse Birkenblättertee und am Abend 1 Tasse Brennnesseltee.

Afrikanische Teufelskralle (Harpagophytum procumbens)
Besonders wirkungsvoll in der Vorbeugung und Behandlung von Entzündungen ist eine in der afrikanischen Kalahari-Wüste beheimatete Pflanze: die Afrikanische Teufelskralle. Sie enthält viele Bitterstoffe, es ist aber die Gesamtheit ihrer Wirkstoffe, die den entzündungshemmenden und schmerzlindernden Effekt ausmacht.

Teufelskrallentee
Übergießen Sie 1 Esslöffel der zerkleinerten Teufelskrallenwurzel mit 1/2 Liter kochendem Wasser und lassen Sie den Aufguss mindestens 8 Stunden (beispielsweise über Nacht) ziehen. Teilen Sie den Tee in 3 Portionen und trinken Sie vor den Mahlzeiten je einen Teil der vorbereiteten Teemenge. Die Tagesdosis an Teufelskrallenwurzel beträgt 4,5 g. Erste Erfolge zeigen sich ab der dritten Anwendungswoche.

Nehmen Sie den Tee nicht bei Zwölffingerdarm- oder Magengeschwüren ein!

Auch verspannte Muskeln belasten die Gelenke und können so zu einer Verschlimmerung des Zustands führen. Zur Unterstützung der Entspannung sind Bäder mit ätherischen Ölen und die Auflage von Heusäcken einzusetzen.

Heublumen (Graminis flores)
Heublumen sind ein Gemisch aus verschiedensten Wiesenblumen und Gräsern. Je nach Zusammensetzung enthalten sie Flavonoide, ätherische Öle, Gerbstoffe und Cumarine. Man wendet Heublumen in warmen Bädern und als Auflagen (Heublumensack) an. Beide Methoden wirken durch zwei Prinzipien: die warme Temperatur und die Wirkstoffe aus den Heublumen. Sie fördern die Durchblutung und wirken muskelentspannend, was auch die Schmerzen lindert. Durch die leichte Hautirritation wird ein Heilungsprozess zusätzlich gefördert.

Heublumensack
Sie können den Heublumensack in der Apotheke kaufen oder selbst herstellen. Dafür benötigen Sie ein Baumwoll- oder Leinentuch, Nähzeug und Heublumen.
1. Nähen Sie das Tuch an drei Seiten zusammen und füllen Sie den Beutel mit Heublumen bis zur Hälfte.
2. Nähen Sie den gefüllten Beutel zu.
3. Kochen Sie Wasser auf und legen Sie den Heublumensack mit einem Sieb über das dampfende Wasser. Der Dampf sollte den Sack leicht befeuchten und erhitzen (ca. 30 Minuten).
4. Lassen Sie den Heublumensack so lange auskühlen, bis die Wärme für eine Auflage erträglich wird.

5. Fixieren Sie den Sack mit einem weiteren Tuch.
6. Lassen Sie den Heusack so lange auf der betroffenen Stelle aufliegen, bis die Wärme nicht mehr als angenehm empfunden wird (ca. 30 Minuten).
7. Der Heusack kann bis zu 4-mal wiederverwendet werden.
8. Nach einer Auflage sollten Sie eine halbe Stunde nachruhen.

Auch Bäder mit Pflanzenzusätzen werden von Rheuma-Patienten als besonders angenehm empfunden. Durch die Erwärmung und die hautreizende Wirkung der ätherischen Öle aus den Pflanzenzusätzen wird das Gewebe besser durchblutet, die Muskulatur entspannt sich, und dies wirkt vor allem entlastend bei arthrotischen Gelenksbeschwerden. Schmerzen werden gelindert. Zum therapeutischen Einsatz sollten Sie vier Wochen lang alle zwei Tage baden. Baden Sie aber nicht, solange Sie Hautreizungen haben!

Heublumenbad
Kochen Sie 500 g Heublumen in 5 Liter Wasser auf und setzen Sie den Sud einem Bad zu. Die Badetemperatur sollte 36° C betragen.

Wenn Sie an Heuschnupfen leiden, dürfen Heublumen nicht angewendet werden.

Rosmarinbad
Kochen Sie 50 g Rosmarinblätter mit 1 Liter Wasser auf, 30 Minuten ziehen lassen und einem Bad zugeben. 15–20 Minuten baden. Wegen der anregenden Wirkung des Rosmarins sollten Sie das Bad aber nicht vor dem Schlafengehen nehmen!

Ölzubereitungen von Rosmarin, Kampfer, Eukalyptus, Wacholder und Latschenkiefer sind als Zusätze bei Rheumabädern besonders geeignet.

Rosmarin-, Eukalyptus-, Wacholder-, Latschenkiefer-Ölbäder
Mischen Sie 10 Tropfen des Öls mit ein wenig Milch oder Obers und setzen Sie es dem Badewasser zu. Baden Sie 10–15 Minuten bei einer Badetemperatur von 38–39° C.

Die Öle von Rosmarin, Kampfer, Wacholder und Fichtennadel eignen sich auch gut zum Einreiben der schmerzenden Gelenke.

Mischen Sie 10 Tropfen des ätherischen Öls mit 25 ml Basisöl (z. B. Olivenöl) und reiben Sie damit die Gelenke sanft ein. Auch das Einreiben mit Brennnesselspiritus ist hilfreich bei Rheumaschmerzen.

Öle und Bäder dürfen nicht bei offenen Hautverletzungen angewendet werden.

Im nichtaktiven Zustand, also in der symptomarmen Zeit zwischen zwei Rheumaschüben, empfiehlt es sich weiters, Maßnahmen zur Stoffwechselförderung zu treffen. So ist eine Frühjahrs- und Herbstkur mit stoffwechselfördernden Heilkräutertees zur Rheumabehandlung immer sinnvoll.
Im akuten Rheumaschub hingegen treten Rötungen, Schwellungen und Schmerzen der Gelenke auf. Hier ist eine Behandlung durch den Arzt erforderlich. Wichtig bei der Behandlung ist in erster Linie die Hemmung der Entzündung, damit ein weiterer Gelenksschaden vermieden wird. Kräuter mit schmerzstillender und entzündungshemmender Wirkung können die ärztliche Therapie unterstützen. Es haben sich vor allem äußerliche Anwendungen wie Umschläge und Salben bewährt.

Arnika (Arnica montana)
Arnika enthält Bitterstoffe, Flavonoide und ätherische Öle und wirkt entzündungshemmend und schmerzlindernd.

Arnika-Umschläge
Übergießen Sie 8–10 Teelöffel Arnikablüten mit einem 1/2 Liter kochendem Wasser und lassen Sie das Ganze bis zu 10 Minuten ziehen. Ein Baumwoll- oder Leinentuch in den Aufguss einlegen, auswinden und die betroffenen Körperteile einbinden. 30 Minuten bis 2 Stunden einwirken lassen.

Besonders bewährt hat sich die Anwendung von kalten Umschlägen bei heißen Gelenken, von warmen Umschlägen bei kalten Gelenken. Bei Arthritis sind lauwarme Umschläge zu verwenden.

Arnikatinktur

Statt den Arnika-Aufguss selbst zu bereiten, können Sie auch eine Arnikatinktur aus der Apotheke verwenden. Diese im Verhältnis 1:5 mit Wasser verdünnen und dann gleich vorgehen wie oben beschrieben. Auch Salben sind in der Apotheke erhältlich.

Achtung: Arnika darf nicht innerlich, z. B. als Tee, angewendet werden, da Arnika giftige Stoffe enthält. Auch muss eine Arnika- oder Korbblütlerallergie ausgeschlossen werden!

Topfen

Auch Topfenumschläge haben sich gegen Entzündungen bewährt.

Legen Sie 1/4 Kilo Topfen auf die schmerzenden Stellen auf und umwickeln Sie diese mit einem Tuch. Einige Stunden einwirken lassen.

Auch Kohl-Wickel helfen bei der Bekämpfung entzündlicher Prozesse, weil sie dem Körper Giftstoffe entziehen können. Wir wissen dies bei der Behandlung von Brustentzündungen zu nützen (siehe S. 284).

Was kann man noch tun?

- Zur Behandlung von Rheuma müssen Sie auch allgemeine Punkte beachten. Achten Sie auf Ihre Ernährung und schonen Sie Ihre Gelenke.
- Fleisch enthält viel Arachidonsäure, die im Körper als Ausgangssubstanz für entzündungsfördernde Stoffe (Prostaglandine) dient. Vermindern Sie deshalb Ihren Fleischkonsum und essen Sie stattdessen häufiger Fisch. Fischöle enthalten Omega-3-Fettsäuren, die Entzündungsreaktionen entgegenwirken. Vitamin E wirkt als „Schmiermittel" und lindert Entzündungen. Es ist vor allem in Pflanzenölen enthalten.
- Belasten Sie Ihre Gelenke so wenig wie möglich. Vor allem während eines Rheumaschubs ist es wichtig, die Gelenke ruhig zu stellen und die Muskeln zu entspannen. Bettruhe wäre hierbei anzuraten. Aber auch wenn die Beschwerden nicht akut sind, sollten Sie Ihre Gelenke nicht unnötiger Belastung aussetzen. Verweilen Sie nicht zu lange in einer Position (Stehen, Sitzen) und achten Sie auf ausreichend Schlaf,

da dieser zur allgemeinen Entspannung beiträgt. Sportarten wie Laufen oder Tennis stellen eine besondere Belastung der Gelenke dar. Unterstützen Sie Ihre Gelenke durch gut gepolsterte Sportschuhe, die die Belastung abfangen. Das Laufen auf Waldboden ist zu empfehlen, da er die Wucht des Auftretens dämpft.

Gicht (Arthritis urica)

Die Gicht ist eine Stoffwechselerkrankung und wird nicht zum Formenkreis der rheumatischen Erkrankungen gezählt, obwohl die Symptome oft ähnlich sind: schmerzende Gelenke, Rötungen und Schwellungen. Gicht entsteht durch einen erhöhten Harnsäurespiegel im Blut. Dieser kann entweder aus einer erhöhten Produktion oder aus einer unzureichenden Ausscheidung von Harnsäure resultieren. Die Entzündung entsteht, wenn sich körpereigene Fresszellen daran machen, abgelagerte Harnsäurekristalle abzubauen. Die Kristalle zerstören die Fresszellen und entzündliche, gewebsschädigende Stoffe werden ausgeschieden. Hauptsächlich sind die Gelenke, das gelenknahe Gewebe und die Niere betroffen. Klassisch sind die Gichtbeschwerden der Großzehe („Podagra"). Der wohl berühmteste Gichtkranke war Johann Wolfgang von Goethe, der seinerseits ein ausgesprochener Genussmensch und Liebhaber alles Schönen war. Legendär waren Goethes Festmähler, bei welchen er es vorzog, den Wein persönlich an seine Gäste auszuschenken und sich selbst dabei immer die größte Menge zu gönnen. Purinreiche Lebensmittel und ein hoher Eiweißanteil werden schon lange als Risikofaktor für das Entstehen der Gicht angesehen. Wissenschaftler in Boston, USA, haben nun über zwölf Jahre lang den Zusammenhang zwischen Ernährung und dem Auftreten von Gichtanfällen untersucht. Dabei zeigte sich deutlich, dass Fleisch und Krustentiere das Gichtrisiko bei Männern signifikant erhöhten, während Molkereiprodukte es deutlich reduzieren konnten.

Welche Heilkräuter eignen sich?
Da es sich bei der Gicht um eine Stoffwechselkrankheit handelt, ist es ratsam, den Stoffwechsel zu fördern und damit die Harnsäureausscheidung voranzutreiben (vergleiche auch Kapitel „Stoffwechsel" (siehe S. 256).
Besonders gut eignet sich hierfür eine Teekur von Brennnesselblättern (siehe S. 258, 259).

Gegen akute Schmerzen bei einem Gichtanfall ist es wichtig, die Immunreaktion abzuschwächen und die Entzündung zu hemmen. Hier hat sich vor allem Weidenrinde als hilfreich erwiesen.

Weidenrinde (Salix)

Die Weidenrinde ist das Aspirin® der Natur. Ihr Wirkstoff ist Salicin, welches in einer modifizierten Form als Acetylsalicylsäure im Aspirin® zu finden ist. Weidenrindentee ist entzündungshemmend und schmerzlindernd. Er fördert auch die vermehrte Ausscheidung von Harnsäure, darf aber nicht während einer Schwangerschaft eingenommen werden.

Weidenrindentee

Trinken Sie mehrmals am Tag Weidenrindentee. 1 Teelöffel gehackte Weidenrinden mit 1 Tasse kochendem Wasser aufgießen und 15–20 Minuten ziehen lassen.

Herbstzeitlose (Colchicum autumnale)

Ein sehr wirkungsvolles Mittel gegen akute Gichtanfälle ist die Herbstzeitlose. Ihr Wirkstoff, Colchicin, ist ein Zellgift und hemmt die Vermehrung von Immunzellen, die bei einem Gichtanfall die Entzündung auslösen. Colchicin ist höchst giftig und deshalb nicht für eine Selbstanwendung geeignet. Dosis, Anwendungsdauer und Eignung für eine Einnahme von Herbstzeitlosenpräparaten können nur von einem Arzt bestimmt werden!

Was kann man noch tun?

- Für einen Erfolg in der Gichtbehandlung muss der Harnsäurespiegel im Blut reduziert werden.
- Essen Sie weniger Fleisch, Wurst und auch Hülsenfrüchte, da diese Purine, eine Vorstufe von Harnsäure, enthalten.
- Auch Alkohol erhöht den Harnsäurespiegel im Blut; vermeiden Sie daher regelmäßigen Alkoholkonsum.

Albertus Magnus wurde als Sohn eines schwäbischen Ritters um 1200 n. Chr. in Lauingen an der Donau geboren. Albertus studierte in Padua und trat auch dort dem Dominikanerorden bei, von wo aus er nach Köln, seinem Lebensmittelpunkt, versetzt wurde. Im Auftrag des Ordens unternahm er zahlreiche Bildungsreisen; an der berühmten Universität zu Paris hielt er regelmäßig Vorlesungen. Albertus, dem das Prädikat

„der Große" gegeben wurde, besaß universales Wissen auf dem Gebiet der Theologie und Naturwissenschaft. Sein bedeutendster Schüler war Thomas von Aquin. 1274 wurde er als Theologe zum Zweiten Konzil zu Lyon berufen. Am 15. November 1280 starb Albertus der Große in Köln.

„Nichts erquickt das Auge so sehr wie feines, nicht zu hohes Gras", sprach einst Albertus Magnus. Für viele ist er einer der wichtigsten Naturwissenschaftler des Mittelalters. Seine Werke über Pflanzen und Züchtungen waren für die damalige Zeit bahnbrechend und an die antike Lehre des Aristoteles orientiert. Auch auf dem Gebiet der Gartenarchitektur leistete Albertus Pionierarbeit. Das, was später in herrschaftlichen Kreisen unter „Lustgarten" verstanden wurde, geht auf ihn zurück. Albertus verstand den Garten nicht als Nutzpflanzenkulturstätte, sondern auch als Ort der Begegnung, der Unterhaltung, des Gesprächs. Dementsprechend ließ er in seinem Dominikanerkloster Sitzbänke aufstellen, auf denen die Mönche philosophieren konnten. Seine größte gärtnerische Leistung gelang ihm aber, als er der Überlieferung nach für den König eines Rose im Winter zum Erblühen brachte.

Praktische Anwendung der Klostermedizin und der Kneipp'schen Medizin: Zubereitung von Tees, Salben, Wickeln und Tinkturen

Das richtige Herstellen von Kräutertees

Die häufigste und älteste Zubereitungsform der Heilkräuter sind Kräutertees. Wenn Sie die benötigte Teepflanze nicht im eigenen Garten haben, ist es ratsam, sich fertige Tees aus einem Naturkostladen oder der Apotheke zu besorgen. So können Verwechslungen ausgeschlossen werden.
Viele Heilpflanzen besitzen leicht verflüchtigbare Inhaltsstoffe (z.B. ätherische Öle), ohne die der Tee seine Wirkung verliert. Kaufen Sie den Tee deshalb immer nur in kleinen Mengen (bis zu 100g) und bewahren Sie ihn in eigenen Teebehältern mit Deckel auf. Glas- oder Metallbehälter eignen sich am besten dafür; verwenden Sie keine Plastikgefäße.
Geben Sie ungefähr 1-2 Teelöffel der Heilpflanze auf 200 ml Wasser. Für Kinder reicht die halbe Dosierung. Je nach Teepflanze und erwünschter Wirkung beträgt die Anwendungsdauer für Heilkräutertees zwischen ein paar Tagen und sechs Wochen. Beachten Sie aber bei allen Anwendungen die genannten Vorsichtshinweise. Bei Ödemen infolge eingeschränkter Nieren- oder Herztätigkeit zum Beispiel dürfen Sie keine Durchspülungstherapien durchführen. Bei Schwangerschaft oder Allergien ist besondere Vorsicht geboten.
Grundsätzlich können Sie alle Tees über einen Zeitraum von drei Wochen durchgehend einnehmen. Dann ist es aber sinnvoll, eine mindestens gleich lange Pause einzulegen. Einerseits um ein erneutes Ansprechen auf die Pflanze zu gewährleisten, andererseits aber auch deshalb, weil viele Pflanzen Giftstoffe enthalten, die nicht überdosiert werden dürfen. Ausnahmen sind Weißdorn- und Johanniskrauttee; diese können auch ohne Pause über einen langen Zeitraum durchgehend eingenommen werden.
Viele Heilkräutertees schmecken nicht sehr gut. Prinzipiell können Sie

die Tees süßen, vor allem Erkältungs- oder Hustentees, bei denen der Zucker noch unterstützend wirkt. Süßen Sie am besten mit Honig, Diabetiker sollten Süßstoff verwenden. Nieren-, Leber-, Magen- und Darmtees trinkt man aber ungesüßt, da eine Zuckerzugabe kontraproduktiv wäre. Der Geschmack von Bitterstoffen könnte mit Süßen ohnehin nicht verbessert werden.
Da die pflanzlichen Wirkstoffe sehr vielfältig sind und viele unterschiedliche Eigenschaften haben, gibt es auch unterschiedliche Methoden, eine bestmögliche Wirkstoffextraktion aus den Pflanzen zu gewährleisten. Folgende Zubereitungsarten sind möglich:

Aufguss (Infus)
Die benötigte Teemenge wird mit heißem Wasser aufgegossen und ca. 10 Minuten zugedeckt ziehen gelassen. Pflanzen mit ätherischen Ölen sollten nur 5 Minuten ziehen. Der Aufguss löst schwer wasserlösliche Stoffe aus den Pflanzen.
Achtung: Auch bei Verwendung eines Teebeutels sollten Sie den Beutel mit dem kochenden Wasser aufgießen und ihn nicht nachträglich in das Wasser einlegen. Es würde dadurch ein anderer Wirkstoffgehalt entstehen!

Aufkochung
Manche Pflanzen werden mit kaltem Wasser übergossen und dann mit dem Wasser kurz zum Kochen gebracht. Andere wiederum müssen wegen ihres Inhaltsstoffes vor dem Aufkochen längere Zeit im kalten Wasser ziehen.

Abkochung (Dekokt)
Bei der Abkochung werden Pflanzenbestandteile je nach Rezeptur mit kaltem Wasser übergossen und für 15 Minuten zum Kochen gebracht. Dieser Prozess wird zum Beispiel für die Extraktion von Wurzelbestandteilen angewendet, die der Pflanze Wirkstoffe entzieht, die sonst nur schwer löslich sind.

Kaltwasserauszug (Mazerat)
Manche Pflanzenwirkstoffe werden bei einem Aufguss oder Abkochung zerstört, deshalb müssen sie mit einem Kaltwasserauszug herausgelöst werden. Dies sind freilich leicht wasserlösliche Wirkstoffe. Sie übergießen die Pflanzenteile mit kaltem Wasser und lassen das Ganze zugedeckt ca. 8 Stunden oder über Nacht ziehen. Vor dem Trinken abseihen und auf Trinktemperatur erwärmen, aber nicht aufkochen!

Teezubereitungen können auch als Badezusätze oder für Umschläge verwendet werden!

Inhalation

Inhalationen werden vor allem bei Erkrankungen der Atemwege eingesetzt. Die Inhaltsstoffe der verwendeten Pflanzen sind im Wasserdampf löslich und dringen so in den Körper ein.

Wichtig bei einer Inhalation ist, tief einzuatmen, damit die Inhaltsstoffe ihre Wirkung möglichst gut entfalten können. Es eignen sich für diese Anwendung besonders Pflanzen mit ätherischen Ölen, beispielsweise Kamille oder Latschenkiefer. Bei bakteriellen Infekten ist es ratsam, dem Wasser normales Kochsalz beizufügen. Stellen Sie eine gesättigte Lösung her, das bedeutet, geben Sie dem Inhalationswasser so viel Salz zu, bis es sich nicht mehr auflöst. Es tötet die Bakterien ab und ist schleimlösend. Je nach Rezeptur gießen Sie die verwendeten Pflanzenteile mit kochendem Wasser auf und inhalieren – am besten über einer Schüssel – circa 10 Minuten. Bedecken Sie dabei Kopf und Schüssel mit einem Handtuch und atmen Sie durch Mund und Nase ein. Achten Sie aber darauf, dass Sie sich nicht verbrühen! Halten Sie nach einer Inhalation noch ein wenig Nachruhe ein. Statt der Pflanzenteile können Sie auch ein paar Tropfen des ätherischen Öls verwenden. 5 Tropfen sind in der Regel ausreichend.

Das richtige Herstellen von Wickeln

Wickel wirken zweifach: durch die Temperatur und über die Wirkstoffe der gewählten Heilpflanzen. Man verwendet sie hauptsächlich bei Fieber, Atemwegserkrankungen, wie Bronchitis und Asthma, aber auch zur Förderung der Durchblutung oder gegen Entzündungen.

Es ist sinnvoll, drei Teile für einen Wickel zu verwenden:
- Innentuch: aus Baumwolle oder Leinen; feucht; je nach Anwendungsgebiet warm oder kalt;
- Zwischentuch: aus Baumwolle; trocken;
- Außentuch: Wolle oder Baumwolle; soll die Innentemperatur konstant halten.

Heißer Wickel
Heiße Wickel setzt man zur Schmerzlinderung und zum Lösen von Krämpfen ein. Tauchen Sie das Innentuch in heißes Wasser (kann je nach Rezeptur auch Heilkräuter enthalten), umwickeln Sie die betroffene Körperstelle und binden Sie das Zwischentuch herum. Zur Erhaltung der Wärme wird zwischen Außen- und Zwischentuch eine Wärmeflasche fixiert. Der Wickel bleibt bis zu 1 Stunde angelegt. Halten Sie danach noch etwas Nachruhe. Heiße Wickel eignen sich auch als Leibwickel, der Brust und Bauch umgibt. Er eignet sich zur Förderung der Durchblutung innerer Organe oder gegen Verdauungsprobleme. Sie dürfen den Wickel aber nicht bei Magengeschwüren oder Blutungen anwenden.

Kalter Wickel
Er wird genau wie der heiße Wickel angelegt – nur verwendet man kaltes Wasser und keine Wärmeflasche! Kalte Wickel eignen sich besonders als Wadenwickel zur Förderung der Durchblutung und werden bei geschwollenen Beinen, Krampfadern oder zur Fiebersenkung eingesetzt. Lassen Sie den kalten Wickel 20 Minuten wirken und halten Sie das Bein dabei ruhig. Bei der Fiebersenkung sollten Sie den Wickel 2-3-mal alle 5 Minuten erneuern.

In der Behandlung rheumatischer Erkrankungen haben sich folgende Anwendungen besonders bewährt: kalte Umschlägen bei heißen Gelenken, warme Umschläge bei kalten Gelenken. Bei Arthritis sind lauwarme Umschläge am besten.

Topfenwickel
Topfenwickel wendet man vor allem gegen Entzündungen an, zum Beispiel bei Halsentzündungen oder bei rheumatischen Beschwerden. In der Volksmedizin legt man Topfen auch auf Sonnenbrände auf. Streichen Sie 250 g Topfen fingerdick auf einem Leinentuch aus und legen Sie das Tuch mit der Topfenseite auf die Haut. Binden Sie ein Baumwolltuch darum und fixieren Sie das Ganze zusätzlich mit einem Schal. Eine andere, klassische Anwendung des Topfenwickels ist die heilsame Wirkung bei Entzündungen der stillenden Brust. Schon Generationen von Ammen wussten die beruhigende und kühlende Wirkung des Topfens bei der geröteten, spannenden und schmerzhaften Brust zu nutzen.

Weißkohlwickel
Kohlblätter reizen die Haut und haben dadurch eine stark durchblutungsfördernde Wirkung. Sie werden bei innerlichen Entzündungsvorgängen angewendet, weil sie dabei Giftstoffe entziehen können. Ein gutes Anwendungsgebiet sind rheumatische Erkrankungen und Gicht. Entfernen Sie den Strunkteil aus den frischen Kohlblättern und drücken Sie diese leicht an, sodass ein wenig Saft herausgepresst wird. Legen Sie dann die Blätter auf die betroffene Hautstelle und binden Sie das Ganze mit einem Verbandstuch oder Ähnlichem fest. Der Wickel kann bis zu zweimal täglich durchgeführt werden. Sobald die Blätter braun sind, sollte er erneuert werden.

Frischpress-Säfte
Manche Pflanzen wirken als frische Säfte besonders gut, zum Beispiel Weißdornsaft oder Brennnesselsaft. Einige Säfte können Sie selbst leicht mit einer Haushaltspresse herstellen. Wenn das nicht möglich ist, sind Frischsäfte auch in der Apotheke oder Naturkostläden erhältlich.

Brennnesselspiritus und Rosmarinwein
Es empfiehlt sich, diese Alkoholika in Klösterläden zu kaufen!

Will man schwer wasserlösliche Stoffe aus Pflanzenteilen extrahieren, stellt man entweder Öl- oder Alkoholauszüge her.

Das richtige Herstellen von Tinkturen
Tinkturen sind alkoholische Auszüge von Pflanzen. Dabei werden die verwendeten Pflanzenteile in einen Glasbehälter gefüllt, mit Alkohol (meist 70 %) übergossen und einen bestimmten Zeitraum darin eingelegt (je nach Rezeptur). Da die Pflanzenwirkstoffe in Tinkturen sehr hoch konzentriert sind, reichen für eine Anwendung wenige Tropfen aus. Tinkturen eignen sich besonders gut für eine äußerliche Anwendung, zum Beispiel zum Einreiben oder für Umschläge.

Ölauszug
Fettlösliche Inhaltsstoffe werden gewonnen, indem man die Pflanzenteile in Öl einlegt. Dieser Vorgang dauert in der Regel 2–3 Wochen. Am besten eignet sich dafür Sonnenblumen-, Distel- oder Olivenöl. Danach werden die Pflanzen abgeseiht und das Öl in dunklen Flaschen an einem kühlen Ort aufbewahrt. Ölauszüge können weiter zu Salben verarbeitet werden.

Die einfache Zubereitung von Salben
Für die Herstellung einer Salbe werden die Pflanzenteile in Fett (Bienenwachs, Schweineschmalz oder Vaseline) erhitzt. Verwenden Sie dafür ein Wasserbad, damit die Pflanzeninhaltsstoffe nicht zerstört werden. Lassen Sie die Pflanzen mit dem Fett auskühlen und so lange, wie im Rezept angegeben, ziehen. Dann die Mischung noch einmal leicht erwärmen und die Pflanzenteile abseihen. Die Salbe in einen Vorratsbehälter füllen und verschlossen aufbewahren. Sie können zur Salbenherstellung auch den Ölauszug der Pflanzen verwenden: Mischen Sie ihn mit einem Zehntel der gleichen Menge an Fett, erwärmen Sie das Ganze kurz – fertig!

Fertigpräparate
In der Apotheke sind Extrakte aus Heilpflanzen fertig als Tropfen oder Kapseln erhältlich. Sie enthalten eine genau bestimmte Wirkstoffmenge und können so den besten Erfolg und eine sichere Dosierung garantieren. Fertigpräparate können auch wirkungsvolle Kombinationen aus mehreren Pflanzen sein.

Die Kneipp-Therapie

Die Kneipp-Therapie geht auf den Wörishofener Pfarrer Sebastian Kneipp, der von 1821–1897 gelebt hat, zurück. Mittlerweile kann diese Therapieform auf über 100 Jahre wissenschaftlich anerkannter Anwendung zurückblicken.

Die Kneipp-Therapie basiert auf 5 Säulen:

Ordnungstherapie: Sie beruht auf der für jeden Menschen individuellen Reiztoleranz. Lang andauernde Reizarmut, also Unterforderung, schwächt den Organismus ebenso wie lang andauernde Überforderung und begünstigt dadurch zahlreiche Zivilisationskrankheiten. Es ist also wichtig, nach Phasen der Anstrengung Phasen der Erholung und der Ruhe im Leben einzuplanen. Dies ist das essentielle Ordnungsprinzip, dessen Befolgung sowohl körperliches als auch seelisches Wohlbefinden bewirkt. Niemand lebt gerne im Chaos, jeder Mensch sehnt sich nach einem geregelten und sicheren Leben. Ebenso wünscht sich unser Körper einen geregelten Ablauf von Schlafen und Wachsein, Essen und Fasten, Ruhe und Anstrengung.

Ernährungstherapie: Die Nahrung sollte den Körper mit allen wichtigen Nährstoffen, Mineralien, Ballaststoffen, Spurenelementen und Vitaminen versorgen und gleichzeitig den Stoffwechsel entlasten. Genussmittel (Nikotin, Alkohol, Kaffee und andere koffeinhaltige Getränke) sollten vermieden werden. Zusätzlich werden Fast-, Obst-, Reis- und fleischlose Tage eingelegt.
Bewegungstherapie: Viele Krankheiten entstehen durch Bewegungsmangel. Dies wird durch Ausdauersport, wie Joggen, Radfahren oder Schwimmen, ausgeglichen. Verspannungen sollen durch Massagen oder Kompressen gelöst werden.
Hydrotherapie: Die Hydrotherapie nimmt den größten Teil des Kneippschen Behandlungskonzeptes ein. Das Wasser mit all seinen Reizen soll zu heilenden Reaktionen des Körpers führen. Ferner stärkt es das Immunsystem und trägt zu körperlichem und seelischem Gleichgewicht bei.
Phytotherapie: Sie setzt für die Heilung und Vorbeugung von Krankheiten Pflanzen und Heilkräuter ein. Die Phytotherapie hat gegenüber chemischen Arzneimitteln den Vorteil, dass sie eine mildere Wirkung und geringere Nebenwirkungen besitzt.

Wann können die Konzepte von Pfarrer Kneipp angewendet werden?

Die Kneipp-Therapie kann in jedem Alter helfen, wenn gewisse Regeln beachtet und die Anwendungen nicht übertrieben werden.

Anwendungsziel	Behandlung	Besonderheiten
Stärkung des Immunsystems	*Wassertreten Schneegehen Sauna Ober,- Unterkörper-Waschung*	*nur regelmäßige Anwendungen haben Auswirkungen*
Hoher Blutdruck	*Trockenbürsten Wadenwickel Sauna*	*Zusatzstoffe: Baldrian oder Melisse beruhigen zusätzlich*

Niedriger Blutdruck	*Trockenbürsten* *Wechselbäder*	*Zusatzstoff: Rosmarin; regelmäßige Bewegung und regelmäßiges Essen*
Erschöpfungszustände	*Waschungen* *Wassertreten* *Bäder*	*Zusatzstoffe für die Bäder: Melisse, Fichtennadel*
Herzbeschwerden	*Kaltes Fußbad* *Wassertreten* *Kalte Herzkompressen*	
Migräne	*Knieguss* *Wechselbäder* *Nackenguss* *Trockenbürsten*	
Müdigkeit	*Kalte Bäder* *Trockenbürsten*	
Menstruationsbeschwerden	*Warmes Sitzbad*	*Zusatzstoff: Schafgarbe*
Schlafstörungen	*Halbbad* *Wassertreten* *Nasse Strümpfe* *Vollbad*	*zu langes und zu heißes Baden wirken vitalisierend und belebend*
Sexuelle Unterfunktion	*Wechselsitzbad* *Kaltes Bad*	
Stress	*Vollbad* *Sauna*	*Zusatzstoffe: Melisse, Baldrian*
Übergewicht	*Lendenwickel*	
Verstopfung	*Kalte Waschungen* *Kalte Lendenwickel*	

Die Kneipp'sche Bädertherapie

„Ganz so verhält es sich mit den Bädern, die bei anderer Anwendung auch eine andere Wirkung hervorbringen, und deren eine große Anzahl, verschieden in der Anwendung und verschieden in der Wirkung, angeführt werden." (Sebastian Kneipp, Mein Testament, 1895)

Bevor man Kneippbäder anwendet, sollte man unbedingt ein Badethermometer kaufen, da die richtige Badetemperatur sehr wichtig für eine sinnvolleWirkung ist.

Man unterscheidet warme Bäder (39°C), Wechselbäder (warm/kalt), temperaturansteigende Bäder (von 15°C–39°C), kalte Bäder (bis 20°C). Die Badedauer sollte bei warmen Bädern 25 Minuten nicht überschreiten, kalte Bäder nur bis zu 30 Sekunden.

Besonders gut wirken Bäder mit der Zugabe von Ölen oder Badesalzen.

Die wichtigsten Badezusätze

Wirkstoff	Beschwerden
Hopfen	*Nervöse Schlafstörungen, Stress*
Melisse	*Beruhigung bei Stress, Nervosität*
Baldrian	*Beruhigung bei Stress, Nervosität*
Fichtennadeln	*Atembeschwerden, Stress*
Kamille	*Entzündungshemmung bei Wunden und entzündlichen Hauterkrankungen, Frauenleiden und nach Operationen im Urogenitoanalbereich*
Eichenrinde	*Hämorrhoiden und Frauenleiden, auch als Mundspülung bei Zahnfleischentzündungen, nach Operationen im Anogenitalbereich*

Molke	*Entzündungshemmung; wirkt gut bei strapazierter Haut und Scheideninfektionen*
Thymian	*Bronchitis*
Lavendel	*Beruhigung bei Stress, Nervosität*

In der Antike waren Eselstutenmilchbäder sehr beliebt. Ihnen wird eine verjüngende und verschönernde Wirkung nachgesagt. Nicht umsonst badete Kleopatra täglich in reiner Eselstutenmilch. Eselstutenmilchpräparate sind seit kurzem in der Apotheke erhältlich. Erst mit Hilfe moderner Analyseverfahren konnte man die hautverjüngende Komponente der Eselinnenmilch identifizieren. Es ist der so genannte „transforming growth factor beta" (TGFß), der für die Neubildung der Haut essenziell ist.

Sie können ätherische Badezusätze in Spezialgeschäften kaufen oder auch selbst herstellen. Dazu benötigen Sie die Blätter oder Blüten des jeweiligen Heilkrautes. Diese werden dann in Wasser gekocht oder mit heißem Wasser aufgegossen. So gehen die Wirkstoffe in das Wasser über. Bevor Sie diesen Extrakt ins Badewasser gießen, seihen Sie immer die Blätter oder Blüten ab. Diese gehören nicht ins Badewasser!

Damit sich die Wirkstoffe gleichmäßig im Wasser verteilen und über die Haut aufgenommen werden können, sollte man jedes selbst hergestellte Badeöl mit Milch und Honig oder Eigelb und 1 Becher Schlagobers vermischen.

Wie wirkt ein Bad?

Warme Bäder bewirken ein körperliches und seelisches Wohlbefinden. Sie sind stresslösend und entspannend, die Durchblutung wird gesteigert, die Schweißsekretion und die Verdauung werden angeregt.

Kalte Bäder bewirken das Gegenteil und sind deshalb bei chronischer Müdigkeit zu empfehlen.

Zusätzlich werden durch das Gewicht des Wassers Venen und Lymphgefäße entlastet, der Auftrieb führt zu Entspannung von Muskeln, Knochen und Gelenken. Über die Haut werden die Wirkstoffe von Badezusätzen aufgenommen und können so ihre Wirkung im Inneren des Körpers entfalten.

Anwendungen von Bädern

Melissenblättersudbad (bei Schlafstörungen und Nervosität)
30 g Melissenblätter mit 3/4 Liter heißem Wasser 15 Minuten ziehen lassen, abseihen und den Sud in ein etwa 38°C warmes Bad geben. Nicht länger als 20 Minuten baden.

Lavendelsudbad (bei Schlafstörungen und Nervosität, Migräne)
150 g Lavendelblüten mit 3 Litern heißem Wasser 5 Minuten ziehen lassen, abseihen und den Sud ins Badewasser (38°C) geben. Nicht länger als 20 Minuten baden.

Pfefferminzölbad (bei Migräne)
15 ml Pfefferminzöl mit 150 ml Jojobaöl (wird als Basisöl verwendet) gut mischen und ins ca. 38°C warme Badewasser geben. Nicht länger als 20 Minuten baden.

Eukalyptusölbad (bei chronischer Bronchitis)
1 Esslöffel Eukalyptusöl mit 1 Eigelb und 1/4 l Schlagobers vermischen und ins Badewasser geben. Das Bad sollte dabei eine Temperatur von 38°C nicht überschreiten. Nicht länger als 20 Minuten baden. Nach dem Baden gründlich abtrocknen und anziehen, damit man sich nicht erkältet!

Rosmarinölbad (bei Potenzproblemen)
25 Tropfen Rosmarinöl mit einem 1/4 l Schlagobers vermischen und ins 38°C warme Bad geben. Nicht länger als 25 Minuten baden.

Rosmarin- und Pfefferminzölbad (Impotenz)
25 Tropfen Rosmarinöl und 5 Tropfen Pfefferminzöl mit 1/4 l Schlagobers vermischen und ins 38°C warme Bad geben. Nicht länger als 25 Minuten baden.

Prophylaxe von Krankheiten

Einen wichtigen Stellenwert in der Kneipp'schen Therapie spielt die Vorbeugung gegen Krankheiten. Auch wir möchten darauf hinweisen, dass es für ein gesundes und glückliches Leben wesentlich besser ist, Krankheiten gar nicht erst entstehen zu lassen – sofern dies natürlich möglich ist. Man sollte schon so früh wie möglich auf sein körperliches und seelisches Wohlbefinden achten. Hören Sie auf Ihren Körper und gönnen Sie ihm die nötige Ruhe! Doch auch zu viel Müßiggang ist schlecht, macht den Körper schlapp und faul und dadurch wiederum anfälliger für Krankheiten. Es ist also wichtig, ein gutes Mittelmaß zwischen Fitness und Ruhe zu finden.

„Ich möchte wissen, welche Krankheit in eine verweichlichte Natur nicht leicht eindringen kann, während eine abgehärtete Natur sich nicht das Geringste daraus macht. Die Verweichlichung, behaupte ich, öffnet Thür und Thor für viele Krankheiten." (Sebastian Kneipp, Mein Testament, 1895)

Zur Abhärtung des Immunsystems und zur Prophylaxe von Krankheiten sind folgende Methoden zu empfehlen:

Trockenbürsten

Das Trockenbürsten fördert die Durchblutung der Haut, wirkt regenerierend und regt den Stoffwechsel an. Besonders bewährt ist das Trockenbürsten bei niedrigem Blutdruck direkt nach dem Aufstehen, vorzugsweise bei offenem Fenster. Dadurch kommt der Kreislauf in Schwung, und man ist gut auf den Tag vorbereitet. Alles, was Sie dazu brauchen, ist eine Bürste. Mit dieser bürsten Sie mit sanften Bewegungen Ihren ganzen Körper, bis eine leichte Rötung der Haut eintritt.

Schneetreten

Das Schneetreten wirkt durchblutungsfördernd und kreislaufanregend. Besonders eignet es sich bei Personen mit chronischer Müdigkeit, Kopfschmerzen und erhöhter Infektanfällgkeit. Diese Methode darf jedoch keinesfalls bei bestehender Erkältung oder Infektion angewendet werden, sondern dient als Vorbeugung, wenn man gesund ist! Einige Sekunden bis höchstens 3 Minuten barfuß im Schnee gehen. (Vorsicht, Rutschgefahr! Bei sehr tiefen Temperaturen und festem Schnee besteht außerdem die Gefahr von Schnittverletzungen.) Danach sollte man die Füße gründlich trockenreiben und gut aufwärmen.

Wassertreten

Wassertreten wirkt ähnlich wie das Schneetreten, denn es sollte immer mit kaltem Wasser vollzogen werden. Im Storchengang bis zu einer Minute im Wasser auf und ab treten, sodass ein Bein immer ganz aus dem Wasser gehalten wird. Danach auf Wiedererwärmung achten. Diesen Zyklus einige Male wiederholen.

Sollten Sie im Sommer nach einer Wanderung müde Beine haben, probieren Sie das Wassertreten einmal in einem klaren, kalten Gebirgsbach. Sie werden sich nachher erfrischt und fit fühlen, und Ihre Beine werden nicht mehr schmerzen!

Sauna

Ein Saunazyklus besteht aus heißen Reizen, nämlich dem Saunagang bei 70–85 °C, und kalten Reizen, das nachfolgende Abkühlen. Dies führt zu Stoffwechselsteigerung, gesteigerter Schweißsekretion, und es werden mehr Stoffwechselendprodukte, wie Harnstoff, Kreatinin, Lactat, aber auch Ionen, wie Natrium und Kalium, ausgeschieden. Der Kreislauf, also das Herz und die Lunge, werden angeregt. Dadurch können Stresshormone, wie Adrenalin oder Cortison, besser abgebaut werden; Aggressionen, Ängste und Stress lösen sich. Besonders zu empfehlen ist ein Saunagang bei erhöhter Infektanfälligkeit, Blutdruckbeschwerden, Muskelverspannungen und Beschwerden des Bewegungsapparates.

Regelmäßiges Saunieren bringt auch für die Haut Vorteile mit sich. Spezielle Gewebehormone, so genannte „Interleukine“, werden verstärkt ausgeschüttet, und die Hautregeneration beschleunigt sich. Anhänger der finnischen oder russischen Saunatradition erfreuen sich daher einer besonders geschmeidigen Haut. Allerdings ist eine Saunatemperatur über 85 °C aufgrund der hohen Kreislaufbelastung und der sodann vermehrt negativen Effekte auf die Haut nicht zu empfehlen. Kranke Menschen sollten nur nach ärztlicher Konsultation saunieren.
Die Vorteile der gelegentlichen Wärmebehandlung in Form von Hitze oder Dampf werden auch durch die Tatsache belegt, dass fast alle Kulturen über solche Formen der Reinigung verfügen. Denken Sie an das türkische Dampfbad oder die traditionelle arabische Form des Bades, das „Hammam“. Das Hammam besteht aus mehreren, mit ungefähr 40°C temperierten Wärmezonen. Die absterbende Haut wird durch den warmen Stein und heißes Wasser aufgeweicht und mittels rauhfasrigem Handschuh abgerubbelt. Die junge, geschmeidige Haut kommt zum Vorschein. Früher hat das arabische Bad den Reisenden als Stätte der Erholung und Säuberung vom Wüstensand gedient. Das Hammam vermittelt auch symbolische Werte. Durch ständig fließendes Wasser soll auch der Geist von Ballast und Alltagsstress gereinigt werden.

Das Anlegen eines eigenen Kräutergartens

Eine noch vor Jahren als altmodisch und langweilig geltende Freizeitgestaltung kommt in der letzten Zeit – erfreulicherweise – immer mehr in Mode. Es ist nichts Neues und Sensationelles, nein, es ist eine Beschäftigung, von der schon Goethe gespürt hat, dass sie seinen Geist befreit und beflügelt. Es ist die gestalterische Beschäftigung mit der Natur, die Gartenarbeit, oder, modern ausgedrückt, das „gardening“. Als vor 25 Jahren der englische Kronprinz begann, mit Gärtnern seinen Landsitz „Highgrove“ zu einem kleinen „Garten Eden“ umzugestalten, um dort alle nur vorstellbaren Arten von Bäumen, Sträuchern, Blumen und Gemüsesorten zu pflanzen, fürchtete man beinahe um seinen Verstand und um die Zukunft der Krone Englands. Dabei setzte er ungewollt einen Trend in Gang, welcher, so hat man fast den Eindruck, von Jahr zu Jahr „trendiger“ wird. Die Gartenarbeit, das „gardening“, die Beschäftigung mit der Natur, ist für viele Menschen heute ein willkommener und geschätzter Ausgleich zur Unruhe und Hektik der Arbeitswelt. Der Garten, ob groß oder klein, verspielt oder ebenmäßig gepflegt,

aber auch wild romantisch wuchernd, ist heute ein freudiger Kontrapunkt im Leben vieler Menschen. Die Gartenliebhaber werden von Jahr zu Jahr mehr, ebenso die Gartenmagazine und auch die Gärtnereien. Der Garten – und sei er auch mit Arbeit verbunden – ermöglicht dem Menschen ein Rückzugsgebiet, in dem eine andere Form von Leben zu finden ist. Alles blüht und gedeiht, ohne Stress und Terminkalender, jede Pflanze zu ihrer, von der Natur vorgegebenen Zeit. Im Garten mit seiner vielfältigen Flora spürt man einen natürlichen Rhythmus, ein Werden und Vergehen zur rechten Zeit. Die positiven Auswirkungen der Gartenarbeit sind sofort zu spüren. Der Pulsschlag beruhigt sich, die Stresshormonausschüttung sinkt, und der Blutdruck harmonisiert sich. Das Gefühl von der „rechten“ Zeit ist uns in vielen Bereichen schon verloren gegangen.
Garten bedeutet Lebensqualität und Erholung. Die positiven Effekte, die der Garten selbst und das „gardening“ bewirkt, können auch bei kranken Menschen genutzt werden. So weiß man, dass der Gesundheitszustand von Körper und Psyche durch die so genannte „Gartentherapie“ bei zielorientiertem Arbeiten mit Pflanzen positiv beeinflusst wird. Komplexe Arbeitsabläufe und körperliche Betätigung wie etwa großflächige Pflegemaßnahmen des Rasens oder das Säen von Samen stärken die psychische Gesundheit, steigern die Konzentration, verbessern die Motorik und wirken sich günstig auf die soziale Kompetenz aus. Auch Kinder kann man frühzeitig durch spielerische Betätigung in der freien Natur die Liebe zur Natur und ihren Geschöpfen lehren.

Ein Park, der eigene Garten oder der Wald harmonisieren Körper und Seele; die Beschäftigung mit den Pflanzen beruhigt die Nerven.

Gartenkunst ist auch ein Teil des kulturellen Erbes Europas. Bedenken Sie die Vielfalt und Schönheit europäischer Gartengestaltung, wie sie sich zwischen mediterranen Gärten Italiens, Frankreichs und Spaniens darstellt. Oder zwischen den üppig grünen Schloßparks Irlands und Englands. Oder zwischen den Alpengärten Österreichs und der Schweiz.

„Ich betrachte gerne Felder, Wiesen, Blumen. Diese Dinge helfen mir zur Sammlung. Sie ersetzen mir die Bücher.“ Hl. Teresa von Avila, Patronin Spaniens und Klosterreformerin, 1515–1582.

Die Beschäftigung mit der Natur lässt sich auch für medizinische Zwecke nutzen. Viele Heilkräuter kann man nicht nur in Spezialgeschäften oder Apotheken kaufen, sondern man kann sie auch im eigenen Garten oder in Tontöpfen am Balkon oder auf einer Terrasse ziehen. Die meisten Pflanzen und Samen sind in unseren Gärtnereien erhältlich.

Achten Sie bitte darauf, dass Sie Schatten- und Sonnenpflanzen an den richtigen Platz auf Ihrem Balkon stellen.

Warum sollte man selber einen Kräutergarten anlegen?
Dies ist aus mehreren Gründen zu empfehlen. Einerseits ist es kostengünstiger, die Kräuter, die man benötigt, beim Gärtner zu kaufen und selbst zu kultivieren, als die getrockneten Blüten und Blätter oder die extrahierten ätherischen Öle in der Apotheke zu erwerben. Außerdem kann man gezielt jene Kräuter und auch die entsprechenden Mengen anpflanzen, die man braucht. Einen weiteren wesentlichen Aspekt haben wir bereits angesprochen: Es ist die Entspannung, die die Gartenarbeit mit sich bringt. Sie ist erholsam und inspirierend, ist gleichermaßen körperlich wie seelisch und intellektuell fordernd. Auch Winston Churchill hat sich viele Jahre hindurch dieses Effekts bedient, indem er im Zwicken seiner Rosenstauden Ausgleich zu seiner schwierigen staatsmännischen Aufgabe fand. Die Arbeit an der frischen Luft und in der Natur trägt wesentlich zur Besserung des Wohlbefindens bei. Ferner kann man stolz sein, wenn man selbst gezogene Kräuter ernten und damit den eigenen Tee zubereiten oder seine Küche verfeinern kann! Ihre Familie und Ihre Freunde werden begeistert sein!

Um einen Kräutergarten korrekt anzulegen, muss man einige Dinge beachten:

- Die meisten Kräuter wachsen nur an bestimmten Plätzen.
- In der Ebene und in hohen alpinen Lagen wachsen unterschiedliche Heilkräuter.
- Nicht alle uns bekannten Heilpflanzen wachsen auch in unseren Breiten.

Stellen Sie fest, ob Ihr Garten trocken oder feucht, sonnig oder schattig ist! Pflanzen Sie nur jene Kräuter in Ihrem Garten, die unser Klima vertragen!

Zum Anpflanzen von Kräutern verwenden Sie am besten Blumenerde aus den Gärtnereien, graben in einem Abstand von etwa 10 Zentimetern kleine Löcher und legen in jedes Loch einen Samen hinein. Dann schütten Sie die Löcher zu und gießen Sie die Samen! Wenn Sie nicht die Samen, sondern schon gezogene Pflanzen gekauft haben, brauchen Sie sie nur noch in Ihren Garten oder in einen Balkontopf einpflanzen – allerdings in größerem Abstand als die Samen.

Sankt **Rochus** wird als Patron der Gärtner verehrt, obwohl uns das Leben dieses Heiligen nur aus volkstümlichen Überlieferungen bekannt ist. Der Legende nach wurde er um 1295 n. Chr. im südfranzösischen Montpellier geboren. Nachdem seine Eltern früh verstorben waren, verschenkte er sein Erbe an die Armen und pilgerte im Alter von 20 Jahren nach Rom. Unterwegs stieß er auf Pestkranke, welche sein Mitleid erregten, und widmete sich fortan der Pflege der Pestkranken, denn die Seuche suchte zu jener Zeit weite Teile Italiens heim.

... Rochus, der sich freiwillig in einem Lazarett in Aquapendente als Arbeitskraft meldete, vertraute auf Gott, und sobald er das Zeichen des Kreuzes über die Kranken machte, waren diese genesen. Die Kunde von dem frommen Pilger, der heilen konnte und einen Engel in sich zu beherbergen schien, verbreitete sich rasch in Aquapendente und versetzte die ganze Stadt in Aufruhr. Später, als Rochus auch in Rom und Piacenza wundersame Heilungen vollbrachte, erkrankte er selbst an der Pest. In einem Wald suchte Rochus – bereits gezeichnet von den Erscheinungen der Erkrankung – Unterschlupf und bereitete sich auf den nahen Tod vor. Doch der Hund eines Edelmannes besuchte ihn täglich, brachte im Brot und leckte seine Wunden. Wieder genesen, setzte Rochus sein heilbringendes Leben fort und kehrte schließlich nach Montpellier zurück, wo er um 1327 gestorben sein soll ...

Rochus ist noch heute Schutzpatron von Montpellier, Parma und Venedig. Er wird häufig in Pilgertracht dargestellt, mit zurückge-

schlagenem Rock, der den Blick auf eine Pestwunde des Oberschenkels freigibt. Daneben zeigt sich ein Hund, der ein Stück Brot im Maul trägt.
Rochus ist Patron der Gärtner, welche Heilpflanzen kultivieren, aber auch der Ärzte, Apotheker und Spitäler. Es ist nicht verwunderlich, dass der Patron der Heilkunst auch gleichzeitig der Patron der Gärtner ist.

Pflanzen für feuchte Plätze

Die nun vorgestellten Pflanzen eignen sich vor allem für Gärten, die in der Nähe oder am Ufer von Gewässern liegen.

Großer Wiesenkopf (Sanguisorba officinalis)
Er gehört zu den Rosengewächsen mit dunkelroten Blütenständen im Juli bis September. Verwendet werden Wurzel und Blüte zur Blutstillung, gegen Hämorrhoiden und für die schnellere Heilung von Brandwunden.

Beinwell (Symphytum officinale)
Beinwell gehört zur Gattung der Boraginaceae. Die Blüten können eine Farbe von weiß bis dunkelviolett annehmen und blühen zwischen Mai und August. Als Tee getrunken, ist Beinwell ein Mittel gegen Durchfall, und als Creme aufgetragen, wirkt es gegen Juckreiz, Entzündungen und Verbrennungen sowie schmerzende und entzündete Krampfadern. Die Creme kann auch vorzüglich bei Prellungen, Zerrungen und Verstauchungen sowie nach Knochenbrüchen verwendet werden. Bereits die alten Griechen wussten über die heilenden Eigenschaften des Beinwells Bescheid; so heißt das griechische „sym-phytein“ so viel wie „zusammenwachsen“. Die Pflanze wird auch von der Kosmetikindustrie verwendet.

Mädesüß (Filipendula ulmaria)
Sie gehört mit ihren weißlichen Blüten, die von Juni bis August blühen, zu den Rosengewächsen. Sie hilft gegen Ödeme und Cellulite, da sie harn- und schweißtreibend wirkt.

Schlangenknöterich (Polygonum bistorta)
Er besitzt von Mai bis Juli rosa Blüten und wird, als Tee zubereitet, für Mundspülungen bei entzündlichen Zahnfleischerkrankungen verwendet.

Pflanzen für trockene Stellen

Hornklee (Lotus corniculatus)
Der Hornklee gehört zu den Schmetterlingsblütlern mit gelben Blüten, die von Mai bis August blühen. Er wirkt entzündungshemmend und hilft gegen Angst- und Erschöpfungszustände.

Wegwarte (Cichorium intybus)
Sie gehört mit ihren von Juli bis September blühenden, leuchtend blauen Blüten zu den Korbblütlern und ist in unseren Breiten schon lange Zeit als Kaffeeersatz bekannt. Doch auch in der Medizin wurde sie als appetitanregendes, fiebersenkendes und entzündungshemmendes Mittel verwendet. Als Creme aufgetragen wirkt sie rasch gegen Hautrötungen.

Margerite (Chrysanthemum leucanthenum)
Sie gehört auch zu den Korbblütlern mit weißen Blüten zwischen Mai und Juli. Als Tee zubereitet, wirkt sie krampflösend bei Magen- und Darmbeschwerden und hustenlindernd.

Echtes Labkraut (Galium verum)
Es ist mit dem Waldmeister verwandt und duftet mit seinen gelben Blüten herrlich nach Honig. Als Tee wirkt es harntreibend und wird vor allem bei chronischen Nierenbeschwerden eingesetzt.

Schafgarbe (Achillea millefolium)
Sie gehört wie die Margerite zu den Korbblütlern und blüht auch weiß zwischen Mai und Oktober. Die Schafgarbe ist wohl eine der bekanntesten Heilpflanzen und wirkt entschlackend und blutstillend. Schafgarbentee ist außerdem gegen übermäßige Schweißbildung auf Händen und Füßen zu empfehlen. Schafgarbensitzbäder werden bei Hämmorrhoidalleiden angewandt. Vor allem findet sie aber Verwendung bei frauenspezifischen Beschwerden, wie das folgende Sprichwort besagt:

„Schafgarb im Leib tut wohl jedem Weib."

Tüpfel-Johanniskraut (Hypericum perforatum)
Im Juni bis Juli blüht das Tüpfel-Johanniskraut goldgelb. Es wird wegen seiner antiseptischen und nervenstärkenden Wirkung vor allem zur Wundheilung eingesetzt. Zusätzlich besitzt es als Tee eine stark antidepressive Wirkung. Doch Vorsicht! Das Johanniskraut interagiert mit zahlreichen Arzneimitteln und sollte daher immer nach Absprache mit Ihrem Arzt verwendet werden: Johanniskraut darf nicht mit anderen Antidepressiva eingenommen werden. Bei Behandlung mit Indinavir (Aids-Therapeutikum) oder Immunsupressiva bewirkt es einen beschleunigten Abbau dieser Medikamente, sodass sie keine therapeutische Wirkung entfalten können. Außerdem sollte man extreme Sonnenbestrahlung meiden, da Johanniskraut photosensibilisierend wirkt.

Odermennig (Agrimonia eupatoria)
Es gehört mit seinen gelben Blüten zu den Rosengewächsen und wirkt bei Leber- und Gallenbeschwerden.

Pflanzen für schattige Orte

Waldmeister (Galium odoratum)
Der Waldmeister ist ein winterharter Bodendecker und kommt bevorzugt in Laub- und Mischwäldern vor. Von der Alkoholindustrie wird er vor allem für Magenbitter und Kräuterschnäpse verwendet. Als Tee zubereitet wirkt er krampflösend, und in getrocknetem Zustand in Duftsäckchen hält er den Kasten frisch und vertreibt Kleidermotten.

Knoblauchrauke (Alliaria petiolata)
Sie gehört zu den Kreuzblütlern und blüht von April bis Juni. Sie wirkt antiseptisch und hilft bei Bronchialkatarrh und Asthma bronchiale.

Kleines Immergrün (Vinca minor)
Das kleine Immergrün gehört zur Familie der Apocynaceae und besitzt von März bis Mai blaue, kelchförmige Blüten. Es enthält in seinen Blättern das Alkaloid Vincamin, das gefäßerweiternd wirkt und daher als Mittel gegen zu hohen Blutdruck eingesetzt wird.

Bärlauch (Allium ursinum)
Er wirkt harntreibend, hilft bei chronischen Hautausschlägen und beugt der Prostatavergrößerung vor. Früher wurde der in Wäldern und Auen

im März und April sprießende Bärlauch kaum beachtet; heute ist er zum gastronomischen „Modegemüse“ geworden. Charakteristisch ist sein Knoblauchgeruch. Als Sauce zubereitet, ist der Bärlauch sehr schmackhaft zu allen Nudelgerichten.

Vorsicht: Im Frühjahr treiben auch die giftigen Maiglöckchen aus, deren Blätter dem Bärlauch ähnlich sind und nicht mit diesem verwechselt werden dürfen.

Schmalblättriges Weidenröschen (Epilobium angustifolium)
Es gehört zur Familie der Nachtkerzengewächse und wirkt entzündungshemmend.

Kleinblütiges Weidenröschen (Epilobium parviflorum)
Dieses verwandte Pflänzchen wird vor allem als Tee bei Prostatabeschwerden angewendet.

Haselwurz (Asarum europaeum)
Die Haselwurz oder Brechwurz gehört zur Familie der Aristolochiaceae. Wie der Name schon sagt, erzeugt die Haselwurz Brechreiz, außerdem greift sie die Nasenschleimhäute an und kann Niesreiz erzeugen. Sie wird dementsprechend als Brechmittel und auch bei Schnupfen eingesetzt. Aber Achtung! Der Inhaltsstoff Asarum, der in der Haselwurz enthalten ist, ist giftig! Einnahme daher nur mit Rücksprache Ihres Arztes!

Schöllkraut (Chelidonium majus)
Es gehört zur Familie der Mohngewächse. Trägt man den Milchsaft auf, wirkt das Schöllkraut, auch Warzenkraut genannt, gegen Warzen. Als Tee wirkt es abführend, krampflösend und blutdrucksenkend. Doch auch das Schöllkraut sollte nur in Absprache mit Ihrem Arzt verwendet werden. Bei Überdosierung treten Schwindel, Magenschmerzen und Darmkoliken sowie vermehrter Harndrang, eventuell mit Blutbeimengung, auf.

Weißdorn (Crataegus monogyna oder laevigata)
Der Weißdorn gehört zu den Rosengewächsen und ist ein wichtiges kardioprotektives und gut untersuchtes Medikament, das auch in der heutigen Medizin eine große Rolle spielt. Es regt die Durchblutung von Herz und Herzkranzgefäßen an.

Liguster (Ligustrum vulgare)
Der Liguster ist verwandt mit dem Flieder, woran auch seine weißlichen Blüten mit süßem Duft von Juni bis Juli erinnern. Der Liguster wirkt entzündungshemmend.

Flieder (Syringa vulgaris)
Der Flieder wirkt genauso wie sein Verwandter, der Liguster, entzündungshemmend und wurde früher bei Malaria verwendet. Heutzutage wird er bei Rheuma und Arthritis eingesetzt.

Holunder (Sambucus nigra)
Der Holunder gehört zu den Geißblattgewächsen. Er wirkt als Tee fiebersenkend und entzündungshemmend, antirheumatisch und blutreinigend. Doch auch als Nahrungsmittel (gebackene Holunderblüten) und Getränk ist der Holunder äußerst schmackhaft und trägt zum körperlichen und seelischen Wohlbefinden des Menschen bei.

„Denn die Natur tut, wie wir behaupten, nichts planlos." Aristoteles

Heilpflanzen, die am Wasser, in Teichen oder in künstlich angelegten Biotopen wachsen

Sumpfschwertlilie (Iris pseudoacorus)
Die Sumpfschwertlilie besitzt viele Gerbstoffe und wirkt stark abführend und Brechreiz erzeugend.

Fieberklee (Menyanthes trifoliata)
Wie der Name schon sagt, wirkt der Fieberklee fiebersenkend und entzündungshemmend. Früher wurde er auch bei Menstruationsbeschwerden eingesetzt. In hohen Dosen wirkt der Fieberklee abführend und erzeugt Brechreiz.

Seerose (Nymphaea alba) und Teichrose (Nuphar lutea)
Beide Arten wirken sedativ und antibiotisch. Sie stehen beide unter Naturschutz und sollten daher nicht aus der Natur mitgenommen, sondern beim Gärtner gekauft werden.

Kalmus (Acorus calamus)
Der Kalmus, auch bekannt unter Brustwurz, Magenwurz oder deutscher Ingwer, wirkt fiebersenkend und schmerzstillend. Auch wirkt er gut bei Frauenkrankheiten und nervösen Magen- und Darmbeschwerden.

Schnittlauch (Allium schoenoprasum)
Der Schnittlauch bevorzugt feuchten Boden in Ufernähe und ist schon lange als Heil- und Gewürzpflanze bekannt. Er wirkt harntreibend und antiseptisch. Ferner ist der Schnittlauch sehr gut bei Prostatabeschwerden.

Baldrian (Valeriana officinalis)
Der Baldrian blüht weiß bis rosa von Mai bis August. Schon lange ist die entspannende, sedierende und schlaffördernde Wirkung des Baldrian bekannt.

Blutweiderich (Lythrum salicaria)
Der Blutweiderich wirkt entzündungshemmend und antibiotisch, was ihn zu einem ausgezeichneten Arzneimittel bei bakteriellen Durchfällen und anderen entzündlichen Darmerkrankungen macht.

Pflanzen, die am liebsten gemeinsam gedeihen

Die unten angeführten Pflanzenpaare wachsen am besten nebeneinander und ergänzen sich gegenseitig. Jede Pflanze benötigt unterschiedliche Nährstoffe der Erde, so nehmen sie einander nichts weg und können optimal nebeneinander wachsen. Außerdem sorgen sie für einen schönen, harmonischen Anblick in Ihrem Garten. Bei diesen Pflanzenpaaren geht es weniger um einen wissenschaftlichen Aspekt als vielmehr um eine ästhetische Schule. Sie sind für den kunstbegeisterten Hobbygärtner zu empfehlen. Diese Kunst der Gegenüberstellung ist vor allem auf die Schule des Walahfrid Strabo, eines Abtes von Reichenau, zurückzuführen. Walahfrid Strabo verfasste das im Mittelalter wichtige Werk zur Klostermedizin, den „Hortulus“.

Salbei und Raute
Salbei und Raute wirken entzündungshemmend, antiseptisch und wundheilend und werden am besten bei Entzündungen der Mundhöhle gegurgelt oder getrunken.

Dies war auch schon im Mittelalter bekannt: „Salbeienkraut und Raut` gefahrlos Bechern erlaubt."

Flaschenkürbis und Melone
Die Melone trägt auf der Erde runde, schwere Früchte, währen der Flaschenkürbis im Spätherbst hoch oben im Baum wächst. Beide nebeneinander geben einen schönen Anblick wie Himmel und Erde.

Betonie und Odermennig
Beide Pflanzen sind Wildpflanzen, ferner ist beiden ihre Verwendung als Wundmittel gemeinsam.

Andorn und Eisenhut
Durch diese beiden erfolgt die Gegenüberstellung von Heilpflanze (Andorn) und Giftpflanze (Eisenhut, in höheren Dosen). Hier möchten wir auf das berühmte Zitat von Paracelsus verweisen: „Dosis facit venerum." Die Dosis macht das Gift, jedes Heilmittel in der falschen Dosierung kann töten.

Wermut und Beifuß
Diese beiden Pflanzen gehören zur Gattung Artemisia und unterscheiden sich durch die Farbe ihrer Blätter, die nebeneinander einen hübschen Anblick bieten. Der Wermut besitzt silbergrüne Blätter, der Beifuß dunkelgrüne. Wermut ist allerdings nicht nur dekorativ, sondern wird in einer öligen Komposition bei Mückenstichen aufgetragen. Wermut ist reich an ätherischen Ölen und lindert den Juckreiz bei Insektenstichen.

Rose und Lilie
Schon lange als Paar bekannt sind Rose und Lilie, auch die Krongüterverordnung Karls des Großen beginnt mit diesem unterschiedlichen Paar. Die Lilie wird als Zeichen des Lebens der Rose als Zeichen des Sterbens gegenübergestellt.

Pfirsich und Palme
Diese beiden attraktiven Bäume stehen in der christlichen Symbolik für Zeit und Ewigkeit.

Übersicht über ausgewählte heimische Heilpflanzen in alphabetischer Reihenfolge:

Abrotanum
Absinthium
Aconitus
Acoris
Adonisröschen
Agrimonia
Alant
Alliaria
Alraune
Amarant
Ambrosia
Ampfer
Andorn
Angelica
Anis
Anthyllis
Apfel
Apium
Arnica
Aronstab
Artischocke
Asarum
Ascolonias
Atropa
Attich
Augenbohne
Aurikel

Baldrian
Balsamkraut
Bärlauch
Basilikum
Beifuß
Beinwell
Benediktenkraut
Beta
Betonie
Bibernell
Blutweiderich
Blutwurz
Bockshornklee
Bohnen
Bohnenkraut
Brennnessel
Brombeere
Brunnenkresse
Buche

Calluna
Calmus
Campanula
Carlina
Cerfolium
Chelidonium
Chrysanthemum
Colchium
Coriandrum
Cornus
Costus
Crocus
Cucumeres
Cucurbita
Cumino
Cynara
Cypresse

Daphne
Digitalis

Dille
Diptam
Dost
Dryopteris

Eberraute
Echinacea
Efeu
Eisenhut
Erica
Erle
Eysop
Elelisphagus
Engelwurz
Enzian
Epilobium
Eppich
Endivie
Erbsen

Fasiolo
Feige
Fenagreca
Fenchel
Fetthenne
Feuerlilie
Fieberklee
Fingerhut
Flaschenkürbis
Flieder
Foeniculum
Frauenmantel
Frauenminze

Galium
Gänseblümchen
Gartenkresse
Gartenraute
Gartensalbei
Geißblatt
Gladiole
Glockenblume
Goldrute
Gottesgnadenkraut
Granatapfel
Gurke
Guter Heinrich

Habichtskraut
Haselwurz
Hauswurz
Heilziest
Helianthus
Herbstzeitlose
Holunder
Hopfen
Huflattich
Hundszunge
Hypericum
Hyacinthus

Immergün
Inula
Iris

Johanniskraut
Judenkirsche

Kalmus
Kamille
Kapuzinerkresse
Katzenkraut
Katzenminze
Katzenpfötchen
Kerbel
Kiefer
Klee
Klebriger Gänsefuß
Knoblauch
Knoblauchrauke

Kohl
Königskerze
Koriander
Kresse
Krokus
Kümmel
Kürbis

Labkraut
Lactuca
Lattich
Lavendel
Leberblümchen
Libysticum
Liebstöckel
Liguster
Lilie
Lorbeer
Löffelkraut
Löwenkraut
Lungenkraut

Mädesüß
Maiglöckchen
Mais
Majoran
Malve
Mandel
Mandragora
Margerite
Marrubium
Meerrettich
Melde
Melisse
Melone
Minze
Mistel
Mohn
Mohrrüben
Mönchspfeffer
Muskatellersalbei
Mutterkraut

Narde
Nelke
Nelkenwurz
Nieswurz
Nymphaea

Odermennig
Oleander
Olus
Origano
Osterluzei

Palme
Papaver
Pastinak
Petersilie
Pfeffer
Pfefferminze
Pfingstrose
Pfirsich
Poleiminze
Porree

Quendel

Rainfarn
Rauke
Rapunzel
Raute
Rettich
Rhabarber
Ricinus
Ringelblume
Rohr
Römische Kamille
Rose
Rosmarin